Autismus-Spektrum-Störungen

Leitfaden Kinder- und Jugendpsychotherapie
Band 24

Autismus-Spektrum-Störungen

Prof. Dr. Christine M. Freitag, Janina Kitzerow, Dr. Juliane Medda, Sophie Soll, Dr. Hannah Cholemkery

Herausgeber der Reihe:

Prof. Dr. Manfred Döpfner, Prof. Dr. Dr. Martin Holtmann, Prof. Dr. Franz Petermann

Begründer der Reihe:

Manfred Döpfner, Gerd Lehmkuhl, Franz Petermann

Christine M. Freitag
Janina Kitzerow
Juliane Medda
Sophie Soll
Hannah Cholemkery

Autismus-Spektrum-Störungen

hogrefe

Prof. Dr. med. Dr. med. habil. Christine M. Freitag, Fachärztin für Kinder- und Jugendpsychiatrie und -psychotherapie, Diplomtheologin. Seit 2008 Direktorin der Klinik für Psychiatrie, Psychosomatik und Psychotherapie des Kindes- und Jugendalters und des Autismus-Therapie- und Forschungszentrums, Universitätsklinikum Frankfurt am Main, Goethe Universität.

Janina Kitzerow, Diplompsychologin. Seit 2012 Wissenschaftliche Mitarbeiterin am Autismus-Therapie- und Forschungszentrum der Klinik für Psychiatrie, Psychosomatik und Psychotherapie des Kindes- und Jugendalters, Universitätsklinikum Frankfurt am Main, Goethe Universität.

Dr. med. Juliane Medda, Ärztin. Seit 2011 Assistenzärztin an der Klinik für Psychiatrie, Psychosomatik und Psychotherapie des Kindes- und Jugendalters, Universitätsklinikum Frankfurt am Main, Goethe Universität.

Sophie Soll, Kinder- und Jugendlichenpsychotherapeutin, Diplompädagogin. Seit 2011 Mitarbeiterin am Autismus-Therapie- und Forschungszentrum der Klinik für Psychiatrie, Psychosomatik und Psychotherapie des Kindes- und Jugendalters, Universitätsklinikum Frankfurt am Main, Goethe Universität.

Dr. phil. nat. Hannah Cholemkery, Kinder- und Jugendlichenpsychotherapeutin, Diplompsychologin. Seit 2009 Wissenschaftliche Mitarbeiterin und seit 2014 Leiterin des klinischen Forschungsbereiches, Klinik für Psychiatrie, Psychosomatik und Psychotherapie des Kindes- und Jugendalters, Universitätsklinikum Frankfurt am Main, Goethe Universität.

Bibliografische Information der Deutschen Nationalbibliothek
Die Deutsche Nationalbibliothek verzeichnet diese Publikation in der Deutschen Nationalbibliografie; detaillierte bibliografische Daten sind im Internet über http://dnb.dnb.de abrufbar.

Hogrefe Verlag GmbH & Co. KG
Merkelstraße 3
37085 Göttingen
Deutschland
Tel. +49 551 99950 0
Fax +49 551 99950 111
verlag@hogrefe.de
www.hogrefe.de

Satz: Mediengestaltung Meike Cichos, Göttingen
Druck: Media-Print Informationstechnologie, Paderborn
Printed in Germany
Auf säurefreiem Papier gedruckt

1. Auflage 2017

(E-Book-ISBN [PDF] 978-3-8409-2704-1; E-Book-ISBN [EPUB] 978-3-8444-2704-2)
ISBN 978-3-8017-2704-8
http://doi.org/10.1026/02704-000

Einleitung: Grundlagen und Aufbau des Buches

Die Diagnostik und therapeutische Behandlung von Kindern und Jugendlichen mit einer Autismus-Spektrum-Störung stellt eine besondere Herausforderung dar, da sich das Erscheinungsbild sehr heterogen manifestieren kann, oftmals schwer differenzialdiagnostisch einzuordnen ist und gleichzeitig einer herausfordernden Behandlung bedarf. Insbesondere die individuell sehr unterschiedlich ausgeprägte Symptomvielfalt und das breite Spektrum an möglichen Schweregraden in Abhängigkeit von Diagnosealter, Sprachvermögen und kognitiven Fertigkeiten können den diagnostischen Prozess erschweren. Zudem zeigen viele Kinder und Jugendliche mit Autismus-Spektrum-Störungen auch zahlreiche komorbide psychische Erkrankungen, die ebenfalls in Diagnostik und Therapie spezifisch berücksichtigt werden müssen. Da es sich bei Autismus-Spektrum-Störungen um eine tiefgreifende Entwicklungsstörung mit meist lebenslangem Verlauf handelt, muss – in Abhängigkeit vom jeweiligen Alter und Entwicklungsstand des Kindes oder Jugendlichen – zwischen unterschiedlichen Fördermöglichkeiten die individuell passende ausgewählt werden.

Der vorliegende Leitfaden zu Autismus-Spektrum-Störungen bietet einen Überblick über den aktuellen wissenschaftlichen Erkenntnisstand und gibt gleichzeitig wertvolle Hinweise zum konkreten diagnostischen und therapeutischen Vorgehen. Der Leitfaden basiert auf der kontinuierlichen wissenschaftlichen und praktischen Arbeit der Autorinnen im Autismus-Therapie- und Forschungszentrum der Klinik für Psychiatrie, Psychosomatik und Psychotherapie des Kindes und Jugendalters des Universitätsklinikums Frankfurt. Die Kapitel zur Diagnostik beruhen zudem auf den langjährigen Forschungsarbeiten und den aktuell veröffentlichten AMWF S3-Leitlinien „Autismus-Spektrum-Störungen im Kindes- und Jugend- und Erwachsenenalter, Teil 1: Diagnostik". Da es für die Behandlung von Autismus-Spektrum-Störungen bisher keine deutschsprachigen Leitlinien gibt (der zweite Teil der AMWF S3-Leitlinie zur Therapie erscheint voraussichtlich 2018) stellt das vorliegende Werk eine wegweisende und aktuell sehr wichtige Orientierungshilfe für alle Personen dar, die mit Kindern und Jugendlichen mit Autismus-Spektrum-Störungen und ihren Familien professionell arbeiten. Durchgehend wurde auf eine ausreichende Evidenzbasierung (mindestens Grad 3; http://www.cebm.net/wp-content/uploads/2014/06/CEBM-Levels-of-Evidence-2.1.pdf) des vorgestellten diagnostischen und therapeutischen Vorgehens geachtet. Neben den langjährigen praktischen Erfahrungen der Autorinnen sind in die Kapitel zu den therapeutischen Grundlagen auch Inhalte der englischen und schottischen Leitlinien zur Behandlung von Kindern und Jugendlichen mit Autismus-Spektrum-Störung (NICE und SIGN Guidelines) sowie neuere wissenschaftliche Erkenntnisse der autismusspezifischen Therapieforschung eingegangen.

Insgesamt unterteilt sich der Leitfaden in fünf Kapitel:

1 Zunächst wird im ersten Teil des Buches der aktuelle *Stand der Forschung* hinsichtlich ätiologischer, diagnostischer und therapeutischer Aspekte dargestellt.

2 Anschließend werden im zweiten Teil die *Leitlinien* zu folgenden Bereichen formuliert und ihre Umsetzung in der Praxis erläutert:
- Es werden konkrete und praktische Hinweise zu *Frühsymptomen, Screening und Diagnostik* von Autismus-Spektrum-Störungen gegeben.
- Wann welcher Behandlungsansatz indiziert ist, wird in den *Leitlinien zur Behandlungsindikation* dargestellt.
- Darauf aufbauend werden die *Leitlinien zur therapeutischen Behandlung* unter Berücksichtigung der verschiedenen Ebenen (Eltern, Kind, Umfeld) sowie der unterschiedlichen kognitiven Voraussetzungen des Kindes/Jugendlichen vorgestellt.

3 Das dritte Kapitel beschreibt kurz und prägnant *Verfahren*, die zum Screening, zur Diagnostik oder zur Verlaufskontrolle eingesetzt werden können. Zudem werden evaluierte Therapie- und Förderansätze beschrieben.

4 Im vierten Kapitel sind ausgesuchte *Therapiematerialien* dargestellt.

5 Das Buch schließt mit dem fünften Kapitel mit zwei *Fallbeispielen* zur Veranschaulichung der Symptomatik, der Diagnostik und der Behandlung.

Dieser Leitfaden wird durch einen kompakten Ratgeber für Betroffene, Eltern und Lehrer (Cholemkery, Kitzerow, Soll & Freitag, 2017) ergänzt. Der Ratgeber informiert betroffene Familien und Fachpersonal in verständlicher und praxisnaher Sprache über alle wesentlichen Inhalte zum Thema der Autismus-Spektrum-Störungen und bietet zahlreiche Hinweise zu Unterstützungsmaßnahmen im Alltag, in der Schule und der psychotherapeutischen/psychiatrischen Behandlung, sowie zu Kostenübernahmen.

Frankfurt am Main, Juli 2017

Christine M. Freitag, Janina Kitzerow,
Juliane Medda, Sophie Soll
und Hannah Cholemkery

Inhaltsverzeichnis

1 Stand der Forschung

1.1 Symptomatik und Klassifikation

Einleitung und Überblick zur Entwicklung der Begrifflichkeiten

Entstehung des Autismus-Begriffs

Autismus-Spektrum-Störungen sind im letzten Jahrzehnt zunehmend sowohl in der klinischen Praxis, der Wissenschaft und der Öffentlichkeit diskutiert worden. Erstmals wurde der Begriff „Autismus" 1911 von dem Schweizer Psychiater Bleuler verwendet. Die linguistische Zusammensetzung des Wortes beruht auf den Begrifflichkeiten „autos" (selbst) und „ismos" (Zustand) welche in der Kombination eine Orientierung auf das eigene Selbst beschreiben. Bleuler beschrieb mit dem Terminus allerdings nicht die heute unter „Autismus-Spektrum" bekannten Symptomkonstellationen, sondern ein Grundsymptom der Schizophrenie: Die Zurückgezogenheit in die eigene Gedankenwelt als Ausdruck einer Kontaktstörung und eine daraus folgende Unmöglichkeit, das eigene Verhalten an die Umwelt anzupassen. Über 30 Jahre später erfolgten die ersten systematischen klinischen Beschreibungen. Der Terminus „Autismus" wurde beinahe gleichzeitig und dennoch unabhängig voneinander von Leo Kanner (1943) und Hans Asperger (1944) im Sinne des heutigen Verständnisses verwendet. In seinen ersten Fallbeispielen beschreibt Kanner symptomatisch eine geringe soziale Reaktivität, Veränderungssensitivitäten, sprachliche Besonderheiten, intensives Interesse an unbelebten Objekten und das Fehlen des Bedürfnisses nach emotionalem Austausch. Ätiologisch nahm Kanner bereits eine angeborene Ursache an. Asperger beschrieb in seiner Habilitationsschrift ebenfalls eine angeborene Symptomatik mit Auffälligkeiten in der Kommunikation, des interaktiven Kontaktverhaltens, einer reduzierten Gestik und Mimik sowie zahlreichen sprachlichen Besonderheiten (u. a. Monologisieren und die Verwendung von Neologismen). Die Begrifflichkeit des Autismus wurde jedoch erst sehr viel später, im Jahr 1968, in das amerikanische Klassifikationssystem psychischer Störungen (DSM-II) unter den „Typischen Psychosen im Kindesalter" aufgenommen. Die Abgrenzung von den psychotischen Störungen bezüglich Ätiologie, Beginn, Verlauf und Symptomatik erfolgte schließlich durch empirische Studien (u. a. Folstein & Rutter, 1977). Seit 1980 wurden Autismus-Spektrum-Störungen als eigenständige Erkrankungen unter dem Namen „Tiefgreifende Entwicklungsstörungen" klassifiziert (DSM-III). Im DSM-IV wurde erstmals auch das Asperger-Syndrom als eigenständige Diagnose in den Klassifikationskatalog aufgenommen. In den vergangenen 10 Jahren wurden zahlreiche Studien zur Frage diskutiert, ob die von Kanner und Asperger beschriebenen Störungen tatsächlich qualitativ oder quantitativ verschieden sind. Das Konzept „Autismus-Spektrum" löst zunehmend die einzelnen Dia-

Aufnahme in Klassifikationssysteme

gnosekategorien ab und wurde 2013 auch offiziell im amerikanischen Diagnosesystem (DSM-5; American Psychiatric Association, 2015) eingeführt.

Symptomatik

Symptomtrias Die autistische Symptomatologie lässt sich durch die Symptomtrias aus Beeinträchtigungen der sozialen Interaktion, der Kommunikation und der eingeschränkten, stereotypen und repetitiven Interessen und Verhaltensmuster definieren. Diese qualitativen Beeinträchtigungen sind situationsübergreifend, können jedoch in ihrem Ausprägungsgrad variieren. In den meisten Fällen bestehen Entwicklungsauffälligkeiten seit der frühesten Kindheit. Eine kognitive Beeinträchtigung (Intelligenzminderung) besteht ebenfalls bei etwa der Hälfte der Betroffenen (Baird et al., 2006). Zahlreiche somatische komorbide Erkrankungen können vorkommen (z. B. genetisches Syndrom oder Epilepsie). Die Störung muss jedoch unabhängig von der möglicherweise zugrunde liegenden somatischen Erkrankung oder einer möglichen Intelligenzminderung diagnostiziert werden. Die charakteristische Symptomatik der qualitativen Beeinträchtigungen stellt sich wie folgt dar.

Gegenseitige Interaktion *Qualitative Auffälligkeiten der gegenseitigen Interaktion.* Auffälligkeiten in der Interaktion zeigen sich durch unangemessene Einschätzungen sozialer und emotionaler Signale. Dies kann sich beispielsweise in einem Ausbleiben einer Reaktion auf die Gefühle des Gegenübers ausdrücken oder auch dem Fehlen von Verhaltensmodulationen an verschiedene Situationskontexte. Soziale Signale wie Blickkontakt, Mimik und Gestik werden nur reduziert oder gar nicht zur Initiierung, Aufrechterhaltung oder Beendigung sozialer Kontakte eingesetzt. Interessen, Hobbys oder Gefühle werden nicht mit Gleichaltrigen geteilt. Es entsteht keine sozial-emotionale Wechselseitigkeit. Die Aufnahme von Beziehungen zu Gleichaltrigen ist aufgrund dessen sehr erschwert.

Kommunikation *Qualitative Auffälligkeiten der Kommunikation.* Beeinträchtigungen der Kommunikation betreffen den fehlenden sozialen und pragmatischen Gebrauch der oftmals reduziert vorhandenen sprachlichen Fertigkeiten. Die Sprachentwicklung ist häufig verzögert. Dabei wird nicht versucht, die Beeinträchtigung in der sprachlichen Entwicklung durch Gestik oder Mimik zu kompensieren. Qualitative Auffälligkeiten im Bereich der Kommunikation zeigen sich jedoch auch in einer fehlenden oder mangelhaften Gegenseitigkeit im Gesprächsaustausch. Die Sprachmelodie wird beispielsweise häufig nicht zur Modulation von Kommunikation verwendet (z. B. durch Stimmabsenkung und -hebung). Gestik, welche den sprachlichen Austausch betont (z. B. mit dem Finger auf etwas zeigen), fehlt häufig. Die Betroffenen sind nur eingeschränkt in der Lage, einen wechselseitigen sprachlichen Austausch zu beginnen oder aufrechtzuerhalten. Sprache wird oft stereotyp, repetitiv und idiosynkratisch angewendet. Beim Frühkindlichen Autismus finden sich in diesem Bereich der Beeinträchtigungen oft die Symptome der Echolalie und das Vertauschen von Personalpronomina. Beim Asperger-Syndrom sehen wir häufig einen sehr pedantischen, elaborierten sprachlichen Ausdruck und Schwierigkeiten beim Verständnis von Metaphern und Ironie bzw. Sarkasmus. Eine weitere Symptomatik in diesem Bereich drückt sich durch einen Mangel im spontanen sozial imitierenden und „So-tun-als-ob-Spiel" aus. Kreativität und Fantasie fehlen im Denkprozess oder sind nur geringfügig ausgeprägt.

Stereotype Verhaltensmuster, Interessen und Aktivitäten

Begrenzte, repetitive und stereotype Verhaltensmuster, Interessen und Aktivitäten. Symptomatisch ist das umfassende Beschäftigen der Betroffenen mit häufig mehreren stereotypen und begrenzten Interessen und Aktivitäten. So finden sich häufig stereotype Beschäftigungen mit ungewöhnlichen Interessen (z. B. Fahrpläne, geografische Details), aber auch intensives Ausüben von alterstypischen Interessen, wie z. B. die Beschäftigung mit bestimmten filmischen Figuren (z. B. aus Star Wars oder Pokémon), Computern oder Dinosauriern. Der Alltag wird oft sehr starr, routiniert und zwanghaft ritualisiert ausgeführt. Werden die gewohnten Abläufe unterbrochen, zeigt sich oft Widerstand, reaktives auto- oder fremdaggressives Verhalten bei Veränderungen sind möglich. Besonders in der frühen Kindheit finden sich spezifische Bindungen an ungewöhnliche Objekte (z. B. Legoteile), dies sind typischerweise keine weichen, kuscheligen Materialien. Symptomatisch sind auch wiederkehrende, ungewöhnliche, motorische Bewegungen (z. B. Hand- und Fingermanierismen, Flattern, Jaktieren) und ein auffälliges Interesse an nicht funktionalen Teilelementen eines Objekts (z. B. Geruch, Geschmack, Vibration, Oberflächenbeschaffenheit).

Klassifikation

Diskrepanzen zwischen ICD-10 und DSM-5 Klassifikationen

Zum aktuellen Zeitpunkt gibt es einige Diskrepanzen zwischen der Einordnung der Symptomatik in das von der American Psychiatric Association (APA) 2013 publizierte DSM-5 (Diagnostic and Statistical Manual of Mental Disorders) und das von der Weltgesundheitsorganisation 1992 veröffentlichte Klassifikationssystem ICD-10 (International Statistical Classification of Diseases and Related Health Problems). Wir gehen im Folgenden getrennt auf beide Klassifikationssysteme ein.

ICD-10-Klassifikationskriterien

In der ICD-10 (WHO, 1992) werden die Autismus-Spektrum-Störungen Frühkindlicher Autismus, Asperger-Syndrom und Atypischer Autismus unter den Tiefgreifenden Entwicklungsstörungen getrennt aufgeführt.

Diagnosen nach ICD-10

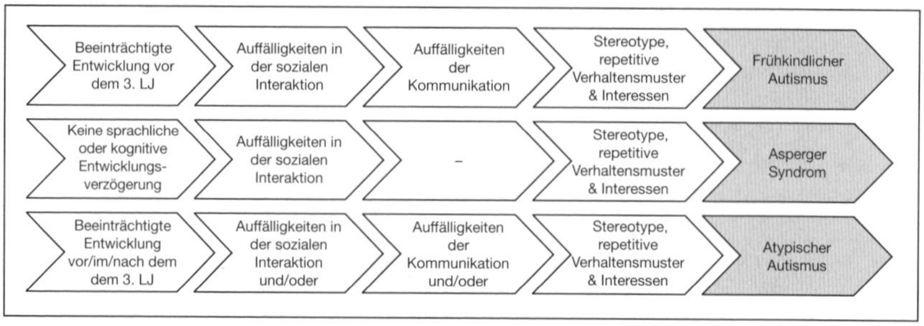

Abbildung 1: Diagnostischer Pfad der Autismus-Subtypen nach ICD-10

Tiefgreifende Entwicklungsstörung

Mit der Begrifflichkeit der Tiefgreifenden Entwicklungsstörungen sollte deutlich gemacht werden, dass es sich um eine überdauernde, schwere, vielfältige Bereiche umfassende und somit den gesamten Entwicklungsverlauf betreffende Erkrankung handelt. Die Einteilung der Subtypen entspricht einer unterschiedlich angenommenen Symptomkonstellation und Schwere (vgl. Abbildung 1). Alle Betroffenen zeigen jedoch phänotypische Überschneidungen mit der Kategorie „Autismus". Die Grundlage der diagnostischen Einteilung bildet die oben beschriebene Symptomtrias.

Frühkindlicher Autismus

Die diagnostischen Kriterien für den *Frühkindlichen Autismus (F84.0)* sind wie folgt definiert: Es liegt bereits vor dem dritten Lebensjahr eine abnorme oder beeinträchtigte Entwicklung vor. Es besteht ein charakteristisches Muster an Funktionsbeeinträchtigungen in allen drei psychopathologischen Bereichen der sozialen Interaktion, der Kommunikation und der stereotypen, repetitiven und eingeschränkten Interessens- und Verhaltensmuster. Für die Diagnose müssen neben der beeinträchtigten Entwicklung vor dem dritten Lebensjahr insgesamt mindestens sechs Symptome aus den drei Bereichen der Symptomtrias vorliegen. In Kasten 1 sind die Diagnosekriterien nach ICD-10 im Einzelnen aufgeführt. Neben diesen spezifischen diagnostischen Merkmalen zeigt sich oft eine Vielzahl weiterer, unspezifischer Probleme, wie Angststörungen, Schlaf- und Essstörungen, aggressive und autoaggressive Verhaltensweisen. Die Störung findet sich dabei etwa drei- bis viermal häufiger bei Jungen als bei Mädchen (Fombonne, 2005).

Kasten 1: Diagnostische Kriterien für Autismus (F84.0) gemäß ICD-10

Diagnosekriterien Autismus nach ICD-10

A. Vor dem dritten Lebensjahr manifestiert sich eine auffällige und beeinträchtigte Entwicklung in mindestens einem der folgenden Bereiche:
   1. Rezeptive oder expressive Sprache wie sie in der sozialen Kommunikation verwandt wird.
   2. Entwicklung selektiver sozialer Zuwendung oder reziproker sozialer Interaktion.
   3. Funktionales oder symbolisches Spielen.

B. Insgesamt müssen mindestens 6 Symptome von (1), (2) und (3) vorliegen, davon mindestens zwei von (1) und mindestens je eins von (2) und (3):

1. Qualitative Auffälligkeiten der gegenseitigen sozialen Interaktion in mindestens drei der folgenden Bereiche:
   a. Unfähigkeit, Blickkontakt, Mimik, Körperhaltung und Gestik zur Regulation sozialer Interaktionen zu verwenden.
   b. Unfähigkeit, Beziehungen zu Gleichaltrigen aufzunehmen, mit gemeinsamen Interessen, Aktivitäten und Gefühlen (in einer für das geistige Alter angemessenen Art und Weise, trotz hinreichender Möglichkeiten).
   c. Mangel an sozial-emotionaler Gegenseitigkeit, die sich in einer Beeinträchtigung oder devianten Reaktion auf die Emotionen anderer äußert; oder Mangel an Verhaltensmodulation entsprechend dem sozialen Kontext; oder nur labile Integration sozialen, emotionalen und kommunikativen Verhaltens.
   d. Mangel, spontan Freude, Interessen oder Tätigkeiten mit anderen zu teilen (z. B. Mangel, anderen Menschen Dinge, die für die Betroffenen von Bedeutung sind, zu zeigen, zu bringen oder zu erklären).
2. Qualitative Auffälligkeiten der Kommunikation in mindestens einem der folgenden Bereiche:
   a. Verspätung oder vollständige Störung der Entwicklung der gesprochenen Sprache, die nicht begleitet ist durch einen Kompensationsversuch durch Gestik oder Mimik als Alternative zur Kommunikation (vorausgehend oft fehlendes kommunikatives Geplapper).
   b. Relative Unfähigkeit, einen sprachlichen Kontakt zu beginnen oder aufrechtzuerhalten (auf dem jeweiligen Sprachniveau), bei dem es einen gegenseitigen Kommunikationsaustausch mit anderen Personen gibt.
   c. Stereotype und repetitive Verwendung der Sprache oder idiosynkratischer Gebrauch von Worten oder Phrasen.
   d. Mangel an verschiedenen spontanen Als-ob-Spielen oder (bei jüngeren Betroffenen) sozialen Imitationsspielen.
3. Begrenzte, repetitive und stereotype Verhaltensmuster, Interessen und Aktivitäten in mindestens einem der folgenden Bereiche:
   a. Umfassende Beschäftigung mit gewöhnlich mehreren stereotypen und begrenzten Interessen, die in Inhalte und Schwerpunkt abnorm sind; es kann sich aber auch um ein oder mehrere Interessen ungewöhnlicher Intensität und Begrenztheit handeln.
   b. Offensichtlich zwanghafte Anhänglichkeit an spezifische, nicht funktionale Handlungen oder Rituale.
   c. Stereotype und repetitive motorische Manierismen mit Hand- und Fingerschlagen oder Verbiegen, oder komplexe Bewegungen des ganzen Körpers.
   d. Vorherrschende Beschäftigung mit Teilobjekten oder nicht funktionalen Elementen des Spielmaterials (z. B. ihr Geruch, die Oberflächenbeschaffenheit oder das von ihnen hervorgebrachte Geräusch oder ihre Vibration).

C. Das klinische Bild kann nicht einer anderen tiefgreifenden Entwicklungsstörung zugeordnet werden, einer spezifischen Entwicklungsstörung der rezeptiven Sprache (F80.2) mit sekundären sozial-emotionalen Problemen, einer reaktiven Bindungsstörung mit Enthemmung (F94.1), einer Intelligenzminderung (F70-F72) mit einer emotionalen oder Verhaltensstörung, einer Schizophrenie mit ungewöhnlich frühem Beginn oder einem Rett-Syndrom (F84.2).

Atypischer Autismus

Die diagnostischen Kriterien des *Atypischen Autismus (F84.1)* entsprechen denjenigen des Frühkindlichen Autismus mit dem Unterschied, dass entweder das Manifestationsalter verspätet (nach dem dritten Lebensjahr) und/oder eines der Diagnosekriterien (wechselseitige Interaktion, Kommunikation, stereotype/repetitive Verhaltensweisen) nicht erfüllt ist.

Das bedeutet, der Autismus manifestiert sich entweder mit untypischem Erkrankungsalter oder mit untypischer Symptomausprägung.

Asperger-Syndrom

Unter F84.5 klassifiziert die ICD-10 das *Asperger-Syndrom*. Unter dem Asperger-Syndrom wird dieselbe Form qualitativer Beeinträchtigungen der wechselseitigen, sozialen Interaktion definiert, die auch für den Frühkindlichen Autismus typisch ist. Hinzu kommen eingeschränkte, stereotype und repetitive Interessen und Verhaltensmuster. Das Asperger-Syndrom unterscheidet sich vom Frühkindlichen Autismus durch das Fehlen einer Entwicklungsverzögerung. Damit ist insbesondere gemeint, dass keine eindeutige sprachliche Entwicklungsauffälligkeit und keine kognitive Entwicklungsverzögerung in den ersten drei Lebensjahren bestehen. Trotz der normgerechten Sprachentwicklung finden sich häufig Auffälligkeiten in der Sprachmelodie, der Intonation und dem sprachlichen Ausdruck. Der Sprachstil ist oftmals sehr förmlich. Diese Symptomatik bildet jedoch kein Diagnosekriterium. Das frühkindliche adaptive Verhalten, Selbsthilfefertigkeiten und Neugierde an der Umgebung entsprechen in den ersten drei Lebensjahren einer normalen intellektuellen Entwicklung. Eine motorische Ungeschicklichkeit fällt häufig auf, ist jedoch ebenfalls kein Diagnosekriterium. Auch spezifische, isolierte Inselbegabungen, oft verbunden mit einer auffällig intensiven Beschäftigung mit dem speziellen Bereich, sind fakultative Kriterien. Üblicherweise besitzen Patienten mit Asperger-Syndrom eine unbeeinträchtigte Intelligenz. Die Symptomatik tritt wesentlich häufiger bei Jungen als bei Mädchen auf (etwa 8:1), wobei von einer Unterdiagnostizierung der Mädchen auszugehen ist. Auch die zu berücksichtigenden Differenzialdiagnosen (vgl. Kriterium D) unterscheiden sich von denen des Autismus. Die diagnostischen Kriterien sind wie folgt definiert (vgl. Kasten 2):

Kasten 2: Diagnostische Kriterien für das Asperger-Syndrom (F84.5) gemäß ICD-10

Diagnosekriterien Asperger-Syndrom nach ICD-10

A. Es fehlt eine eindeutige, klinische allgemeine Verzögerung der gesprochenen oder rezeptiven Sprache oder des kognitiven Entwicklungsniveaus. Selbsthilfefertigkeiten, adaptives Verhalten und Neugierde an der Umgebung entsprechen während der ersten drei Lebensjahren einer normgerechten Entwicklung. Motorische Entwicklungsauffälligkeiten und isolierte Spezialfertigkeiten können auftreten, sind für die Diagnosestellung jedoch nicht notwendig.

B. Qualitative Beeinträchtigungen der gegenseitigen sozialen Interaktion (gemäß den Kriterien für Autismus).

C. Ein ungewöhnlich intensives umschriebenes Interesse oder begrenzte, repetitive und stereotype Verhaltensmuster, Interessen und Aktivitäten den Autismus-Kriterien entsprechend. Motorische Manierismen und die Beschäftigung mit nicht funktionalen Elementen von Teilobjekten der Spielmaterialien sind eher ungewöhnlich.

D. Die Störung kann nicht einer anderen tiefgreifenden Entwicklungsstörung, einer schizotypen Störung (F21), einer Schizophrenia simplex (F20.6), einer reaktiven Bindungsstörung (F94.1) oder einer Bindungsstörung mit Enthemmung (F94.2), einer zwanghaften Persönlichkeitsstörung (F60.5) oder einer Zwangsstörung (F42) zugeordnet werden.

Neben den drei Diagnosen des autistischen Spektrums (Frühkindlicher Autismus, Asperger-Syndrom und Atypischer Autismus, vgl. Abbildung 1) werden in der ICD-10 noch die Diagnosen des Rett-Syndroms (F84.2), der sonstigen desintegrativen Störung des Kindesalters (F84.3), der überaktiven Störung mit Intelligenzminderung und Bewegungsstereotypien (F84.4) und die sonstigen (F84.8) bzw. nicht näher bezeichneten tiefgreifenden Entwicklungsstörungen (F84.9) unter dem Überbegriff der Tiefgreifenden Entwicklungsstörungen aufgeführt. Das Rett-Syndrom ist mittlerweile eine molekulargenetische Diagnose mit einem spezifischen genetischen Befund. Bezüglich der anderen beiden Krankheitsbilder liegen praktisch keine Studien vor. Es ist anzunehmen, dass die desintegrative Störung auf bisher unbekannte neurodegenerative Prozesse zurückzuführen ist. Die überaktive Störung kommt häufig bei schwerer Intelligenzminderung vor. *Diese fünf Diagnosekategorien (F84.2, F84.3, F84.4, F84.8 und F84.9) werden in diesem Leitfaden nicht berücksichtigt,* da sie weder bezüglich der Diagnostik noch bezüglich der Therapie mit den Autismus-Spektrum-Störungen Fühkindlicher Autismus (F84.0), Atypischer Autismus (F.84.1) oder Asperger-Syndrom (F84.5) vergleichbar sind.

Weitere tiefgreifende Entwicklungsstörungen

Das Multiaxiale Klassifikationsschema für psychische Störungen des Kindes- und Jugendalters (MAS)

Empfehlung: Nutzung von MAS

Aufgrund der Komplexität der psychischen Erkrankungen und insbesondere der Variabilität des autistischen Phänotyps ist die Klassifikation anhand des Multiaxialen Klassifikationsschemas (Remschmidt, Schmidt & Poustka, 2006) unbedingt empfehlenswert. Als logische und empirisch basierte Erweiterung des ICD-10-Klassifikationsschemas werden zusätzliche Entwicklungsschwierigkeiten oder körperliche Erkrankungen kodiert. Dies ist neben der diagnostischen Einordnung der Schwere der Symptomatik insbesondere auch zur Erfassung komorbider psychischer Störungen und körperlichen Erkrankungen sowie zur Therapieplanung sinnvoll. Auf der ersten Achse werden als klinisch-psychiatrische Diagnosen der ICD-10 auch die psychiatrischen Komorbiditäten kodiert. Die zweite Achse erfasst umschriebene Entwicklungsstörungen (z. B. Dyskalkulie, Lese- und Rechtschreibstörungen), was insbesondere für die schulischen Fördermaßnahmen bedeutsam ist. Auf der dritten Achse wird das Intelligenzniveau erfasst. Auch diese Einordung ist für die Einschätzung von Unter-/Überforderungen im schulisch-beruflichen Kontext unerlässlich. Die körperliche Symptomatik (bspw. Epilepsie, genetischer Befund) wird auf der vierten Achse verschlüsselt. Das bedeutet, dass eine Autismus-Spektrum-Störung auch dann auf der ersten Achse vergeben werden kann, wenn eine möglicherweise ursächliche körperliche Erkrankung vorliegt. Die aktuellen psychosozialen Lebensumstände wie beispielsweise eine psychische Erkrankung eines Elternteils, Betreuung durch Pflegeeltern oder akute belastende Lebensereignisse werden auf

Kodierung auf sechs Achsen

der fünften Achse verschlüsselt. In der Zusammenschau der psychischen, sozialen und schulischen/beruflichen Leistungsfähigkeit des Patienten wird auf der letzten Achse das psychosoziale Funktionsniveau auf einer Skala von 0 (unauffällige Funktionen in allen sozialen Bereichen) bis 8 (tiefe und durchgängige soziale Beeinträchtigung mit bspw. der ständigen Gefahr für sich selbst oder andere) klassifiziert (vgl. Kasten 3).

Kasten 3: Das Multiaxiale Klassifikationsschema

Die Bereiche des Multiaxialen Klassifikationsschemas:
- Achse I: Klinisch-psychiatrische Diagnosen
- Achse II: Umschriebene Entwicklungsstörungen
- Achse III: Intelligenzniveau
- Achse IV: Körperliche Symptomatik
- Achse V: Assoziierte aktuelle abnorme psychosoziale Umstände
- Achse VI: Globalbeurteilung des psychosozialen Funktionsniveaus

DSM-5-Klassifikationskriterien

Kategorie Autismus-Spektrum-Störung statt unterschiedliche Diagnosen

Nach einer vollständigen Überarbeitung des DSM-IV-TR (2000) werden die bisher als tiefgreifenden Entwicklungsstörungen klassifizierten „Autistic Disorder", „Asperger's Disorder" und „Pervasive Developmental Disorder-not otherwise specified" im DSM-5 (American Psychiatric Association, 2013) unter der diagnostischen Kategorie der Autismus-Spektrum-Störung („Autism Spectrum Disorder") zusammengefasst. Die Diagnose des Rett-Syndroms wird im DSM-5 nicht mehr unter den Autismus-Spektrum-Störungen eingeordnet, sondern kann als zusätzlich bestehende genetische Erkrankung kodiert werden. Die „Sonstige desintegrative Störung des Kindesalters" wurde ersatzlos gestrichen. Die ICD-10-Diagnose „Überaktive Störung mit Intelligenzminderung und Bewegungsstereotypien" wird weiterhin unter der Diagnose „Stereotype Bewegungsstörung" an anderer Stelle klassifiziert. Neu eingeführt wurde die Diagnose „Social (pragmatic) communication disorder". Sie wird bei Beeinträchtigungen in der sozialen Kommunikation bei gleichzeitigem Fehlen von restriktiven, repetitiven Verhaltensweisen, Interessen und Aktivitäten vergeben. Die Validität dieser Diagnose muss in zukünftigen Studien noch überprüft werden (Freitag, 2014).

Symptomdyade statt Symptomtrias

Als weitere Änderung wurde die Symptomtrias auf eine Symptomdyade reduziert. Die Kriterien der Beeinträchtigungen in der sozialen Interaktion und Kommunikation werden nun unter der Domäne A („Social communication impairments") zusammengefasst. Diese Änderung erfolgte auf der Basis faktorenanalytischer Studien zur autistischen Symptomatik (u. a. Frazier et al., 2012; Grzadzinski, Huerta & Lord, 2013). Die zweite Symptomdomäne B besteht weiterhin aus den restriktiven, repetitiven Verhaltensweisen und Interessen als eigenständigem Faktor. Die stereotype Sprache wird im Zuge der neu evaluierten Symptomfaktoren der Domäne B und nicht mehr den Kommunikationsbeeinträchtigungen zugeordnet. Die Domäne B wird zusätzlich um die Symptome des Insistierens auf Routinen und der hohen/reduzierten Reaktivität auf sensorischen Input ergänzt. Neben den Domänen A und B enthält das DSM-5 noch zwei weitere Domänen. Die Domäne C verlangt, dass die Symptomatik aus den ersten beiden Domänen bereits in der frühen Entwicklung vorliegt, nicht jedoch zwingend in den ersten drei Lebensjahren. In der Domäne D wird festgelegt, dass die Symptome zu einer klinisch bedeutsamen Behinderung in sozialen, schulischen, beruflichen oder anderen Alltagsbereichen führen müssen. Eine letzte Domäne (E) enthält einen Katalog an zu berücksichtigenden Differenzialdiagnosen analog zur ICD-10. In Kasten 4 sind die wichtigsten Aspekte der Diagnosekriterien (A bis D) einer Autismus-Spektrum-Störung nach DSM-5 zusammengefasst dargestellt. Die vollständigen diagnostischen Kriterien sowie der genaue Wortlaut der Kriterien können APA (2013; deutsche Version: APA/Falkai et al., 2015) entnommen werden.

Kasten 4: Auszug aus den Diagnosekriterien (Domäne A bis D) einer Autismus-Spektrum-Störung nach DSM-5

Diagnosekriterien nach DSM-5

1. *Domäne A:* Persistierende Defizite in sozialer Interaktion und Kommunikation über verschiedene Kontexte hinweg in allen folgenden drei Bereichen:
   a. Defizite in der sozial-emotionalen Reziprozität
   b. Defizite in nonverbalen, kommunikativen Verhaltensweisen, die in sozialen Interaktionen notwendig sind
   c. Schwierigkeiten bei der Entwicklung und Aufrechterhaltung von Freundschaften
2. *Domäne B:* Begrenzte, repetitive und stereotype Verhaltensmuster, Interessen und Aktivitäten in mindestens zwei der folgenden Kategorien:
   a. stereotype und repetitive Sprache, Motorik oder Einsatz von Objekten
   b. zwanghafte Anhänglichkeit an spezifische, nicht funktionale Handlungen und Rituale (verbal oder nonverbal); große Schwierigkeiten mit Veränderungen
   c. sehr restriktive und begrenzte Interessen, die in Inhalt oder Schwerpunkt abnorm sind
   d. sehr hohe/sehr geringe Reaktivität auf sensorischen Input oder ungewöhnliches Interesse an sensorischen Teilobjekten
3. *Domäne C:* Die Auffälligkeiten müssen seit früher Kindheit bestehen, die volle Ausprägung ist jedoch nicht notwendig.
4. *Domäne D:* Die Zusammenschau der Auffälligkeiten muss den normalen Alltag einschränken und beeinträchtigen.

Erste Studien zur diagnostischen Validität

Bezüglich der diagnostischen Validität der neuen Klassifikationskriterien zeigen erste Studien unterschiedliche Ergebnisse. In einer Feldstudie zu einem ersten Entwurf der DSM-5-Kriterien lag die Sensitivität (Patienten werden korrekt als erkrankt eingestuft) vor allem bei Patienten mit vorherigem Asperger-Syndrom bzw. vorherigem Atypischem Autismus in einem sehr geringen Bereich (< 30 %), während die Spezifität (nicht an Autismus-Spektrum-Störung erkrankte werden auch als solche richtig eingestuft) in einem sehr guten Bereich (95 %) lag. Andere Studien zeigten hingegen höhere Werte zur Sensitivität und ähnliche Werte zur Spezifität, v. a. wenn die DSM-5-Kriterien weniger streng angewendet wurden (Barton, Robins, Jashar, Brennan & Fein, 2013; Frazier et al., 2012; Huerta, Bishop, Duncan, Hus & Lord, 2012).

1.2 Differenzialdiagnosen

Eine Abgrenzung zu anderen psychiatrischen und neurologischen Erkrankungen ist bei der Diagnosestellung der autistischen Störungen wichtig und nicht immer einfach. Zahlreiche der nachfolgend beschriebenen Differenzialdiagnosen kommen auch als komorbide Erkrankungen vor (siehe Kapitel 1.3).

ADHS

Aktivitäts- und Aufmerksamkeitsstörungen (ADHS, ICD-10: F90.0/F98.8). Kinder und Jugendliche mit einer Aktivitäts- und Aufmerksamkeitsstörung können ebenfalls Interaktionsprobleme mit Gleichaltrigen zeigen (Taurines et al., 2012). Allerdings zeigen sie eine erhaltene Wechselseitigkeit der Kommunikation, die Fähigkeit, spontan Freude mit anderen zu teilen sowie ein Fehlen von stereotypen Verhaltensmustern.

Störungen des Sozialverhaltens

Oppositionelle Störung des Sozialverhaltens (ODD, ICD-10: F91.3). Bei autistischen Patienten können manche Verhaltensweisen, wie z. B. rigides Beharren auf vorher Vereinbartem und Wutausbrüche in Situationen sozialer Überforderung fälschlicherweise zu der Diagnose einer Störung des Sozialverhaltens führen (Cholemkery, Kitzerow, Rohrmann & Freitag, 2014). Differenzialdiagnostisch sind sowohl die spezifischen Symptome von Autismus-Spektrum-Störungen sowie deutlich ausgeprägte absichtliche Regelverletzungen bei ODD wegweisend.

Störung des Sozialverhaltens mit und ohne soziale Bindungen (ICD-10: F91.1/F91.2). Klinisch kann eine eingeschränkte Empathiefähigkeit bei Patienten mit Autismus-Spektrum-Störungen und Patienten mit einer Störung des Sozialverhaltens vorliegen (Schwenck et al., 2014). Auch die Fremdattribution von Verantwortung ist häufig bei beiden Krankheitsbildern zu finden. Wichtige Unterscheidungsmerkmale sind die zielgerichtete Aggression, Gleichgültigkeit bei einem Schaden des Gegenübers sowie das vorhandene soziale Verständnis mit erhaltenen Fertigkeiten, sich kognitiv in andere Personen hineinversetzen zu können, bei Störungen des Sozialverhaltens. Klassische Symptome einer Störung des Sozialverhaltens, wie Weglaufen oder auch verbal und körperlich aggressives Verhalten kommen bei Autismus-Spektrum-Störungen ebenfalls vor. In der Regel erklärt eine Verhaltensanalyse unter Berücksichtigung autismusspezifischer Einschränkungen („O-Variable“ im SORKC-Schema) die auslösenden Faktoren.

Differenzialdiagnostische Abgrenzung mittels SRS und FFB-SSV

Im Rahmen der Diagnostik zeigte sich eine hohe Validität der Kombination des SRS (Bölte & Poustka, 2008) mit der CBCL (Döpfner, Plück & Kinnen, 2014) sowie dem FBB-SSV (Döpfner, Görtz-Dorten & Lehmkuhl, 2008), um hochfunktionale Autismus-Spektrum-Störungen von Störungen des Sozialverhaltens zu unterscheiden (Cholemkery et al., 2014).

Zwangserkrankungen (ICD-10: F42). Bei dem Vorliegen ausgeprägter stereotyper und repetitiver Handlungen können ein Fehlen von Zwangshandlungen, Zwangsgedanken, Ich-Dystonie sowie eines Unvollständigkeitsgefühls zum Ausschluss einer Zwangsstörung dienen (Ruzzano, Borsboom & Geurts, 2015).

Zwangs-erkrankungen

Angsterkrankungen (ICD-10: F40), Generalisierte Angststörung (ICD-10: F41.1), Störung mit sozialer Ängstlichkeit des Kindesalters (ICD-10: F93.2), selektiver Mutismus (ICD-10 F94.0). Rückzügigkeit, Festhalten an Routinen und Schwierigkeiten in der sozialen Interaktion können die Unterscheidung zu Patienten mit Angsterkrankungen (insbesondere sozialer Phobie und selektivem Mutismus) erschweren (Cholemkery, Mojica, Rohrmann, Gensthaler & Freitag, 2014). Wesentliche Unterscheidungsmerkmale sind die erhaltenen kommunikativen Fähigkeiten und die soziale Reaktivität (in vertrauten Situationen) bei Angststörungen/selektivem Mutismus sowie die angstspezifische körperliche Symptomatik (Erröten, Bauchschmerzen, Herzrasen etc.).

Angst-erkrankungen

Depressive Episoden (ICD-10: F32, F33). Rückzügigkeit, Interessensverlust und eingeschränkte Nutzung von Sprache können sowohl bei Patienten mit einer autistischen Störung als auch bei depressiven Patienten vorliegen (NICE, 2011). Differenzialdiagnostisch ist der Krankheitsverlauf wegweisend, da depressive Störungen in der Regel episodisch verlaufen.

Depressive Episoden

Essstörungen (ICD-10: F50). Insbesondere selektives Essverhalten kann sowohl bei Patienten mit Autismus-Spektrum-Störungen als auch bei Patienten mit Essstörungen vorliegen. Dabei beschränken sich Patienten mit Autismus-Spektrum-Störungen häufig auf eine kleinere Anzahl bekannter Lebensmittel, die beispielsweise nach Struktur, Darreichungsform und Essutensilien ausgewählt werden (Schreck, Williams & Smith, 2004).

Selektives Ess-verhalten

Schizophrene Psychose, andere psychotische Störungen (ICD-10: F20, F23). Die Abgrenzung autistischer Störungen gegenüber psychotischen Störungen gelingt bei Patienten mit Auffälligkeiten in der sozialen Interaktion, Rückzügigkeit, Sprachauffälligkeiten (z. B. eigenartige Wortwahl) und bizarr anmutenden Denkprozessen durch die sorgfältige Erhebung der frühkindlichen Entwicklungsanamnese sowie des Störungsverlaufs (NICE, 2011).

Psycho-tische Störungen

Reaktive Bindungsstörung (ICD-10: F94.1), Bindungsstörung mit Enthemmung (ICD-10: F94.2). Bindungsstörungen können insbesondere durch die Auffälligkeiten in der sozialen Interaktion ähnlich den autistischen Störungen imponieren, unterscheiden sich jedoch meist durch das wenig selektive Bindungsverhalten und die für die Vergabe der Diagnose „Bindungsstörung" geforderte auffällige Sozialanamnese.

Bindungs-störungen

Sprachstörungen (ICD-10: F80.1, F80.2). Rezeptive oder expressive Sprachstörungen sind durch die bei den betroffenen Kindern vorhande-

Sprach-störungen

nen nonverbalen sozialen Interaktions- und Kommunikationsfähigkeiten sowie fehlendem stereotypem Verhalten von Autismus-Spektrum-Störungen zu unterscheiden (Gibson, Adams, Lockton & Green, 2013).

Intelligenzminderung

Intelligenzminderung ohne Autismus (ICD-10: F7). Die Differenzialdiagnostik zwischen Kindern mit Intelligenzminderung mit oder ohne Autismus ist insbesondere bei Kleinkindern sehr schwierig. Beide Gruppen fallen häufig durch eine allgemeine Entwicklungsverzögerung, Stereotypien und Sprachentwicklungsverzögerungen auf. Wichtig für die Differenzialdiagnostik ist die sorgfältige Anamneseerhebung und Verhaltensbeobachtung mit Fokus auf vorliegende autismustypische Kommunikations- oder Interaktionsstörungen. Hier konnte bei Kleinkindern insbesondere bezüglich der gemeinsamen Aufmerksamkeit (joint attention) ein signifikanter Unterschied zwischen den Gruppen gezeigt werden (Ventola et al., 2007). Eine Differenzialdiagnostik bei $IQ < 30$ ist in der Regel nicht mehr möglich.

Verlust von Fähigkeiten

Abgrenzungen zu Störungen mit Entwicklungsrückschritt. Es gibt zahlreiche, überwiegend genetisch bedingte neuropsychiatrische Erkrankungen, die im Kindes- und Jugendalter auftreten können und in der Regel sehr selten sind. Sollte bei einem Kind ein Verlust von Fähigkeiten in den ersten 4 Lebensjahren auftreten, müssen neurologische Grunderkrankungen, insbesondere epileptische Syndrome, beachtet und ausgeschlossen werden. Allerdings kommt auch bei ca. 30 % aller Kinder mit Autismus-Spektrum-Störungen insbesondere im 2. bis 3. Lebensjahr ein Verlust von Fähigkeiten vor, der in der Regel nicht ursächlich geklärt werden kann (Barger, Campbell & McDonough, 2013).

1.3 Komorbiditäten

Autismus-Spektrum-Störungen gehen mit einer hohen Anzahl an Komorbiditäten einher (Simonoff et al., 2008). Als „Komorbidität" werden zusätzlich zu einer Grunderkrankung vorliegende, diagnostisch abgrenzbare psychische und organische Erkrankungen bezeichnet. Diese Erkrankungen müssen bei der Diagnostik berücksichtigt werden, da sie in der Regel einer gesonderten Behandlungsmaßnahme bedürfen.

Komorbide psychische Störungen

Ca. 70% zusätzliche psychische Erkrankung

Eine populationsbasierte Studie bei 10- bis 14-jährigen Kindern mit Autismus-Spektrum-Störung in Großbritannien (Simonoff et al., 2008) zeigte, dass etwa 70 % der Kinder eine zusätzliche psychische Erkrankung aufwiesen. Bei ca. 40 % der Kinder kamen mindestens zwei Komorbiditäten vor (3-Monatsprävalenz). Die höchste Prävalenz (>40 %) wurde für den Bereich der Angststörungen (diagnostiziert nach DSM-

IV) festgestellt. Hierbei zeigte sich insbesondere eine hohe Komorbidität mit der Sozialen Phobie (ca. 30 %) und der Generalisierten Angststörung (ca. 13 %). Ebenfalls zeigten sich hohe Prävalenzraten für das komorbide Auftreten einer oppositionellen Sozialverhaltensstörung (ca. 28 %) sowie Aktivitäts- und Aufmerksamkeitsstörungen (ADHS, ca. 28 %). Waren die Autismus-Spektrum-Störungen nach DSM-IV-TR noch als Ausschlusskriterium für eine ADHS definiert, darf in der Folge der zahlreichen Studien zur hohen Komorbidität beider Erkrankungen nach DSM-5 auch eine komorbide ADHS diagnostiziert werden. Dabei überwiegt der unaufmerksame Subtypus (Freitag, 2012). Erhöhte Prävalenzraten wurden ebenso für das gleichzeitige Auftreten komorbider Enuresis (ca. 11 %), Zwangsstörungen (ca. 8 %) und Enkopresis (ca. 7 %) im Vergleich mit gesunden Gleichaltrigen beschrieben.

Höchste Prävalenz für Angststörungen

ADHS darf nach DSM-5 komorbid diagnostiziert werden

In einer neueren Übersichtsarbeit von Lai, Lombardo und Baron-Cohen (2014) werden bisherige Studien zusammengefasst. Etwa 45 % der von Autismus-Spektrum-Störung Betroffenen weisen demnach eine intellektuelle Behinderung auf. Angststörungen (42 bis 56 %), Depressive Störungen (12 bis 70 %), Aktivitäts- und Aufmerksamkeitsstörungen (28 bis 44 %), Tic-Störungen (14 bis 38 %), oppositionelle Sozialverhaltensstörung (16 bis 28 %), Zwangsstörungen (7 bis 24 %) und psychotische Erkrankungen (12 bis 17 %) kommen am häufigsten vor, wobei die Bandbreite der Studienergebnisse sehr hoch ist. Geringere Komorbiditätsraten finden sich bezüglich Essstörungen (4 bis 5 %); allerdings sind diese gegenüber der Prävalenz von Essstörungen in der Gesamtbevölkerung dennoch deutlich erhöht. Insbesondere selektives Essverhalten findet sich sehr häufig bei Kindern und Jugendlichen mit Autismus-Spektrum-Störung.

Bei ca. 45% komorbid Intelligenzminderung

Komorbide Verhaltensauffälligkeiten

Als komorbid beschriebene Verhaltensauffälligkeiten zeigen Kinder und Jugendliche mit einer Autismus-Spektrum-Störung besonders häufig aggressive sowie selbstverletzende Verhaltensweisen (in manchen Studien bis 70 %). In Kombination mit intellektueller Behinderung sind häufig auch die Diagnosekriterien einer Pica erfüllt. Suizidgedanken oder Suizidversuche berichten 11 bis 14 % der Betroffenen (Lai, Lombardo & Baron-Cohen, 2014). Das Risiko steigt insbesondere mit dem gleichzeitigen Vorhandensein depressiver Symptome und komorbider Verhaltensschwierigkeiten sowie nach Ausgrenzungserfahrungen.

Suizidgedanken und Suizidversuche bei bis 14%

Komorbide internistisch-neurologische Erkrankungen

Komorbide Epilepsie und Krampfanfälle

An organischen Erkrankungen findet sich bei Kindern mit Intelligenzminderung eine gehäufte Anzahl an komorbid bestehender Epilepsie, wobei die Angaben in bisherigen Studien hierzu stark variieren (7 bis 26 %). Krampfanfälle werden bei etwa 2 bis 69 % aller Autismus-Betroffenen beschrieben, wobei es zwei Spitzen der Inzidenz im Säuglings- und Kleinkindalter sowie im Jugendalter gibt. Schwierigkeiten werden bei Kindern mit einer Autismus-Spektrum-Störung auch bezüglich gastrointestinaler Probleme einschließlich Ausscheidungsstörungen (ca. 60 %), Schlafstörungen (ca. 60 %), motorischer Probleme (ca. 25 %), Hörbeeinträchtigungen (ca. 8 %), Sehbehinderungen (ca. 6 %) und zerebraler Lähmung (ca. 5 %) genannt (NICE, 2011). Zusätzlich können zahlreiche genetische Syndrome und monogene Erkrankungen zu Autismus-Spektrum-Störungen führen und sind – wenn sie diagnostiziert werden – als Komorbidität zu klassifizieren. Diese genetischen Erkrankungen können mit zahlreichen weiteren Folgeerkrankungen einhergehen. Die aktuell bekannten wichtigsten und häufigsten genetischen Erkrankungen und Syndrome sind in der AWMF S3-Leitlinie zur Diagnostik von Autismus-Spektrum-Störungen detailliert aufgeführt.

Zahlreiche genetische Syndrome als Ursache für Autismus möglich

1.4 Epidemiologie

Prävalenz nach Studienlage zwischen 60-76,6/10.000

Metaanalysen zu weltweiten Prävalenzraten von Autismus-Spektrum-Störungen berichten Werte zwischen 60/10.000 und 76,6/10.000 (Baxter et al., 2015; Elsabbagh et al., 2012; Fombonne, 2005). Dabei zeigen Studien ab dem Jahr 2010 eine Zunahme der Prävalenzraten auf 100 bis 200/10.000 (1 bis 2 %) (Centers for Disease Control and Prevention, 2014; Idring et al., 2012) im Vergleich zu sehr alten Prävalenzdaten, die einen Wert von 5/10.000 angaben (Fombonne & Du Mazaubrun, 1992). Für Europa zeigen neuere Studien eine durchschnittliche Prävalenzrate von 18,7/10.000 für die Diagnose Autismus und 61,9/10.000 für alle Tiefgreifenden Entwicklungsstörungen. Dabei zeigt sich hier eine hohe Varianz in den Angaben, diese bewegen sich zwischen 30/10.000 und 116/10.000 (Elsabbagh et al., 2012). Die Studien stammen hauptsächlich aus Nordeuropa, aus anderen europäischen Ländern sind wenig epidemiologische Daten vorhanden (Elsabbagh et al., 2012). Es ist anzunehmen, dass ähnliche Prävalenzraten in Deutschland existieren. Es liegen jedoch keine aktuellen epidemiologischen Studien in Deutschland vor. Für erwachsene Patienten wurden in einer englischen Stichprobe mit 98/10.000 ähnliche Prävalenzraten wie für betroffene Kinder berichtet (Brugha et al., 2011).

Aktuelle epidemiologische Studien aus Deutschland existieren nicht

Steigende Prävalenzraten

Es gibt unterschiedliche Erklärungsansätze für den berichteten Anstieg der Prävalenzraten. Zum einen werden ein zunehmendes Bewusstsein hinsichtlich der Tiefgreifenden Entwicklungsstörungen und eine Zunahme der verfügbaren diagnostischen Möglichkeiten verantwortlich gezeichnet (Elsabbagh et al., 2012). Andere Studien legen nahe, dass insbesondere eine steigende Anzahl von Patienten ohne Intelligenzminderung die Zunahme der Prävalenzraten erklärt, es vorher also eventuell eine diagnostische Unterversorgung in diesem Bereich gab (Centers for Disease Control and Prevention, 2014). Eine in Großbritannien durchgeführte Studie zu Prävalenzraten bei über 16-Jährigen ergab, dass bei den 7.461 Teilnehmern keine Unterschiede in den unterschiedlichen Altersgruppen hinsichtlich der Prävalenzrate vorlagen. Die Autoren schließen daher nicht auf einen Zuwachs an autistischen Störungen, sondern auf inzwischen deutlich verbesserte Diagnosemöglichkeiten und eine entsprechend hohe Zahl undiagnostizierter erwachsener Patienten mit Autismus-Spektrum-Störungen (Brugha et al., 2011).

Verbesserte Diagnoseinstrumente als Erklärungsansatz

Intelligenzminderungen (IQ < 70) liegen bei Patienten mit Autismus-Spektrum-Störungen zu ca. 40 bis 50 % vor (Centers for Disease Control and Prevention, 2014; Idring et al., 2012; Baird et al. 2006). Der Anteil intelligenzgeminderter Patienten ist höher bei der Diagnose Frühkindlicher Autismus (ca. 60 %, Bertrand et al., 2001).

Komorbide Intelligenzminderung bei 40 – 50% der Patienten

Insgesamt werden zwei- bis dreimal mehr männliche Patienten mit Autismus-Spektrum-Störungen diagnostiziert als Mädchen (Baird et al., 2006; Idring et al., 2012; Mattila et al., 2011). Bei dem Asperger-Syndrom bewegt sich das Verhältnis von Jungen zu Mädchen zwischen 3:1 und 8:1 (Chakrabarti & Fombonne, 2001; Saemundsen, Magnusson, Georgsdottir, Egilsson & Rafnsson, 2013). Dabei besteht noch Klärungsbedarf, ob diese Zahl die tatsächlichen Verhältnisse widerspiegelt oder ob Mädchen eventuell aufgrund besserer Anpassungsleistungen unterdiagnostiziert werden beziehungsweise die diagnostischen Kriterien eher auf männliche Patienten zugeschnittenen sind (Dworzynski, Ronald, Bolton & Happe, 2012). Die Wahrscheinlichkeit, dass das Geschwisterkind eines an einer Autismus-Spektrum-Störung erkrankten Kindes ebenfalls an dieser Störung leidet, liegt zwischen 3 % und 19 % (Risch et al., 2014). Ein Einfluss von Kultur oder ethnischer Zugehörigkeit auf die Prävalenz konnte nicht nachgewiesen werden (Elsabbagh et al., 2012).

Häufiger männliches Geschlecht

Erhöhtes Erkrankungsrisiko für Geschwisterkinder

1.5 Verlauf und prognostische Faktoren

Symptomstabilität

Eine kürzlich durchgeführte Metaanalyse konnte zeigen, dass bei ca. 10 % der im Alter zwischen zwei bis fünf Jahren diagnostizierten Kinder die diagnostischen Kriterien nach zwei Jahren nicht mehr erfüllt waren (siehe AWMF S3-Leitlinien zu Autismus-Spektrum-Störungen, Teil 1: Diagnostik). Dies galt insbesondere für leichter betroffene Kinder. Kinder, die eine Autismus-Spektrum-Störung-Diagnose vor dem Alter von zwei Jahren erhalten hatten, zeigten auch nach zwei Jahren zu 100 % weiterhin eine Autismus-Spektrum-Störung-Diagnose. Es ist anzunehmen, dass der Schweregrad der Erkrankung bei so früher Diagnose höher ist als bei einer Diagnose im Vorschulalter und deshalb die Stabilität der Diagnose bei die-

Studien zu Symptomstabilität

sen Kindern höher war. Im Hinblick auf die Entwicklung der Symptomatik bis in das Erwachsenenalter zeigte die systematische Übersichtsarbeit von Magiati, Tay und Howlin (2014), dass sich der Verlauf des Schweregrads autistischer Beeinträchtigungen in den meisten aktuelleren Studien verbesserte, ebenso gingen maladaptive und störende Verhaltensweisen zurück. Die Diagnose hingegen blieb innerhalb des Spektrums meist stabil, und auch Personen, die nicht mehr alle Diagnosekriterien erfüllten, wiesen weiterhin Beeinträchtigungen im alltäglichen Leben auf. Von einer „Heilung" bezüglich Autismus-Spektrum-Störungen kann bislang definitiv nicht gesprochen werden. Es erscheinen zwar gelegentlich Studien, bei denen Patienten die Diagnosekriterien im Langzeitverlauf nicht mehr erfüllen und auch eine gute kognitive und sprachliche Entwicklung zeigen, was in diesen Studien als „Optimal Outcome" bezeichnet wird (Fein et al., 2013; Helt et al., 2008). Jedoch ist die Studienlage und -qualität insbesondere aufgrund der unklaren Validität der Ursprungsdiagnose und der uneinheitlichen Definitionen einer optimalen Entwicklung aktuell als nicht ausreichend zu betrachten (Bölte, 2014).

Im Verlauf verbesserter Schweregrad bei stabiler Diagnose

Sprachliche Entwicklung

Langzeitstudien zur sprachlichen Entwicklung liegen praktisch nur von Personen mit einer Diagnose eines Frühkindlichen Autismus im Kindesalter vor. In der Übersichtsarbeit von Magiati et al. (2014) zeigte sich studienübergreifend bei diesen Patienten im Erwachsenenalter eine geringe Sprachentwicklung. Nur etwa 35 % der Erwachsenen mit Autismus erreichte ein altersentsprechendes Sprachniveau, wobei nur 12 % auch flüssige Konversationen führen konnten (Magiati et al., 2014). Die meisten dieser Betroffenen erhielten allerdings in ihrer Kindheit keine autismusspezifische Förderung. Gillespie-Lynch et al. (2012) fanden in ihrer Studie bei 18-jährigen Personen mit einer Autismus-Diagnose ein durchschnittliches sprachliches Entwicklungsalter, das dem eines 5-Jährigen entsprach. Es ist zu erwarten, dass bei früher und adäquater Förderung unter Einsatz der richtigen Methoden ein Großteil der Kinder mit Autismus eine funktionale und in ihrem Alltag einsetzbare, einfache Sprache erlernt.

Kognitive Entwicklung

Kinder mit einer Diagnose des Asperger-Syndroms weisen ein normtypisches kognitives Niveau auf. Kinder mit einem Frühkindlichen Autismus können ebenfalls ein durchschnittliches Intelligenzniveau zeigen und werden dann als hochfunktional (engl. „high-functioning" [HFA]) bezeichnet. Jedoch weisen ca. 60 % der Kinder mit einem Frühkindlichen Autismus ein unterdurchschnittliches kognitives Funktionsniveau auf (siehe Kapitel 1.4) (Bertrand et al., 2001). Studienübergreifend erweist

Bei Frühkindlichem Autismus 60% Intelligenzminderung

sich der im Grundschulalter gemessene IQ bis in das Erwachsenenalter als stabil (Magiati et al., 2014). In den meisten Interventionsstudien zeigen sich jedoch bei Kindern im Vorschulalter unter spezifischer Förderung eine Verbesserung der gemessenen IQ-Werte. Es stehen aber methodisch gute Studien zum Langzeiteffekt bis in das Erwachsenenalter aus. Unklar bleibt auch, inwiefern diese Verbesserung eine wirkliche kognitive Steigerung und erworbene Generalisierungsfähigkeit abbildet oder eher anderen Faktoren, wie verbesserten Konzentrations- bzw. Kooperationsfähigkeiten zugeschrieben werden muss.

Verbesserung der IQ-Werte unter autismusspezifischer Förderung

Soziale Entwicklung und Unabhängigkeit

Für die zentrale autismusspezifische Symptomatik zeigt sich global eine Symptomverbesserung bis in das höhere Erwachsenenalter (Howlin, Moss, Savage & Rutter, 2013). Für die meisten Studien wird zur Beurteilung der Entwicklung bis in das Erwachsenenalter die soziale Integration und Selbstständigkeit herangezogen. In einer Übersichtsstudie zeigten fast alle untersuchten Personen, die im Kindesalter mit einer Autismus-Spektrum-Störung diagnostiziert wurden, eine geringe Autonomieentwicklung hinsichtlich sozialer Integration und Unabhängigkeit im Erwachsenenalter. Mehr als 50 % lebten weiterhin in Abhängigkeit von Eltern oder Pflegepersonal, häufig isoliert und mit wenig Freundschaften (Magiati et al., 2014). Für Menschen mit einem IQ im Normalbereich ist die Prognose meist günstiger, in einer US-amerikanischen Studie erreichten 48 % eine gute und 38 % eine mittelmäßige Entwicklung hinsichtlich Selbstständigkeit, Freundschaften und Beruf (Farley et al., 2009). 64 % der Menschen mit einem Asperger-Syndrom lebten in Schweden mit Unterstützung selbstständig (Cederlund, Hagberg, Billstedt, Gillberg & Gillberg, 2008). Eine neuere Studie zeigt jedoch auch, dass der Grad der Unabhängigkeit nicht unbedingt die Lebensqualität oder Zufriedenheit der Patienten und Angehörigen wiederspiegelt. Obwohl die meisten untersuchten jungen Erwachsenen mit Autismus-Spektrum-Störung in Schweden nicht selbstständig lebten, bewerteten die Bezugspersonen die Lebensqualität als gut (Billstedt, Gillberg & Gillberg, 2011). Insbesondere für die schulische und berufliche Laufbahn spielen die Art und der Umfang von Integrations- und Unterstützungsmaßnahmen eine wichtige Rolle. Dies ist bisher insbesondere in Deutschland jedoch nur unzureichend empirisch untersucht.

Geringe Autonomieentwicklung

Teils gute Lebensqualität trotz weiterbestehender Abhängigkeit

Prognostische Faktoren

Frühe Kompetenzen im Bereich der Kommunikation, wie Imitationsfähigkeit, gemeinsame Aufmerksamkeit (Joint Attention) und das Spielverhalten haben sich als positive Prädiktoren für die Sprachentwicklung

Sprachentwicklung und soziales Funktionsniveau

und das soziale Funktionsniveau im Vorschulalter erwiesen. In Studien zur Diagnosestabilität waren bei Kleinkindern gering ausgeprägte soziale Interaktionsprobleme sowie ein höheres kognitives Niveau und ein jüngeres Alter zum Diagnosezeitpunkt mit zwei Jahren prognostische Faktoren für das Nicht-Erfüllen der Diagnosekriterien mit vier Jahren (Turner & Stone, 2007). Die Übersichtsarbeit von Magiati et al. (2014) weist einen höheren IQ im Kindesalter sowie frühe expressive Sprache als positive Prädiktoren für eine vorteilhafte Entwicklung im Erwachsenenalter aus. Bei Personen mit komorbider Intelligenzminderung zeigt sich mit einer Zunahme der Symptomschwere und des maladaptiven Verhaltens eine schlechtere Entwicklung (Gray et al., 2012). Ebenso erhöhen die Schwere der Autismus-Symptomatik sowie zusätzliche komorbide psychiatrische Erkrankungen die Wahrscheinlichkeit für einen ungünstigen Entwicklungsverlauf (Steinhausen, Mohr Jensen & Lauritsen, 2016). Jüngere Studien weisen zudem darauf hin, dass insbesondere die Eltern-Kind-Beziehung einen großen Stellenwert hinsichtlich einer günstigeren Entwicklung einnimmt. So zeigte sich bei Kindern von Eltern, die mehr Lob einsetzten und die Beziehung als positiver bewerteten, nach 8,5 Jahren eine höhere Symptomverbesserung und weniger maladaptives Verhalten (Woodman, Smith, Greenberg & Mailick, 2015).

Positive Prädiktoren: höherer IQ und expressive Sprache

1.6 Pathogenese

Risikofaktoren

Heterogene Ätiologie

Autismus-Spektrum-Störungen sind biologisch bedingte Erkrankungen vor allem des zentralen Nervensystems. Sie haben unterschiedliche Ursachen, deshalb wird von einer heterogenen Ätiologie gesprochen. Insbesondere unterschiedliche genetische Faktoren spielen eine zentrale Rolle in der Entstehung der Krankheitsbilder. Daneben sind als Umweltrisikofaktoren vor allem biologisch wirksame Faktoren in der Schwangerschaft als ursächlich für die Erkrankungen anzunehmen. Gut belegt ist auch, dass sowohl ältere Väter als auch ältere Mütter ein erhöhtes Risiko haben, ein Kind mit einer Autismus-Spektrum-Störung zu bekommen (Hultman, Sandin, Levine, Lichtenstein & Reichenberg, 2011; Sandin et al., 2012).

Globales Wiederholungsrisiko von 10–20%

Das globale Wiederholungsrisiko für Eltern eines Kindes mit Autismus-Spektrum-Störung, ein weiteres Kind mit dieser Störung zu bekommen, liegt bei ca. 10 % bis 20 %. Wenn schon zwei Kinder einer Familie die Diagnose haben, ist das Wiederholungsrisiko >30 % (Carter & Scherer, 2013). Von diesem globalen Wiederholungsrisiko muss das spezifische Wiederholungsrisiko unterschieden werden, das berechnet werden kann, wenn bei einem Kind mit Autismus-Spektrum-Störung der zugrunde liegende genetische Risikofaktor aufgeklärt ist. In „Teil 1: Diagnostik" der im April 2016 veröffentlichen S3-Leitlinien der AWMF zu Autismus-

Spektrum-Störungen im Kindes-, Jugend- und Erwachsenenalter ist eine genauere Übersicht gut belegter genetischer Ursachen zu finden (www.awmf.org).

Risikofaktoren in der Schwangerschaft

Risikofaktoren, die in der Schwangerschaft wirksam werden können, sind zum einen Infektionskrankheiten und weitere Erkrankungen der Mutter in der Schwangerschaft, zum anderen die Exposition des Fetus mit Medikamenten und möglicherweise auch die Belastung mit Umweltgiften (Freitag, 2012). Wesentliche Risikofaktoren, die vermieden werden können, sind eine Röteln-Infektion in der Schwangerschaft sowie die Exposition mit Antiepileptika, insbesondere die Valproinsäure (Christensen et al., 2013). Auch selektive Serotonin-Wiederaufnahmehemmer in der Schwangerschaft scheinen das Autismus-Risiko zu erhöhen (Freitag, 2012). Perinatale, geburtsassoziierte Risikofaktoren spielen hingegen eine untergeordnete Rolle (Gardener, Spiegelman & Buka, 2011).

Keinen Einfluss auf Autismus-Spektrum-Störungen hat Rauchen oder Alkoholkonsum in der Schwangerschaft (Rosen, Lee, Lee, Yang & Burstyn, 2015). Selbstverständlich sind beide Risikofaktoren trotzdem zu vermeiden, da sie zu anderen Entwicklungsstörungen beim Kind, wie z.B. aggressivem Verhalten oder kognitiven Einschränkungen und Fehlbildungen, führen können. Auch Impfungen in jedem Lebensalter, vor allem aber bei Säuglingen und Kleinkindern, spielen in der Ätiologie von Autismus-Spektrum-Störungen keine Rolle (Taylor, Swerdfeger & Eslick, 2014).

Impfen ist kein Risikofaktor

Die elterliche Erziehung steht in keinem ursächlichen Zusammenhang mit der Entwicklung einer Autismus-Spektrum-Störung, kann diese jedoch im Verlauf beeinflussen. Dies gilt insbesondere für komorbid auftretende Verhaltensweisen, wie z.B. störendes, oppositionelles oder aggressives Verhalten sowie Ängste.

Störungsmodelle

Im Detail, insbesondere auf molekularer Ebene, sind die konkreten Folgen der o.g. Risikofaktoren für die Gehirnentwicklung und -funktion bei Kindern und Jugendlichen mit einer Autismus-Spektrum-Störung noch nicht aufgeklärt. Aktuell wird davon ausgegangen, dass die nachgewiesenen Risikofaktoren im Sinne einer gemeinsamen Endstrecke vergleichbare Folgen für die Gehirnentwicklung zeigen, die dann im Verhalten als „autistisch“ beobachtbar ist. Hierbei wird heute davon ausgegangen, dass sehr viele verschiedene Hirnfunktionen schon frühzeitig bei Kleinkindern, die später eine Autismus-Spektrum-Störung entwickeln, betroffen sind.

Vermindertes Interesse an sozialer Interaktion im ersten Lebensjahr

So zeigt sich eine veränderte Aufmerksamkeits- und Orientierungsfunktion schon im ersten Lebensjahr, die dazu führt, dass Kinder mit Autismus-Spektrum-Störungen soziale Informationen sowie soziale Interaktionen nicht so relevant und interessant finden wie gesunde Kinder und auch stereotypes Spielverhalten entwickeln. Des Weiteren wurden auch Besonderheiten

derheiten der visuellen und auditorischen Wahrnehmung beschrieben (Gliga, Jones, Bedford, Charman & Johnson, 2014). Hierbei handelt es sich z. B. um Schwierigkeiten der visuellen Wahrnehmung von Gesichtern oder biologischer Bewegung sowie der Visuomotorik. Im auditorischen Bereich finden sich z. B. eine erhöhte Lärmsensitivität sowie eine mangelnde Fertigkeit, sich auf unterschiedliche Lautstärken einzustellen oder auch die fehlende Differenzierungsfähigkeit von stimmlichem Ausdruck.

Spezifische Einschränkungen in der Entwicklung

Sehr gut belegt sind die im Verlauf der Entwicklung bis in das Erwachsenenalter anhaltenden spezifischen Einschränkungen der gemeinsamen Aufmerksamkeit, Imitation, sozialen Motivation, sozialen Kognition, der Emotionsverarbeitung und -regulation sowie der sogenannten exekutiven Funktionen, die insbesondere die Handlungsplanung und -durchführung sowie Selbstregulationsfähigkeiten umfassen. Diese Aspekte werden in vielen Therapieansätzen bei Kindern und Jugendlichen mit Autismus-Spektrum-Störungen aufgenommen (siehe spezifischer unter den jeweiligen Therapieansätzen in Kapitel 2).

Unterschiedliche Ansprechbarkeit auf Therapien

Je nach zugrunde liegenden Risikofaktoren ist die Möglichkeit des Gehirns, sich grundsätzlich oder durch Förderung weiterzuentwickeln, bei Kindern mit einer Autismus-Spektrum-Störung sehr unterschiedlich ausgeprägt. So sind vor allem spezielle genetische Risikofaktoren für das Auftreten einer zusätzlichen Sprach- oder allgemeinen Entwicklungsverzögerung verantwortlich, die den weiteren Verlauf der Erkrankung jeweils deutlich beeinflussen. Deshalb ist der individuelle Effekt einzelner Therapieverfahren und -ansätze bei Kindern und Jugendlichen mit Autismus-Spektrum-Störungen in der Regel variabel, auch wenn im Gruppenmittel in Studien Verbesserungen zu beobachten waren. In allen gut durchgeführten randomisiert-kontrollierten Studien war die Varianz beträchtlich, wobei jeweils einige Kinder oder Jugendliche sehr gut von der Intervention, andere deutlich weniger profitierten. Außer eher unspezifischen Charakteristika, wie höhere Ausprägung der autismusspezifischen Symptomatik zu Beginn der Therapie oder höherer IQ sind bisher nur wenige spezifische Faktoren, die den Therapieeffekt beeinflussen können, beschrieben worden (Freitag et al., 2016). Hier wird die Forschung in den kommenden Jahren mehr Aufschluss geben können.

1.7 Screening und Diagnostik

Späte Diagnosestellung

Obwohl Autismus-Spektrum-Störungen durch einen frühen Beginn und einen relativ chronischen Verlauf gekennzeichnet sind, wird in Deutschland die Diagnose oftmals noch sehr spät gestellt. Das durchschnittliche Alter zum Zeitpunkt der Erstdiagnose lag vor ca. 10 Jahren in einer Inanspruchnahme-Population in Bayern bei etwa 6 Jahren für Autismus und etwa 9 Jahren für das Asperger-Syndrom (Noterdaeme & Hutzelmeyer-Nickels, 2010). Durch die bessere Bekanntheit der Störungsbilder ist die Diagnosehäufigkeit gestiegen, was gelegentlich auch zu falsch-positiven Diagnosen führen kann. Die Diagnosestellung ist bereits ab einem Alter von ca. 18 bis 24 Monaten relativ stabil, wenn sie von diagnostisch gut ausgebildeten Kinder- und Jugendpsychiatern oder Kinder- und Jugendlichenpsychotherapeuten in Zusammenarbeit mit einem entwicklungsneurologisch ausgebildeten Kinder- und Jugendarzt gestellt wird. Der diagnostische Prozess bei Verdacht auf eine Autismus-Spektrum-Störung ist sehr zeitaufwendig und erfordert viel Expertise auf Seiten des Diagnostikers. Der Weg dorthin führt über das Erkennen bekannter Frühsymptome und den Einsatz valider Screeninginstrumente (vgl. Kapitel 2.1.1 und 3.1.1).

1.7.1 Frühsymptome

In den britischen NICE-Leitlinien für Kinder werden für die Altersgruppe 0 bis 5 Jahre folgende evidenzbasierte (Früh-)Symptome genannt: Kein prodeklaratives Zeigen, kein Verfolgen des Blicks, kein „Als-ob-Spiel“. Bei den 6- bis 11-jährigen Kindern werden die Merkmale „kein soziales Spiel“, „hält keine Unterhaltungen/Konversation mit anderen aufrecht“ sowie „repetitives Sprechen über Themen“ genannt (NICE, 2011). Im „Teil 1: Diagnostik“ der deutschen AWMF-S3-Leitlinien Autismus-Spektrum-Störungen im Kindes-, Jugend- und Erwachsenenalter werden zusätzlich zahlreiche (Früh-)Symptome für Autismus-Spektrum-Störungen aufgeführt (www.awmf.org; siehe auch Kapitel 2.1.1). Hierbei muss immer eine Kombination aus mehreren dieser Symptome über einen längeren Zeitraum vorliegen (d.h. drei und mehr Symptome gleichzeitig über mindestens drei Monate), ein einzelnes Symptom ist nicht ausreichend für den Verdacht auf Autismus-Spektrum-Störung.

Mindestens 3 Frühsymptome über 3 Monate

1.7.2 Screening und orientierende klinische Evaluation

Die NICE- und AWMF-S3-Leitlinien sprechen sich evidenzbasiert klar gegen populationsbasierte Screenings aus, da die Rate sowohl der falsch-positiven als auch falsch-negativen Ergebnisse zu hoch ist. Metaanalytisch zeigte sich je nach gewähltem Cut-Off entweder eine reduzierte Spezifität, d.h. eine sehr hohe Zahl falsch-positiver Screening-Ergebnisse oder eine nicht ausreichende Sensitivität, d.h. manche Kinder und Jugendliche mit Autismus-Spektrum-Störung werden nicht erkannt. Deshalb sollte ein Screening nur dann erfolgen, wenn ein klarer Anfangsverdacht besteht, d.h. bei Vorliegen einer Kombination der o.g. Symptome, bei Vorliegen einer Sprachentwicklungsverzögerung oder einer anderen Entwicklungsverzögerung. Außerdem muss das geeignete Instrument sowie der richtige Cut-Off gewählt werden. Details zu den zahlreichen auf Deutsch übersetzten, aber oft nicht validierten Screening-Instrumen-

Screening nur bei klinischem Vorliegen von Symptomen

ten für Autismus-Spektrum-Störungen können der AWMF-S3-Leitlinie entnommen werden. Für eine Übersicht der validen Instrumente siehe Kapitel 2.1.1 und 3.1.1. Eine Diagnose kann alleine auf der Grundlage von Screening-Instrumenten weder gestellt noch ausgeschlossen werden.

1.7.3 Diagnostik

Rahmenbedingungen

Der Diagnostikprozess umfasst neben der Erhebung der Anamnese und störungsspezifischer Symptome mittels psychopathologischem Befund, Elterninterviews und Verhaltensbeobachtung auch eine differenzialdiagnostische Abklärung, klinisch indizierte Labor- und apparative Untersuchungen und die Erfassung von internistischen und neurologischen Komorbiditäten. Dabei unterscheidet sich die deutsche AWMF-S3-Leitlinie von der NICE-Leitlinie durch die zusätzliche Empfehlung einer routinemäßigen Sprach- und Entwicklungsdiagnostik. Abschließend folgt die Befundaufklärung und Therapieempfehlung. Die Durchführung der Diagnostik sollte in auf Autismus-Spektrum-Störungen spezialisierten Einrichtungen durch ein Team erfolgen. Studien haben gezeigt, dass durch eine teambasierte Diagnostik genauere und bessere Einschätzungen erreicht werden können als bei einer Diagnostik durch eine Einzelperson (Mahoney et al., 1998; Westman Andersson, Miniscalco & Gillberg, 2013).

Wenn möglich Diagnostik im Team

Anamnese

Anamnese mit fremdanamnestischen Angaben

Die Anamnese sollte im Kindes- und Jugendalter immer über ein Familienmitglied oder eine andere nahestehende Person erfolgen, je nach Entwicklungsstand kann auch das Kind bzw. der Jugendliche einbezogen werden. Die AWMF-S3-Leitlinien empfehlen folgende Inhalte: Aktuelle Sorgen, spezifische Symptome der Autismus-Spektrum-Störung im Quer- und Längsschnitt, frühe Entwicklungsgeschichte, medizinische Anamnese mit Schwangerschafts-, Geburts- und Familienanamnese, Betreuungs- und Erziehungssituation, Bildungsanamnese, Erfassen von komorbiden psychiatrischen (inklusive Abklärung von Suizidalität und selbstverletzendem Verhalten) und körperlichen Erkrankungen, aktuelle Stärken/Hobbys/Freundschaften und Schwächen sowie bisherige Vorbehandlungen und Fördermaßnahmen.

Elterninterviews

Strukturierte Interviews können dabei unterstützen, die spezifische Symptomatik der Autismus-Spektrum-Störung zu erfassen. Das Autismus-

Diagnostische Interview, revidiert (ADI-R; Bölte, Poustka, Rühl, & Schmötzer, 2006), zeigt gute Sensitivitäts- und Spezifitätswerte für Kinder mit Frühkindlichem Autismus ab dem Alter von ca. 3 Jahren (vgl. Kapitel 3.1.2). Für jüngere Kinder und Kinder mit anderen Spektrums-Störungen haben sich gesonderte Cut-Off-Werte teilweise als verlässlicher erwiesen (Corsello et al., 2007; Kim & Lord, 2012; Kim, Thurm, Shumway & Lord, 2013; Risi et al., 2006). Alternative Interviews wie das DISCO (Diagnostic Interview for Social and Communication Disorders) oder das 3di (Developmental, Dimensional and Diagnostic Interview) konnten gute bis ausreichende Gütekriterien aufweisen. Allerdings stehen keine deutschsprachigen Versionen und Normen zur Verfügung (Chuthapisith, Taycharpipranai, Ruangdaraganon, Warrington & Skuse, 2012; Maljaars, Noens, Scholte & van Berckelaer-Onnes, 2012; Santosh et al., 2009; Skuse et al., 2004). **ADI-R**

Psychopathologischer Befund und direkte Verhaltensbeobachtung

In der S3-Leitlinie wird zu der Erhebung eines klassischen psychopathologischen Befundes in Verbindung mit einem autismusspezifischen Instrument zur Verhaltensbeobachtung geraten. Der psychopathologische Befund dient dabei in erster Linie zum Ausschluss von Differenzialdiagnosen und zur Erfassung von Komorbiditäten.

CARS Für die Autismus Beurteilungsskala (Childhood Autism rating scale, CARS; Schopler, Reichler & Renner, 1988) existiert eine deutsche Übersetzung (Steinhausen, 1996), jedoch kein ausführliches Manual und keine deutschsprachige Validitätsstudie. In internationalen Studien erreicht die CARS gute Spezifitäts- und Sensitivitätswerte. Für die neuere Version, CARS-2 (Schopler, Van Bourgondien, Wellman & Love, 2010) liegen bisher noch keine Validitätsstudien vor. **ADOS** Die Diagnostische Beobachtungsskala für Autistische Störungen (ADOS; Rühl, Bölte, Feineis-Matthews & Poustka, 2004) ist für den deutschen Sprachraum manualisiert und ausreichend testtheoretisch untersucht worden. Die neuere Version ADOS-2, welche an den DSM-5-Diagnosekriterien orientiert ist (Lord, Rutter, Di-Lavore, Risi, Gotham & Bishop, 2012) und ein Kleinkind-Modul enthält, ist auf dem deutschen Markt erhältlich (Poustka, Rühl, Feineis-Matthews, Poustka, Hartung & Bölte, 2015), jedoch noch nicht in Deutschland testtheoretisch untersucht worden (vgl. Kapitel 3.1.2).

ADI-R und ADOS kombinieren Eine neuere Vergleichsstudie, die 17 Instrumente untersuchte, erbrachte für den kombinierten Einsatz von ADI-R und ADOS die besten Gütekriterien zur Diagnostik von Autismus-Spektrum-Störungen ab dem Kleinkindalter (Falkmer, Anderson, Falkmer & Horlin, 2013).

Zahlreiche mögliche Differenzialdiagnosen sind in Kapitel 1.2, mögliche komorbide psychische Störungen in Kapitel 1.3 dargestellt. Wichtig ist dabei neben der Durchführung von störungsspezifischen Screening- und Diagnostikinstrumenten auch die Durchführung eines IQ- oder Entwicklungstests und bei Hinweisen auf eine Sprachentwicklungsverzögerung auch die zusätzliche Durchführung eines standardisierten Sprachentwicklungstests.

Differenzialdiagnosen ausschließen

Abklärung internistisch-neurologischer und psychiatrischer Komorbiditäten

Dysmorphiezeichen berücksichtigen

Eine internistisch-neurologische Untersuchung mit besonderer Berücksichtigung von Dysmorphiezeichen muss immer durchgeführt werden. Bei vorhandenen Dysmorphiezeichen und klinischen Hinweisen auf eine genetische Grunderkrankung wird eine humangenetische Untersuchung empfohlen (AWMF S3-LL; NICE, 2011). Laboruntersuchungen, Stoffwechseldiagnostik, EEG und MRT werden nur bei entsprechenden klinischen Hinweisen für notwendig erachtet. Hör- und Sehstörungen sollten immer ausgeschlossen werden.

1.8 Therapie

Zahlreiche unterschiedliche Therapie- und Förderansätze sind für Autismus-Spektrum-Störungen entwickelt worden. Die wesentlichen, in Deutschland angebotenen Therapieformen sind verhaltenstherapeutisch basierte Verfahren mit Kindern und/oder Eltern, übende Verfahren wie Ergo- und logopädische Therapie, kreative Verfahren wie Musik- oder Reittherapie sowie pädagogische Integrationsmaßnahmen. Der „Markt" der Angebote ist groß, allerdings ist die wissenschaftliche Grundlage („Evidenz") vieler Therapieansätze nicht ausreichend. Die sogenannten Evidenzgrade von 1 bis 5 beschreiben, wie gut ein bestimmtes Therapieverfahren untersucht ist (http://www.cebm.net/ocebm-levels-of-evidence/). Grad 1 bedeutet dabei die beste Evidenz. Hier wurden Metaanalysen von mehreren randomisiert-kontrollierten Studien durchgeführt, die einen Effekt der Therapie auf eine bestimmte Zielgröße zeigten. Die Ergebnisse dieser Studien sollten im klinischen Alltag unbedingt beachtet werden. Dies gilt auch für Evidenzgrad 2. Hier wurde bezüglich einer oder mehrerer Zielgrößen mindestens eine qualitativ hochwertige randomisiert-kontrollierte Studie durchgeführt. Evidenzgrad 5 erfüllt die schlechtesten wissenschaftlichen Kriterien. Im Folgenden werden überwiegend Therapieverfahren vorgestellt, für die mindestens ein Evidenzgrad von 3 vorliegt, d. h. es wurde eine Kontrollgruppe mit untersucht, die allerdings nicht randomisiert zugeordnet wurde, oder es wurde ein großer Effekt in mindestens einer qualitativ hochwertigen Prä-Post-Studie anhand einer größeren Stichprobe nachgewiesen.

Evidenzgrade beachten

Im Folgenden sind evidenzbasierte verhaltenstherapeutische sowie medikamentöse Verfahren genauer beschrieben. Übende und kreative Verfahren sind aktuell nicht ausreichend untersucht, um hier eine klare Bewertung vorzunehmen. Der zweite Teil „Therapie“ der AWMF-S3-Leitlinien zu Autismus-Spektrum-Störungen wird voraussichtlich 2018 publiziert (www.awmf.org) und wird alle bisher untersuchten Therapieverfahren bewerten. Weitere Informationen zu gut belegten Therapieverfahren sind auch in den Leitlinien des „National Institute of Clinical Excellence“ (NICE, 2013) aus Großbritannien enthalten, wobei hier allerdings nur randomisiert-kontrollierte Studie einflossen, also nur Studien mit dem Evidenzgrad 1 und 2.

1.8.1 Psychoedukative Elterntrainings

In der Förderung und Therapie ihrer Kinder sind die Eltern bzw. die Sorgeberechtigten neben dem Kind die wichtigsten Ansprechpartner der Therapeuten. Eltern müssen lernen, mit der Erkrankung des Kindes in einer fördernden Art und Weise umzugehen. Die Eltern können durch den geschulten Umgang mit den Verhaltensweisen des Kindes diese positiv beeinflussen und insbesondere auch die Umsetzung gelernter Therapieinhalte in den Alltag zentral unterstützen. Auf den weiteren Verlauf wirken sich die Akzeptanz der Diagnose, eine gute Eltern-Kind-Beziehung und eine kompetente Selbstwirksamkeit der Eltern positiv aus (Woodman et al., 2015). Es gibt zahlreiche verschiedene Ansätze, in denen Eltern in die Therapie des Kindes einbezogen werden (vgl. hierzu Kapitel 1.8.2). Insbesondere im Bereich der Frühförderung sind intensivere Elterntrainings entwickelt worden, in denen Eltern lernen, ihr Kind mit einer Autismus-Spektrum-Störung bezüglich spezifischer, unterschiedlicher Entwicklungsaspekte gezielt zu fördern. Diese spezifischen Elterntrainings sind in Kapitel 1.8.2 dargestellt. In diesem Kapitel werden kürzere und rein psychoedukative Elterntrainings vorgestellt. Diese beinhalten meist ausschließlich die Psychoedukation zum Thema Autismus-Spektrum-Störungen, den allgemeinen Umgang mit dem Krankheitsbild beim eigenen Kind sowie in der Familie und wesentliche, langfristige erzieherische Grundlagen oder legen den Schwerpunkt auf komorbide externalisierende Verhaltensweisen.

Gute Schulung der Eltern positiv für Symptomverlauf

Die Studienlage zu psychoedukativen Elterntrainings bei Autismus-Spektrum-Störungen ist derzeit noch eher begrenzt. Dennoch sind diese psychoedukativen Elterntrainings wichtig, um insbesondere Eltern von Kindern, die erst kürzlich die Diagnose einer Autismus-Spektrum-Störung erhalten haben, wegweisende Informationen über evidenzbasierte und wirksame Interventionen zu vermitteln, sie aber auch vor nicht wirksamen oder gar gefährlichen Methoden zu bewahren. In allen psychoedukativen Elterntrainings stellt deswegen die grundlegende Wissens-

Grundlegende Wissensvermittlung

vermittlung über Autismus-Spektrum-Störung und deren Behandlungsmöglichkeiten eine wichtige Basis dar.

Stressreduktion bei Müttern durch Problemlösetraining

Ein evidenzbasiertes kognitiv-behaviorales Problemlösetraining, das ursprünglich zur Behandlung einer depressiven Episode bei Erwachsenen entwickelt worden ist, wurde für Mütter angepasst, deren Kind kürzlich eine Autismus-Spektrum-Störung-Diagnose erhalten hatte (Feinberg et al., 2014). In sechs Einzelsitzungen à 30 Minuten wurden individuelle Problematiken nach einem strukturierten Verfahren bearbeitet (Zielsetzung, Brainstorming, Erarbeiten und Auswahl einer Lösung sowie Handlungsplanung). Die Wirksamkeit des Problemlösetrainings wurde in einer randomisiert-kontrollierten Studie untersucht und als Zusatztherapie der amerikanischen Standardversorgung (unter Ausschluss von elternbasierten Therapieverfahren) gegenübergestellt. Drei Monate nach Beendigung des Problemlösetrainings konnte aufseiten der Mütter eine signifikante Stressreduktion erzielt werden. Die klinisch relevante depressive Symptomatik konnte nicht signifikant reduziert werden.

Verbesserung kindlichen Problemverhaltens durch FAUT-E

Das Frankfurter Autismus-Elterntraining (FAUT-E; Schlitt, Berndt & Freitag, 2015) ist ein verhaltenstherapeutisch basiertes Gruppenelterntraining für Eltern von Kindern und Jugendlichen mit einer kürzlich diagnostizierten Autismus-Spektrum-Störung. In einer festen Teilnehmergruppe werden über acht wöchentliche und aufeinander aufbauenden Doppelstunden unterschiedliche Themenbereiche behandelt, die Wissen über das Krankheitsbild der Autismus-Spektrum-Störung vermitteln sowie zahlreiche Übungen für den fördernden Umgang mit dem eigenen Kind und zur Ressourcen-Aktivierung in der Familie enthalten. Das FAUT-E wird aktuell in einer Längsschnittstudie evaluiert. Bisherige Ergebnisse zeigen eine Verbesserung des kindlichen Problemverhaltens (Schlitt et al., 2015), weitere Resultate werden voraussichtlich Ende 2017 vorliegen. In Kapitel 3.2.3 wird dieses Elterntraining genauer vorgestellt.

FETASS

Das FETASS (Freiburger Elterntraining für Eltern von Kindern mit Autismus-Spektrum-Störungen; Brehm, Schill, Biscaldi & Fleischhaker, 2015) wurde für Elterngruppen entwickelt, deren Kinder (zwischen 5 und 12 Jahren) die Diagnosekriterien eines „hochfunktionalen" Autismus oder Asperger-Syndroms erfüllen. Die Erziehungsfertigkeiten der teilnehmenden Eltern sollen in acht Sitzungen à 90 Minuten geschult und verbessert werden (vgl. Kapitel 3.2.2). Bisher liegen noch keine Ergebnisse aus einer kontrollierten Studie vor.

Das in Australien entwickelte Stepping Stones Triple P („Positive Parenting Program") ist ein Training für Eltern mit behinderten Kindern (nicht spezifisch für Autismus-Spektrum-Störung) und basiert auf dem bereits gut evaluierten Standard-Triple-P-Programm (Sanders, Mazzucchelli & Studman, 2004). Über neun Wochen hinweg finden fünf zweistündige Gruppensitzungen, drei individuelle telefonische Einzelberatungen (je 20 Minuten) und eine Abschlusssitzung statt. Eine randomisiert-kontrollierte Studie aus Australien (Whittingham, Sofronoff, Sheffield & Sanders, 2009) konnte zeigen, dass sowohl direkt nach Abschluss des Elterntrainings als auch sechs Monate danach von den Eltern der Interventionsgruppe weniger Verhaltensprobleme der Kinder mit unterschiedlichen Behinderungen berichtet wurden als von den Eltern einer Wartelisten-Gruppe. Auch dysfunktionale Erziehungsstile und die angegebene Problembelastung konnten verringert werden. Vergleichbare Ergebnisse fanden sowohl Tellegen und Sanders (2013) in ihrer Metaanalyse als auch Sprenger et al. (2015) in der Anwendung speziell bei Kindern mit Autismus-Spektrum-Störung sowie Hampel et al. (2010) bei Kindern mit intellektueller Behinderung. Tellegen und Sanders (2014) untersuchten in einer randomisiert-kontrollierten Studie Eltern von zwei- bis neunjährigen Kindern mit einer Autismus-Spektrum-Störung-Diagnose, mit denen eine individualisierte und weniger intensive Version des Programms („Primary Care Stepping Stones Triple P", PCSSTP) durchgeführt wurde. In vier individuellen Sitzungen mit durchschnittlich 58 Minuten Dauer wurden dabei mit den Eltern je ein bis zwei Verhaltensprobleme des Kindes behandelt. Von den Eltern der Interventionsgruppe wurden im Vergleich zur Kontrollgruppe, die eine örtlich übliche Standardversorgung erhielt, signifikante Verbesserungen hinsichtlich der Verhaltensprobleme der Kinder, des Vertrauens in das Erziehungsverhalten und der Zufriedenheit in der Partnerschaft berichtet. Ebenso verringerten sich die dysfunktionalen Erziehungsstile, der elterliche Stress und die elterlichen Konflikte. Die Effekte konnten überwiegend auch in der Follow-up-Untersuchung nach sechs Monaten gefunden werden.

Verringerung der kindlichen Verhaltensprobleme bei Anwendung Stepping Stones Triple P

In Bezug auf behandlungsbedürftige externalisierende Verhaltensweisen wie Wutanfälle, aggressives oder selbstverletzendes Verhalten, die bei Kindern und Jugendlichen mit Autismus-Spektrum-Störungen häufig auftreten, untersuchten Aman et al. (2009) in einer randomisiert-kontrollierten klinischen Studie über 24 Wochen, ob die Kombination eines individuellen Elterntrainings mit durchschnittlich 11 Sitzungen zusammen mit einer Medikation des Kindes (Risperidon oder Aripiprazol) der alleinigen Gabe des Medikaments überlegen war. Die Ergebnisse lassen auf die Überlegenheit der Kombinationsbehandlung schließen. Die Kombinationsbehandlung zeigte positive Effekte in Form einer Abnahme des störenden Verhaltens der Kinder (zur Medikation siehe auch Kapitel 1.8.7). In der Studie konnte die Dosierung des Medikaments um 14 % verringert werden, wenn es kombiniert mit dem Elterntraining gegeben wurde.

Kombination Elterntraining und Medikation alleiniger Medikation überlegen

1.8.2 Interventionen im Kleinkind- und Vorschulalter

In den letzten Jahrzehnten wurden verschiedene Ansätze zur frühen Intervention bei Autismus-Spektrum-Störungen entwickelt. Diese unterscheiden sich sowohl hinsichtlich der zugrunde liegenden theoretischen

Fundierung, als auch hinsichtlich der empfohlenen Intensität. International sind einige Interventionen bereits manualisiert und auch hinsichtlich ihrer Effektivität untersucht worden. Die Studienqualität ist jedoch nicht immer ausreichend und meist erfolgte ein Vergleich mit der jeweils üblichen verfügbaren Förderung und nicht zwischen den einzelnen spezifischen Ansätzen (Rogers & Vismara, 2008). Des Weiteren sind Eigenschaften des Kindes oder der Familie, die einen Einfluss auf den Therapieerfolg haben, sowie die genauen Mechanismen der Wirksamkeit einzelner Therapieverfahren kaum untersucht. Aus diesem Grund kann hier nur ein allgemeiner Überblick gegeben werden. Es werden nur gut untersuchte Verfahren – auch bezüglich ihrer Umsetzbarkeit und Kosteneffektivität – dargestellt. Im deutschen Sprachraum sind bisher nur wenige Manuale zur autismusspezifischen Frühintervention publiziert worden, und es fehlen methodisch gute Studien zu den in Deutschland angewandten Frühinterventionsmethoden (Weinmann et al., 2009).

Methodisch gute Studien zur autismusspezifischen Frühintervention in Deutschland ausstehend

Intensive verhaltenstherapeutische Ansätze, basierend auf dem diskreten Lernformat

Diskretes Lernformat

Anfang der 1970er-Jahre wurde ein erstes systematisches Frühinterventionsprogramm für Kinder mit Autismus-Spektrum-Störung und/oder Intelligenzminderung entwickelt, in dem vornehmlich mit dem diskreten Lernformat und hoher Stundenanzahl von bis zu 40 Stunden/Woche (Std/Wo) über mindestens zwei Jahre gearbeitet wurde (Lovaas, 1981). Als diskretes Lernformat wird eine verhaltenstherapeutische Methodik bezeichnet, in der Lernziele in kleinstmögliche Einheiten zerlegt, durch gezielten Einsatz von Hilfestellungen und Verstärkung, kleinschrittig – meist abgegrenzt vom natürlichen Kontext – wiederholt geübt und dann sukzessiv wieder zu ganzen Lerneinheiten zusammengesetzt werden. Eine ausführliche Darstellung des diskreten Lernformats findet sich an anderer Stelle (Freitag, 2008, 2010; Teufel, Wilker, Valerian & Freitag, 2017). Die damals überwiegend in Tierversuchen untersuchten klassischen und operanten Konditionierungsmethoden wurden systematisch zur Förderung von Kindern mit Entwicklungsstörungen eingesetzt. Das Vorgehen wurde „angewandte Verhaltensanalyse" genannt (engl. „applied behavior analysis", Abk. „ABA"). Eine Metaanalyse (Reichow, Barton, Boyd & Hume, 2012), die eine randomisiert-kontrollierte Studie und vier nicht randomisierte klinische Kontrollstudien einschloss, konnte zeigen, dass bei einer Therapieintensität > 20 Std/Wo mittlere bis große Verbesserungen des IQ sowie kleine bis mittlere Verbesserungen der rezeptiven und expressiven Sprache nach ca. zwei Jahren Intervention erreicht wurde. Hinsichtlich der autismusspezifischen Symptomatik zeigte sich jedoch keine Verbesserung. Bezüglich der Therapiefrequenz zeigte eine naturalistische Studie aus Schweden, dass eine höhere (15 bis 40 Std/Wo über 1 bis 2 Jahre) oder niedrigere Intensität (< 15 Std/Wo über < 1 Jahr)

Bei > 20 Std/Wo Therapie Verbesserungen des IQs und der Sprache

der verhaltenstherapeutischen Intervention mittels diskretem Lernformat zu keinem Unterschied im 2-Jahres-Verlauf in von den Eltern beurteilten adaptiven Fertigkeiten führte. Hingegen waren höhere kognitive Fertigkeiten der Kinder zu Beginn der Förderung ausschlaggebend für den Therapieerfolg (Fernell et al., 2011).

Wirksamkeit nach Studie frequenzunabhängig

Entwicklungsorientierte naturalistische verhaltenstherapeutische Frühinterventionen

Natürliches Lernformat

Da das diskrete Lernformat vor allem bezüglich der autistischen Kernsymptomatik sowie der spontanen Sprache nicht zu ausreichenden Verbesserungen führte, sind in den letzten Jahren Programme im natürlichen Lernformat entwickelt worden, die aktuelle entwicklungspsychologische Erkenntnisse berücksichtigen. Die so entwickelten Übungen werden in einem natürlichen sozialen Kontext in Interaktion mit Erwachsenen und Gleichaltrigen umgesetzt. Diese neueren Ansätze werden unter der Bezeichnung „Naturalistic Developmental Behavioral Interventions" (NDBI; Schreibman et al., 2015) zusammengefasst, was im Deutschen mit „Entwicklungsorientierter naturalistischer verhaltenstherapeutischer Intervention" übersetzt werden kann. Diese Programme unterscheiden sich untereinander ebenfalls in Intensität und Dauer sowie den verwendeten Methoden.

Das Early Start Denver Modell (ESDM; Dawson et al., 2010) wurde anhand einer randomisiert-kontrollierten, zweijährigen Studie untersucht, in die Kinder im Alter zwischen 18 bis 30 Monaten zu Studienbeginn eingeschlossen wurden. In diesem Programm wird das diskrete Lernformat durch entwicklungsorientierte und beziehungsfördernde Methoden des natürlichen Lernformats ergänzt (siehe auch Kapitel 3.3.1). Nach zwei Jahren mit > 15 Std/Wo Intervention zeigte sich ein kleiner bis mittlerer Effekt auf den gemessenen IQ und ein mittlerer Effekt bezüglich rezeptiver und expressiver Sprache sowie Kommunikationsfähigkeiten im Vergleich zu > 15 Std/Wo eklektischer Einzel- und Gruppenintervention. Beide Therapiearme führten nicht zu einer Veränderung der autistischen Symptomatik gemessen anhand des ADOS-Schweregradwerts. Das Manual ist auf Deutsch verfügbar (Rogers, Dawson, Holzinger & Schatz, 2014), Studien zur Effektivität und Umsetzbarkeit im deutschen Kontext stehen bisher noch aus.

Durch ESDM Verbesserung der Sprache, des IQs und der Kommunikationsfähigkeiten

Am Autismus-Therapie- und Forschungszentrum des Universitätsklinikums Frankfurt wurde ein autismusspezifischer, entwicklungsorientierter und verhaltenstherapeutisch basierter Frühinterventionsansatz mit natürlichem Lernformat entwickelt, der ambulant mit zwei Stunden wöchentlich unter engem Einbezug der Eltern angeboten werden kann (A-FFIP; siehe auch Kap. 3.3.2). Das Manual wurde 2017 publiziert (Teufel et al., 2017). Studien zur Prä-Post-Entwicklung nach ein bis zwei Jah-

Durch A-FFIP Steigerung des Entwicklungsalters und der Sprachentwicklung sowie Reduktion autistischer Symptomatik

ren zeigten eine deutliche Steigerung des Entwicklungsalters und der Sprachentwicklung über die erwartete Lernkurve hinaus (Freitag, Feineis-Matthews, Valerian, Teufel & Wilker, 2012; Kitzerow et al., 2014). Vorläufige Ergebnisse mit einem Kontrollgruppendesign zeigten mittlere Effekte auf die autistische Symptomatik gemessen anhand des ADOS-Schweregradwertes (bisher unveröffentlichte Daten). Mehr Informationen zum Inhalt des Programms und einzelne Beispielübungen finden sich in Kapitel 2.3.3.

Umschriebene Programme zur gezielten frühen Förderung spezifischer Einschränkungen

Kurzinterventionen

Neben den o. g. umfassenden Ansätzen wurden auch Kurzinterventionen entwickelt, die zentrale Fertigkeiten üben, welche das soziale Lernen und die Sprachentwicklung fördern. Die Aussagekraft der Studien zu diesen Interventionen ist hoch, da sie anhand (mehrerer) randomisiert-kontrollierter Studien untersucht wurden. Bisher stehen die Manuale nicht auf Deutsch zur Verfügung, allerdings sind die beschriebenen Übungen als wesentliche Förderaspekte in A-FIPP (siehe oben) implementiert.

Durch JASPER mehr gemeinsame Aufmerksamkeit, Symbolspiel und expressive Sprache

JASPER („Joint Attention Symbolic Play Engagement and Regulation") fördert gezielt die gemeinsame Aufmerksamkeit („JA") und das symbolische Spiel („SP"). Zunächst wurden beide Interventionsarme über sechs Wochen mit therapeutenbasierter Anleitung à 30 Minuten täglich getrennt getestet (Kasari, Freeman & Paparella, 2006). Die zusätzliche JA-Intervention führte zu besserer gemeinsamer Aufmerksamkeit, die zusätzliche SP-Intervention zu mehr Symbolspiel, und beide Interventionen führten zu mehr spontan geäußerter expressiver Sprache als die übliche Intervention von ca. 30 Std/Wo „ABA" bei drei- bis vierjährigen Kindern mit einer Autismus-Spektrum-Störung (Kasari, Paparella, Freeman & Jahromi, 2008). Nachfolgende Studien legten beide Interventionen zusammen („JASPER"), schlossen jüngere Kinder ab dem Alter von 20 Monaten in die Studien ein und versuchten die Implementierung über den Kindergarten und die Eltern. Es zeigten sich Effekte auf die gemeinsame Aufmerksamkeit, allerdings nicht auf die Sprachentwicklung bei der Implementierung durch Eltern und Lehrer (Kasari, Gulsrud, Paparella, Hellemann & Berry, 2015; Lawton & Kasari, 2012). Offenbar sind die Effekte der Intervention auf die beschriebenen Bereiche durch Therapeuten, die direkt mit dem Kind arbeiten, besser, wobei dies bisher nicht im direkten Vergleich untersucht wurde.

Durch RIT mehr spontane Imitation und gemeinsame Aufmerksamkeit

Das reziproke Imitationstraining (RIT) wurde an 3 Std/Wo über 10 Wochen zusätzlich zu sonstigen Interventionen durchgeführt. Die eingeschlossenen 27 bis 47 Monate alten Kinder mit einer Autismus-Spektrum-Störung zeigten mehr spontane Imitation und gemeinsame Aufmerksamkeit direkt nach der Therapie als die Kontrollgruppe (Ingersoll, 2010, 2012).

Eltern-Kind-Trainings für die frühe Förderung im Kleinkind- und Vorschulalter

Viele Programme zur Frühintervention haben zum Ziel, die Eltern gezielt in der Interaktion mit ihren Kindern anzuleiten, um dadurch auch die kindlichen Entwicklungen positiv beeinflussen zu können. Eine Übersichtsarbeit zu Elterntrainings (Oono, Honey & McConachie, 2013), in die 17 randomisierte kontrollierte Studien eingeschlossen wurden, von denen 10 in Metaanalysen eingeschlossen werden konnten, zeigte keine Effekte auf zahlreiche Zielgrößen wie spontane Sprache, kindliches spontanes Interaktions- oder auch Problemverhalten oder elterlichen Stress. Ein großer Effekt wurde jedoch bezüglich elterlicher Synchronizität gefunden, und die nicht verblindeten Eltern berichteten über ein besseres Sprachverständnis bei den Kindern. Die Studienqualität war insgesamt niedrig, sodass basierend auf dieser Metaanalyse, die sehr unterschiedliche Ansätze und Methoden einschloss, keine Empfehlung für die Durchführung einer Frühintervention alleine durch Eltern ausgesprochen werden kann. Es sollte immer auch die direkte Therapie mit dem Kind durch ausgebildete Therapeuten im Rahmen der Frühförderung erfolgen. Die Förderung der elterlichen Synchronizität erleichtert allerdings die Interaktion von Eltern und Kind sowie die Durchführung von Übungen zu Hause.

Immer auch direkte Therapie mit Kind durch Therapeut bei Frühförderung

Das elternbasierte soziale Interaktionstraining ESI/SCERTS (Wetherby et al., 2014) ist ein hochfrequentes, individualisiertes Frühinterventionsprogramm für Kinder mit einer Autismus-Spektrum-Störung ab 16 Monaten. In einer Studie wurden die individualisierte (3 Std/Wo) und die gruppenbasierte Anleitung (1 Std/Wo) von Eltern über neun Monate miteinander verglichen. In der individualisierten Anleitung wurde auch mit dem Kind gearbeitet. Beide Behandlungsarme hatten zum Ziel, dass die Eltern > 25 Wochenstunden mit dem Kind zu Hause übten. Leider ist in dem Artikel nicht erwähnt, ob die Eltern dies auch umsetzen konnten. In beiden Gruppen verbesserten sich prä-post die sprachlichen Fertigkeiten und der Autismus-Schweregrad. Die individuelle Anleitung der Eltern war der Gruppenanleitung bezüglich der rezeptiven Sprachfertigkeiten sowie der Kommunikations- und Interaktionsfähigkeiten im Elternurteil überlegen.

Durch ESI/SCERTS Verbesserung der sprachlichen Fähigkeiten und des Autismus-Schweregrads

Ein Elterntraining zur Anbahnung sozialer Kommunikation bei Kindern mit Autismus-Spektrum-Störungen (Fröhlich, Noterdaeme, Jooss & Buschmann, 2013) ist das bisher einzige manualisierte autismusspezifische Eltern-Kind-Interaktionstrainingsprogramm in Deutschland (vgl. Kapitel 3.2.1). Eine kontrollierte Pilotstudie konnte im Prä-Post-Vergleich für drei- bis sechsjährige Kinder nach dem Training (neunmal 120 Minuten über 18 Wochen) einen großen Effekt bezüglich der Zunahme der kindinitiierten Kommunikationsversuche mit einem Elternteil zeigen (Gruber, Fröhlich & Noterdaeme, 2014).

Einziges manualisiertes Programm in Deutschland zeigt große Effekte bzgl. Kommunikationsversuche

1.8.3 Förderung von Kindern mit fehlender Sprache im Vor- und Grundschulalter

Manche Kinder zeigen eine deutlich verzögerte Sprachentwicklung, sodass sie auch im späten Vor- bzw. Grundschulalter trotz oft langjähriger, teilweise intensiver Förderung noch wenig expressive Sprache äußern. Bei diesen Kindern liegt überwiegend, allerdings nicht immer, auch eine intellektuelle Behinderung vor (nonverbaler IQ<70). Bis vor wenigen Jahren war oft die Aussage zu hören, dass Kinder mit Autismus-Spektrum-Störungen nicht mehr ausreichend sprechen lernen, wenn sie noch kaum oder wenig Sprache beherrschen und älter als fünf Jahre alt sind. Durch neuere Forschung hat sich diese Einschätzung verändert (Tager-Flusberg & Kasari, 2013). Jüngere Kinder ab dem Alter von zwei Jahren sprechen oft zu Therapiebeginn nicht, die meisten entwickeln aber im Rahmen der Förderung vor allem anhand des natürlichen Lernformats (siehe unten) eine gute expressive Sprache bis zum Schuleintritt. Diese Kinder werden auch „prä-verbal“ genannt, was sich auf den Zeitpunkt des Beginns der Therapie bezieht. „Nicht verbal“ werden Kinder ab dem Alter von fünf Jahren genannt, die weniger als fünf Wörter aktiv beherrschen. Diese Kinder stellen jedoch keine homogene Gruppe dar. Manche zeigen gute, manche schlechte rezeptive sprachliche Fertigkeiten. Eine Studie gab den Hinweis, dass die Gruppe der „nicht verbalen“ Kinder häufig auch mund- und feinmotorische Probleme zeigen (Gernsbacher, Sauer, Geye, Schweigert & Hill Goldsmith, 2008). Auch Kinder mit einer besonders niedrig ausgeprägten sozialen Motivation, die kaum ein Bedürfnis haben zu kommunizieren, sowie Kinder mit stark reduzierten Fertigkeiten, Aufmerksamkeit zu fokussieren, sind unter den Kindern, die nur langsam Sprache erlernen (Tager-Flusberg & Kasari, 2013).

Expressive Sprache bis Schuleintritt von meisten Kindern mit Förderung erlernbar

Es sind zahlreiche Therapiemethoden vorgeschlagen und diskutiert worden, um Kommunikation und Sprache bei nicht verbalen Kindern zu fördern. Leider sind nur sehr wenige randomisiert-kontrollierte Studien durchgeführt worden. Zu den häufig empfohlenen, alternativen Kommunikationsansätzen (Abkürzung: AAC, alternative augmentative communication) gibt es nur eine randomisiert-kontrollierte Studie zu „PECS“ (picture exchange communication system) bei Kindern ab dem Alter von 5 Jahren (Howlin, Gordon, Pasco, Wade & Charman, 2007). Im Rahmen des PECS Programms werden Bilderkarten zur Kommunikation eingesetzt. PECS liegt das diskrete Lernformat zugrunde, was bedeutet, dass das Benützen der Bilderkarten sehr kleinschrittig und aufeinander aufbauend geübt wird. Im Rahmen der oben genannten Studie wurde PECS im Klassenzimmer nach einem spezifischen Lehrertraining sowie Beratung im Klassenzimmer durchgeführt. Die Kinder benutzten die Bildkarten häufiger und kommunizierten auch mit den Bilderkarten während des Trainings vermehrt. Sie zeigten allerdings keine Verbesserung in ihrer spontanen expressiven Sprache. Die nonverbale Kommunikation mit Bil-

Durch Bilderkarten keine Verbesserung der expressiven Sprache

derkarten wurde nicht beibehalten, nachdem die Intervention beendet war. PECS beeinflusste die expressive Sprachentwicklung bei diesen Kindern nicht.

Basierend auf wirksamen Therapiemethoden zur Sprachförderung bei jüngeren Kindern mit Autismus-Spektrum-Störung wird deshalb aktuell versucht, wirksamere Interventionen zur Förderung der spontan initiierten expressiven Sprache bei Grundschulkindern zu entwickeln. Drei wichtige Therapieansätze sind hier zu nennen, die das sogenannte „natürliche Lernformat" anwenden. Zum natürlichen Lernformat gehört einmal die Therapie über Schlüsselreaktionen (PRT, „pivotal response treatment"), welche vor allem den Aufbau sozialer Motivation beim Kind zum Ziel hat sowie Affektregulation und nonverbale Vorläuferfähigkeiten von Sprache übt. In einer iranischen Studie wurde PRT mit dem diskreten Lernformat bei Grundschulkindern randomisiert-kontrolliert verglichen. PRT zeigte einen deutlich besseren Effekt auf die spontane soziale Kommunikation im Elternurteil im Vergleich zur Kontrollgruppe (Mohammadzaheri, Koegel, Rezaee & Rafiee, 2014). In einer anderen randomisiert-kontrollierten Studie aus den USA zeigte sich bei einer Kombination von „JASPER" (Joint Attention Symbolic Play Engagement and Regulation) und „EMT" (Enhanced Milieu Teaching) kombiniert mit einem gezielt und sehr kontrolliert eingesetzten Sprachcomputer die beste Zunahme an spontan gezeigter, kommunikativ eingesetzter expressiver Sprache in einer verblindeten standardisierten Verhaltensbeobachtung (Kasari et al., 2014). Zentrale Elemente dieser Therapie sind die Förderung von präverbaler Kommunikation, wie z. B. nonverbales Bitten um etwas („requesting"), deuten und zeigen, gemeinsame Aufmerksamkeit („joint attention"), gemeinsames Spiel mit dem Herstellen von Responsivität sowie Übungen, ein Ziel gemeinsam zu erreichen („joint engagement"), Modellieren und Prompting von funktioneller Sprache. Der Sprachcomputer (SGD, „speech generating device") wird zusätzlich im Sinne des Modellierens von funktioneller Sprache gezielt eingesetzt, um das verbale Prompting mit visuellem Prompting zu unterstützen. Dieses Prompting wird so schnell wie möglich wieder ausgeschlichen. In beiden Studienarmen (JASPER+EMT sowie JASPER+EMT+SGD) zeigten die Kinder nach einem halben Jahr eine deutliche Zunahme an spontan eingesetzter funktioneller Sprache, wobei JASPER+EMT+SGD etwas bessere Effekte aufwies. Zusammenfassend wird aus diesen Studien deutlich, dass die Arbeit an nonverbaler Kommunikation in Kombination mit sprachlichem und visuellem (SGD) Prompting im Rahmen einer motivierenden sozialen Interaktion die Entwicklung von expressiver Sprache am besten fördern kann.

Durch PRT gute Effekte auf spontane soziale Kommunikation

In Studie Kombination aus JASPER, EMT und SGD beste Ergebnisse bzgl. expressiver Sprache

1.8.4 Förderung von Kindern und Jugendlichen mit Intelligenzminderung

Eine komorbide Intelligenzminderung (IM) bei Autismus-Spektrum-Störung ist prognostisch ungünstig bezüglich der Langzeitentwicklung und Selbstständigkeit (vgl. Kapitel 1.5). Dies entspricht dem Verlauf bei Menschen mit IM ohne Autismus-Spektrum-Störung, da diese generell langsamer lernen als solche mit einer durchschnittlichen Intelligenz. Obwohl etwa 40 bis 50 % der Kinder mit Autismus komorbid eine IM aufweisen, wurden bisher kaum Studien zur spezifischen Förderung dieser Zielgruppe (IQ < 70) durchgeführt.

Wenig Studien zur Förderung bei komorbider IM

Für Kinder im Vorschulalter sind unter hochfrequenten verhaltenstherapeutischen Programmen bei einigen Kindern Verbesserungen der kognitiven Fertigkeiten zu beobachten (Dawson et al., 2010; Reichow, Barton et al., 2012), jedoch wurden in diese Studien nur wenige Kinder mit einer deutlichen Intelligenzminderung eingeschlossen. Zudem zeigte sich in einer kontrollierten Studie, dass auch nach intensiver Förderung und einer Steigerung des IQ-Wertes die Leistungen der meisten Kinder mit schwerer IM weiterhin im Bereich der schweren Beeinträchtigung lagen (Smith, Eikeseth, Klevstrand & Lovaas, 1997). Unklar ist zudem, inwieweit verbesserte Fertigkeiten in kognitiven Leistungstests tatsächlich den verbesserten kognitiven Fertigkeiten zugeschrieben werden können oder von anderen verbesserten Kompetenzen wie Kooperation, Konzentration oder erhöhter Motivation abhängen. Ebenso ist nicht untersucht, welchen Einfluss eine Steigerung des IQ-Wertes auf die Autismus-Symptomatik hat.

In einer kleinen kontrollierten Studie (Panerai et al., 2009) wurden zwei Gruppen von Grundschulkindern im Alter von acht bis neun Jahren mit einer Autismus-Spektrum-Störung und einer starken Intelligenzminderung (Entwicklungsalter 20 bis 23 Monate) über drei Jahre entweder in einem Kinderheim mit einem ganztägigen TEACCH Förderprogramm (N = 13) oder mit einem TEACCH Programm im natürlichen Alltag durch Training der Eltern und inklusiver Beschulung (N = 11) gefördert. Der *TEACCH-Ansatz* (Treatment and Education of Autistic and related Communication handicapped Children) ist ein pädagogisch-therapeutischer Ansatz, dessen zentraler methodischer Aspekt auf der Strukturierung und Visualisierung des Alltags liegt (siehe auch Kapitel 1.8.6). Die Entwicklungsfortschritte wurden mit einer Kontrollgruppe (N = 10) verglichen, die keine autismusspezifische Förderung erhielt. Gruppenunterschiede waren zugunsten beider TEACCH Gruppen im PEP-R („Psychoeducational Profile – revised") in den Bereichen kognitive Leistung und Entwicklungsalter nachweisbar. In den VABS („Vineland Adaptive Behaviour Scales") zeigten sich diese Gruppenvorteile auf den Skalen Sozialisation (Gesamtwert) und Interpersonale Beziehungen sowie beim maladaptiven Verhalten. In einigen Entwicklungsbereichen war der natürlichere TEACCH-Ansatz sowohl der Kontrollgruppe als auch der

TEACCH-Heimgruppe überlegen. Dies spiegelte sich im PEP-R Gesamtwert sowie im Bereich Imitation wider. In den VABS war diese vorteilhaftere Entwicklung im Gesamtwert sowie bei den Alltagskompetenzen und der Unterskala persönliche alltägliche Fertigkeiten messbar.

Probst und Leppert (2008) haben die Anwendbarkeit des TEACCH-Ansatzes in einer deutschen Schule für geistig Behinderte bei zehnjährigen Kindern mit schwerer Intelligenzminderung anhand einer kleinen Stichprobe (N = 10) prä-post untersucht. Hier zeigten sich in einem Fragebogen im Lehrerurteil mittlere Effektstärken hinsichtlich einer Verbesserung der kindlichen Symptome, insbesondere im Bereich Regelakzeptanz, als auch eine Reduktion des Stresslevels der Lehrer mit mittlerem Effekt.

Zum Einsatz von TEACCH bei Autismus-Spektrum-Störungen und IM im Jugendalter stehen methodisch gute Studien noch aus. Zudem wurde in den meisten Studien zu TEACCH nicht der Effekt der Intervention auf die Autismus-Symptomatik untersucht. Studien mit geringerer methodischer Qualität weisen darauf hin, dass der Einsatz von Strukturierungs- und Visualisierungshilfen altersübergreifend insbesondere auf maladaptive Verhaltensweisen bei Autismus-Spektrum-Störungen positive Auswirkungen hat (Virues-Ortega, Julio & Pastor-Barriuso, 2013).

Strukturierungs- und Visualisierungshilfen

Bei Kindern mit einer Autismus-Spektrum-Störung und IM treten gehäuft komorbide Verhaltensstörungen wie fremdaggressives und autoaggressives Verhalten sowie vermehrt auch körperliche Erkrankungen (wie z. B. Epilepsie) auf. Die medikamentöse Behandlung dieser Begleitsymptome führt gerade auch bei Kindern mit einer Autismus-Spektrum-Störung und IM zu einer Verbesserung dieser komorbiden Symptomatik. In einer randomisiert-kontrollierten Studie zur Kombination von Elterntraining und Risperidon bei 4- bis 13-jährigen Kindern mit einer Autismus-Spektrum-Störung und expansiven Verhaltensweisen (N = 124) konnte ein mittlerer Effekt für die Verbesserung von Irritabilität und Hyperaktivität in der ABC („Aberrant Behavior Checklist“) gezeigt werden. Die benötigte Enddosis des Risperidon konnte ebenfalls reduziert werden im Vergleich zu alleiniger Medikation ohne zusätzliches Elterntraining. In diese Studie waren auch 53 Kinder mit einem IQ < 70 eingeschlossen, und es zeigte sich kein Gruppenunterschied im Interventionseffekt für Kinder mit oder ohne IM (Aman et al., 2009).

Wirksamkeit medikamentöser Behandlung

Es ist davon auszugehen, dass Kinder und Jugendliche mit einer Autismus-Spektrum-Störung und IM auch von sozialen Kompetenztrainings und Gruppentherapien profitieren, wenn diese an das individuelle Leistungsniveau angepasst werden, weniger kognitiv und mehr am direkten Verhalten mit positiven Interaktionserfahrungen gearbeitet wird. Studien hierzu stehen jedoch noch aus. Ebenso sind psychoedukative Elterntrainings auch bei Kindern mit IM und Autismus-Spektrum-Störungen förderlich (vgl. hierzu Kap. 1.8.1).

1.8.5 Autismusspezifische Gruppentherapie zur Förderung sozialer Kompetenzen

Bereits seit den ersten Beschreibungen autistischer Kinder werden Schwierigkeiten in der sozialen Interaktion als eine der Hauptbeeinträchtigungen benannt. Insbesondere bei Kindern und Jugendlichen mit mindestens durchschnittlichem IQ können autismusspezifische soziale Kompetenztrainings gut eingesetzt werden. Sie haben zum Ziel, die soziale Interaktion und Kommunikation zu verbessern, damit die Kinder und Jugendlichen im Alltag in der Schule oder auch am Übergang zu einer Ausbildung diesbezüglich besser zurechtkommen. Der Begriff „soziale Kompetenzen" wird oftmals uneinheitlich verwendet. Bei autistischen Kindern und Jugendlichen ist damit vor allem gemeint, spezifische verbale und nonverbale Verhaltensweisen einzusetzen, die zu einer gelungenen sozialen Interaktion führen können, z. B. das Gegenüber anschauen, Gefühlsausdrücke einordnen können, Gespräche initiieren, im Gespräch Nachfragen stellen, soziale Bestätigungen registrieren und zurückgeben können (Rao, Beidel & Murray, 2008). Soziale Kompetenzen sollen Menschen mit Autismus-Spektrum-Störung dementsprechend befähigen, sozial (re-)aktiver und damit wirkungsvoller mit ihrer Umwelt umzugehen.

Autismusspezifische soziale Kompetenztrainings

In den letzten Jahren wurden etliche randomisiert-kontrollierte Studien (RCT) zur Evaluation autismusspezifischer sozialer Kompetenzgruppen bei Kindern und Jugendlichen mit hochfunktionalen Autismus-Spektrum-Störungen publiziert (vgl. Kapitel 3.4). In einer Metaanalyse (Reichow, Steiner & Volkmar, 2012) wurden fünf RCTs mit insgesamt 196 Patienten mit einer Autismus-Spektrum-Störung im Alter von 7 bis 12 Jahren analysiert. Es zeigten sich mittlere Effekte der Therapiegruppen im Vergleich zu den Kontrollgruppen hinsichtlich der durch die Eltern beurteilten sozialen Kompetenz (Effektstärke [ES] = .47; Konfidenzintervall = .16 bis .78). Keine Verbesserung zeigte sich in der Emotionserkennung und der sozialen Kommunikation (ES = .05). Eine Reduktion der Einsamkeit (ES = –.66) als Steigerung der Lebensqualität konnte erzielt werden, dies hatte jedoch keine Auswirkungen auf kindliche oder elterliche Depression. Unerwünschte Ereignisse als negative Konsequenzen der Gruppentherapien wurden keine berichtet.

Mittlere Effekte auf soziale Fertigkeiten

In weiteren randomisiert-kontrollierten Studien zeigte sich, dass durch die Kombination aus Gruppentherapie und Elterntraining etwas bessere Ergebnisse erzielt werden konnten als ohne begleitendes Elterntraining (z. B. Frankel et al., 2010; Freitag et al., 2016).

In Kombination mit Elterntraining effektiver

Da Kinder und Jugendliche mit einer hochfunktionalen Autismus-Spektrum-Störung einem erhöhten Risiko der Entwicklung komorbider Angststörungen ausgesetzt sind, wurden auch kognitiv-verhaltenstherapeutische Gruppentherapien zur Reduktion der Angstsymptomatik evaluiert. Dabei zeigte sich in einigen RCTs, dass eine deutliche Verbesserung des Angst-Schweregrades mit guten Effektstärken (d = .71) erzielt

Gruppentherapien zur Reduktion der Angstsymptomatik

werden konnte (Reaven, Blakeley-Smith, Culhane-Shelburne & Hepburn, 2012), während in anderen RCT zwar eine Reduktion, jedoch keine signifikanten Gruppenunterschiede hinsichtlich der Angstsymptomatik gefunden wurden (White et al., 2013).

Durch SOSTA-FRA Steigerung der sozialen Reaktivität

Auch in deutschsprachigen Ländern gibt es Bemühungen, autismusspezifische soziale Kompetenztrainings zu entwickeln und zu evaluieren. In der aktuell weltweit größten randomisiert-kontrollierten multizentrischen Studie wurde das Therapiekonzept SOSTA-FRA (*SO*cial *S*kills *T*raining for children and adolescents with high-functioning *A*utism Spectrum Disorders; Cholemkery & Freitag, 2014) über mehrere Jahre hinweg evaluiert (Freitag et al., 2013; Freitag et al., 2016; Freitag, Cholemkery & Elsuni, 2014). Es wurden 228 Patienten im Alter von 8 bis 19 Jahren in die Studie eingeschlossen. In der Interventionsgruppe zeigte sich eine signifikante Steigerung der sozialen Reaktivität im Elternurteil im Vergleich mit einer Wartekontrollgruppe (ES = .35), welche auch in einer Folgemessung nach drei Monaten stabil blieb (ES = .34). Kinder und Jugendliche mit schwerer Beeinträchtigung der sozialen Reaktivität und höherem IQ profitierten besonders gut von diesem Training. Es wird in Kapitel 3.4.2 detaillierter vorgestellt.

1.8.6 Weitere Förderansätze

Strukturierungs- und Visualisierungshilfen

TEACCH-Ansatz

Der *TEACCH-Ansatz* (Treatment and Education of Autistic and Communication Handcapped Children) ist ein pädagogisch-therapeutischer Ansatz, der zur Unterstützung des Lernens und zur selbstständigen Bewältigung des Alltags von einem staatlichen Förderprogramm in North Carolina entwickelt wurde (Häußler, 2012). Einen zentralen methodischen Aspekt stellt die Strukturierung und Visualisierung im Alltag dar.

In einer kleinen Pilotstudie mit jungen Vorschulkindern wurden die Effekte eines kurzen (12 Sitzungen à 1,5 Std/Wo) Elterntrainingsprogramms nach dem TEACCH-Ansatz untersucht (Welterlin, Turner-Brown, Harris, Mesibov & Delmolino, 2012). Zwanzig Eltern von zwei- bis dreijährigen Kindern mit einer Autismus-Spektrum-Störung wurden randomisiert der Interventionsgruppe oder einer Wartegruppe zugeteilt. Eltern in der Interventionsgruppe wurde in mehreren Sitzungen gezeigt, wie sie ihren Kindern durch ein angemessenes, strukturiertes (Arbeits-)Umfeld und angemessene direkte, kurze Unterstützung („prompting") kognitive, motorische und sprachliche Fertigkeiten vermitteln können. Im Gruppenvergleich zeigten sich keine Interventionseffekte auf die untersuchten Zielgrößen (kognitive und sprachliche Entwicklung, unabhängiges bzw. adaptives Verhalten und elterliches Stresserleben). Die Ergebnisse einer anderen, kleinen kontrollierten Studie (Panerai et al., 2009) bei Grundschulkindern im Alter von acht bis neun Jahren mit Autismus-Spektrum-Störung und einer deutlichen Intelligenzminderung sind in Kapitel 1.8.4 dargestellt.

Bisher wurden nur wenige hochwertige Studien zu TEACCH durchgeführt und der Einfluss auf den Autismus-Schweregrad wurde nur selten untersucht. Aufgrund der aktuellen Studienlage kann nicht davon ausgegangen werden, dass TEACCH als eigenständiges Programm umfassende Entwicklungsfortschritte bei Autismus-Spektrum-Störung erbringt. Dennoch erweist sich insbesondere der Einsatz visueller Strukturierungshilfen auch in anderen autismusspezifischen Programmen in der Praxis als unterstützend und hilfreich (siehe auch Kapitel 2.3.3 und 2.3.4 sowie M03 und M04 in Kapitel 4). Ob der gezielte Einsatz von Visualisierungshilfen mehr Verbesserungen erbringt, wenn diese Methode zusätzlich zu anderen Förderprogrammen eingesetzt wird, ist bisher jedoch nicht wissenschaftlich untersucht worden.

Einsatz von visuellen Strukturierungshilfen bei anderen Programmen

Zusätzliche und häufig genutzte Förderungen

Integrationshilfe

Im Rahmen der Integration stehen Kindern und Jugendlichen mit Autismus-Spektrum-Störung Integrationsmaßnahmen und Hilfen in Kindergarten, Schule und am Arbeitsplatz zu. Leider gibt es aktuell weder zum Einsatz von Integrationshelfern noch bezüglich sonderpädagogischer Beratung bzw. den eingesetzten Methoden empirische Studien. International sind zu Maßnahmen der beruflichen Förderung schon randomisiert-kontrollierte Studien durchgeführt worden, die einen deutlichen Anstieg der beruflichen Integration bei adäquatem Coaching der Arbeitgeber und Arbeitnehmer sowie der Vermittlung von berufsbezogenen sozial-interaktiven Fertigkeiten zeigten (Howlin, Alcock & Burkin, 2005; Wehman et al., 2016). In Deutschland stehen solche Studie leider noch aus.

Logopädie

Ein Großteil der Kinder mit Autismus-Spektrum-Störung, insbesondere im Vorschulalter, erhalten in Deutschland *Logopädie-Therapie* (Salomone et al., 2016). Bisher liegen keine methodisch guten und vergleichenden Studien zu möglichen Therapieeffekten hinsichtlich der Autismus-Symptomatik vor. Nur unter Berücksichtigung autismusspezifischer Besonderheiten kann Logopädie bei Kindern mit einer Autismus-Spektrum-Störung und Sprachauffälligkeiten ergänzend zu autismusspezifischen Interventionen genutzt werden (Snippe, 2013). Zur Förderung von Sprache siehe auch Kapitel 1.8.3 und Kapitel 2.3.3.

Ergotherapie

Viele Kinder mit Autismus-Spektrum-Störung erhalten in Deutschland aufgrund von motorischen und sensorischen Schwierigkeiten ebenfalls regelmäßig *Ergotherapie* (Salomone et al., 2016). Bisher sind auch hier keine hochwertigen Studien zum Einfluss auf die autismusspezifische Entwicklung durchgeführt worden. Auch die Datenlage hinsichtlich *Kunsttherapie* und *Reittherapie* ist bisher leider unzureichend.

Musiktherapie

Effekte durch Musiktherapie bei zwei- bis neunjährigen Kindern mit Autismus-Spektrum-Störung wurden im Rahmen einer qualitativ allerdings nicht ausreichenden Metaanalyse zusammengefasst (Geretsegger, Elefant, Mossler & Gold, 2014). Es wurden 10 Studien mit einer Gesamtzahl an Probanden von N = 165 eingeschlossen. Die Stichprobengröße der einzelnen Studien war meist sehr gering (< 10), nur vier Studien schlossen > 20 Personen ein. Außerdem wurde ein sogenanntes Crossover-Design in vielen Studien verwendet, was methodisch als kritisch zu werten ist, da dies keiner echten Kontrollbedingung entspricht und in der Regel die Zielgrößen nicht verblindet, sondern durch den jeweiligen Therapeuten erhoben werden. In den eingeschlossenen Studien wurde die Musiktherapie in unterschiedlichem Setting (Einzel- oder Familientherapie), mit sehr unterschiedlicher Therapiefrequenz sowie sehr unterschiedlichen theoretischen und praktischen Ansätzen durchgeführt. In den meisten Studien war die Musiktherapie hochstrukturiert und mit zahlreichen verhaltenstherapeutischen Elementen versehen, sodass die Kinder mit einer Autismus-Spektrum-Störung über Liedersingen z. B. Wörter lernten. In anderen Studien wurde die soziale Interaktion mit dem Therapeuten auch über freie Improvisation geübt. Nur eine Studie verwendete ein Therapiemanual. Aus diesem Grund zeigte sich auch eine starke Heterogenität der Ergebnisse. Generell verbesserte sich die soziale Interaktion und Kommunikation innerhalb des therapeutischen Settings nach Angabe der Autoren, eine Generalisierung der Fähigkeiten außerhalb des Therapiekontexts fand jedoch kaum statt. Musiktherapie kann deshalb in dieser Allgemeinheit aktuell ebenfalls nicht als evidenzbasiert gelten; vielmehr müssen in Zukunft – wie dies auch bei anderen Therapieverfahren erfolgt ist – manualisierte Therapieansätze in einem definierten Setting mit einer definierten Therapiefrequenz in ausreichend großen, randomisiert-kontrollierten Studien untersucht werden.

1.8.7 Pharmakotherapie

Gute Wirksamkeit bei Zielsymptomatik

Indizierte Pharmakotherapie ist ein wesentlicher Bestandteil der Therapie von Autismus-Spektrum-Störungen. Sie ist für die u. g. Zielsymptomatik wissenschaftlich deutlich besser untersucht und belegt als die meisten psychotherapeutischen und übenden Ansätze (Freitag & Jarczok, 2016). Deshalb sollte frühzeitig, in der Regel ab dem Vorschulalter, an ergänzende, zielsymptomorientierte Pharmakotherapie gedacht werden, wenn die Symptome unter einer lege artis durchgeführten verhaltenstherapeutisch basierten (Früh-)Intervention persistieren. Pharmakotherapie kann allerdings bisher die autismustypischen sozialen Interaktions- und Kommunikationsprobleme sowie die kognitiven Fertigkeiten nicht verbessern, sondern wurde vor allem in ihrer Wirkung auf stereotypes Verhalten und auf komorbid auftretende Verhaltensprobleme untersucht. Pharmakotherapie sollte zusammen mit evidenzbasierten Psychotherapieverfahren eingesetzt werden, wenn diese für die entsprechende Zielsymptomatik vorliegen. Dies trifft vor allem auf oppositionelles, aggressives und stereotypes Verhalten zu, bei dem eine Kombination von verhaltenstherapeutisch basiertem Elterntraining und Risperidon oder Aripiprazol einen besseren Effekt als die medikamentöse Monotherapie zeigte (Aman et al., 2009). Eine ausführliche Darstellung evidenzbasierter Pharmakotherapie unter Nennung aller bisher existierenden randomisiert-kontrollierten Studien oder Metaanalysen einschließlich Dosierung und Alter der Patienten, die in die Studien eingeschlossen waren, findet sich in Freitag und Jarczok (2016).

Kombination Elterntraining und Medikation effektiver als Monotherapie

Risperidon und Aripiprazol

Zielsymptomatik stereotypes, rigides und repetitives Verhalten. Hier sind die beiden Medikamente Risperidon und Aripiprazol gut wirksam. Selektive Serotonin-Wiederaufnahmehemmer (SSRI) hingegen sind nicht wirksam (Freitag & Jarczok, 2016).

Zielsymptomatik Hyperaktivität, Aufmerksamkeitsprobleme sowie komorbide Diagnose einer Aktivitäts- und Aufmerksamkeitsstörung (ADHS, F90.0/F98.8). Die meisten für ADHS zugelassenen Medikamente sind auch bei Autismus-Spektrum-Störungen gut wirksam. Randomisiert-kontrollierte Studien mit Kindern mit einer Autismus-Spektrum-Störung sind zu Methylphenidat, Atomoxetin sowie Guanfacin durchgeführt worden und zeigen einen mittleren bis großen Effekt auf die Ausprägung der hyperaktiven, weniger der unaufmerksamen Symptomatik. Guanfacin ist seit 2016 in Deutschland neu zugelassen und hatte gute Effekte auf komorbide ADHS-Symptomatik bei Autismus-Spektrum-Störungen (Scahill et al., 2015). Zusätzlich bewirken auch Risperidon und Aripiprazol eine Reduktion hyperaktiver Symptomatik, wobei diese Neuroleptika in der Regel dann gegeben werden, wenn eine komorbide Intelligenzminderung oder stark ausgeprägtes stereotypes Verhalten und Reizbarkeit bzw. aggressives Verhalten zusätzlich vorliegen (Freitag & Jarczok, 2016).

Methylphenidat, Atomoxetin und Guanfacin

Risperidon, Aripiprazol und Dipiperon

Zielsymptomatik aggressives Verhalten und Reizbarkeit/Impulsivität. Hier zeigen Risperidon sowie Aripiprazol die besten Wirkungen (Freitag & Jarczok, 2016). Evidenz, basierend auf klinischer Erfahrung, besteht auch für Dipiperon, allerdings liegen dazu keine Studien vor.

Melatonin

Zielsymptomatik Schlafstörungen. Melatonin zeigt einen ausgezeichneten Effekt bei Ein- und Durchschlafstörungen bei Kindern und Jugendlichen mit einer Autismus-Spektrum-Störung, was durch zahlreiche randomisiert-kontrollierte Studien und eine Metaanalyse belegt ist (Freitag & Jarczok, 2016).

Andere komorbide psychische Störungen. Für die medikamentöse Behandlung weiterer, schwerer komorbider Störungen, wie z. B. Tic-Störungen, Zwangserkrankung, schwerer Angst- und depressiver Störungen, liegen bisher überwiegend nur Fallberichte und klinische Erfahrungen vor. In der Regel wird analog zu den entsprechenden S2-/S3-Leitlinien für die entsprechende Störung bei Kindern und Jugendlichen ohne Autismus-Spektrum-Störung das entsprechend wirksame Antidepressivum (SSRI, Mirtazapin) sowie bei komorbider Zwangsstörung eine Kombination von SSRI und Risperidon eingesetzt (Freitag & Jarczok, 2016). Tic-Störungen können mit unterschiedlichen Neuroleptika (Tiaprid, Risperidon, Aripiprazol) sowie Clonidin oder Guanfacin effektiv behandelt werden (Hollis et al., 2016).

Komorbide somatische und neurologische Erkrankungen, wie z. B. Epilepsie, müssen natürlich ebenfalls erkannt und evidenzbasiert medikamentös behandelt werden.

Aktuell diskutierte Medikamente mit unklarer Studienlage

Oxytocin-Nasenspray

Es wurde immer wieder angenommen, dass Oxytocin-Nasenspray zur Verbesserung der sozialen Interaktion bei Autismus-Spektrum-Störungen eingesetzt werden kann. Die Studienlage ist hier aber nicht eindeutig. Es sind überwiegend Studien zum Einfluss auf bestimmte sozialkognitive Parameter sowie die assoziierte neuronale Aktivierung durchgeführt worden. Randomisiert-kontrollierte Studien, die alltagsrelevante Zielgrößen, wie z. B. die Interaktion mit Gleichaltrigen, untersuchten, zeigten bei männlichen Kindern und Jugendlichen mit einer Autismus-Spektrum-Störung keinen Effekt auf soziale Interaktion und weitere relevante Zielgrößen im Eltern- und Lehrerurteil sowie in der direkten Verhaltensbeobachtung (Dadds et al., 2014; Guastella et al., 2015).

Glutamaterge Substanzen

Da das glutamaterge System in manchen Subformen von Autismus-Spektrum-Störungen eine Rolle spielt, wurden zahlreiche glutamaterge Substanzen (Memantin, Amantadin, D-Cycloserin) in einzelnen Studien untersucht. Gelegentlich zeigten diese Substanzen einen Effekt auf die soziale Interaktion in kleineren randomisiert-kontrollierten Studien. Groß angelegte Phase-III-Studien stehen noch aus, bevor hier eine klare Empfehlung gegeben werden kann (Freitag & Jarczok, 2016).

Vitamine und Nahrungsergänzungsmittel sind ebenfalls nicht ausreichend untersucht. Die Qualität bisheriger Studien war schlecht und es zeigten sich bisher keine klaren Effekte (Freitag & Jarczok, 2016).

Nicht wirksame Medikamente

Zahlreiche Medikamente und Vitamine sind anhand randomisiert-kontrollierter Studien klar als unwirksam belegt worden (Freitag & Jarczok, 2016). Fluoxetin, Citalopram und Clomipramin sind nicht wirksam bezüglich der Reduktion stereotypen, restriktiven und rigiden Verhaltens. Die Antiepileptika Lamotrigin und Levetiracetam sind ebenfalls nicht wirksam bezüglich zahlreicher relevanter Zielsymptome. Sekretin bewirkte keine positive Veränderung zahlreicher Zielgrößen und -symptome. Olanzapin und Quetiapin sind Risperidon und Aripiprazol deutlich bezüglich der Verbesserung von stereotypen, aggressiven und hyperaktiven Verhaltensweisen unterlegen.

1.8.8 Unwirksame oder schädliche Therapieangebote

Es ist verständlich, dass sich Eltern autistischer Kinder auch über alternative Therapiemethoden informieren. Der kommerzielle alternative Markt zur „Heilung" von Autismus-Spektrum-Störungen wächst unermüdlich. Leider sind praktisch alle Angebote, welche eine vollständige Heilung versprechen und meist mit sehr hohen Kosten verbunden sind, als unwirksam oder sogar schädlich zu bezeichnen.

Schädliche Therapieangebote

Von folgenden Maßnahmen wird nachdrücklich abgeraten: *Mineral Miracle Supplement* (*MMS*), welches nachweißlich den Darm schädigt (Bundesinstitut für Risikobewertung, 2012). Die *Festhaltetherapie* ist aus ethischer und moralischer Sicht nicht anzuwenden (Mercer, 2014). Für die *gestützte Kommunikation* (*Facilitated Communication, FC*), bei welcher der Arm des Kommunizierenden dauerhaft geführt wird, konnte eindeutig gezeigt werden, dass keinerlei selbstständige oder generalisierte Kommunikation unabhängig vom Stützer erbracht werden kann (Schlosser et al., 2014). *Sekretintherapie*, *Sauerstoff- und Überdrucktherapien* sind ebenfalls als nicht wirksam sowie schädlich einzustufen (Whitehouse, 2013).

Unwirksame Therapieangebote

Für den Einsatz von *Nahrungsergänzungsmitteln* wie bspw. Algenpräparate, Vitamine oder spezielle *Lebensmitteldiäten* konnten Studien bisher keine autismusspezifischen Effekte nachweisen. Ebenso besteht für folgende Maßnahmen bisher keine wissenschaftliche Evidenz: *Massagetherapie*, *Akupunktur* und *Chiropraktik* (Kim, Lee, Choi & Ernst, 2014) sowie *Delfintherapie*. Auch *Prismengläser* oder *Spezialbrillen*, *auditorisches Integrationstraining* oder andere Methoden zur *„sensorischen Integration"* können aktuell aufgrund mangelnder Evidenz nicht zur autismusspezifischen Förderung empfohlen werden. Ebenso sind psychoanalytische und tiefenpsychologisch ausgerichtete Therapien nicht hilfreich und manchmal sogar schädlich, da sie keine der notwendig zu erlernenden Fertigkeiten üben, sondern die Selbstbezogenheit, die für Autismus-Spektrum-Störungen typisch ist, und die oft vorhandene Fremdattribuierung noch verstärken können (Freitag, 2008; Kamp-Becker & Bölte, 2011).

Generell sind therapeutische Ansätze, welche mit hohen Kosten verbunden sind und mit denen eine vollständige Heilung versprochen wird, als zweifelhaft zu bewerten.

2 Leitlinien

Im folgenden Kapitel sind die Leitlinien des diagnostischen Prozesses (L1 bis L9) und der Therapie (L10 bis L17) bei Autismus-Spektrum-Störungen aufgeführt, orientiert am aktuellen Forschungsstand und der klinischen Erfahrung.

2.1 Leitlinien zu (Früh-)Symptomen, Screening und Diagnostik

2.1.1 (Früh-)Symptome und Screening

L1 | Leitlinie 1: (Früh)Symptome und Screening

- Entwicklungsauffälligkeiten im Alter < 12 Monate sind in der Regel unspezifisch. Sollten diese Auffälligkeiten länger andauern und die Eltern sich über längere Zeit Sorgen machen, ist eine wiederholte Vorstellung im Alter bis ca. 18 Monate anzuraten.
- Wenn mehrere klare Hinweissymptome vorliegen (vgl. Tabelle 1), dann kann das Kind ab dem Alter von ca. 18 bis 20 Monaten direkt zur Diagnostik an eine entsprechende Fachstelle verwiesen werden. Bestehen unklare Symptome, sollte nochmals genau nach Dauer und Persistenz gefragt werden, ggf. nach ein paar Monaten eine neue Beurteilung vorgenommen und/oder ggf. ein Screening-Instrument eingesetzt werden, wobei für das Säuglings- und Kleinkindalter aktuell kein valides Screening-Instrument existiert.
- Screening-Untersuchungen sollten nur von Fachkräften des Gesundheitswesens durchgeführt werden, die über Kenntnisse und Fertigkeiten im Bereich psychischer und Entwicklungsstörungen sowie der verwendeten Screening-Instrumente und deren Auswertung und Interpretation verfügen.
- Passende Screening-Instrumente müssen immer entsprechend der Fragestellung und der Charakteristik (Alter, kognitives Niveau) des Patienten gewählt werden und die Wahl des Cut-Offs sollte entsprechend der jeweiligen Fragestellung, insbesondere im Hinblick zur Abgrenzung anderer klinischer Störungsbilder erfolgen.
- Bei einem deutlichen klinischen Verdacht sowie Stabilität der Symptomatik über mehrere Monate sollte auch bei einem negativen Screening-Ergebnis ein Diagnostik-Verfahren eingeleitet werden. Ein positives Screening-Ergebnis alleine ohne klinischen Verdacht auf eine Autismus-Spektrum-Störung sollte hingegen nicht zu einem Diagnostikprozess führen.
- Bei Erhärtung des Verdachts sollte die Person an eine auf Autismus-Spektrum-Störung spezialisierte Stelle überwiesen werden, in der eine vollständige Diagnostik und Differenzialdiagnostik gewährleistet werden kann.

Typische Symptome im Vorschul- und Schulalter entsprechen den Klassifikationen und Verhaltensbeispielen der ICD-10 (vgl. Tabelle 1). Einige spezifische Symptome haben sich für bestimmte Altersbereiche als prognostisch ausreichend valide erwiesen (vgl. Tabelle 1). Bei Vorliegen dieser Symptome sollte entweder direkt eine Diagnostik eingeleitet werden

Auf positives Screening folgt Diagnostik

oder ein passendes Screening-Instrument gewählt werden. Bei positivem Screening sollte umgehend eine Diagnostik eingeleitet werden, bei negativem Screening, aber starkem klinischen Verdacht sollte bei längerer Persistenz der Symptome >3 bis 6 Monate ebenfalls eine ausführliche diagnostische Erhebung durchgeführt werden. Ansonsten sollte eine Wiedervorstellung nach drei Monaten erfolgen, um die Stabilität der Symptome zu beurteilen, ein erneutes Screening durchzuführen und dann ggf. eine ausführliche Diagnostik bei einer entsprechend spezialisierten Stelle einzuleiten.

Tabelle 1: Wegweisende (Früh-)Symptome

Alter	Symptome
< 12 Monate	Für das Säuglingsalter liegen keine empirisch abgesicherten Merkmale zur Vorhersage einer späteren Autismus-Spektrum-Störung vor.
ab 12 Monaten	– Keine Zeigegeste, um Interesse zu teilen. – Keine Winke-Geste zum Abschied. – Fehlende Reaktion auf Gerufen-werden mit dem Namen. – Fehlende Imitation. – Mangelnder Blickkontakt. – Ungewöhnliche Exploration von Objekten. – Kein Folgen der Zeigegeste. – Seltenes soziales Lächeln. – Verlangsamte Flexibilität in der visuellen Anpassung. – Vorliebe für geometrische Figuren.
ab 18 Monaten	– Keine Zeigegeste, um Interesse zu teilen. – Mangelnder Blickkontakt. – Mangelndes Verfolgen des Blickes. – Fehlendes Bringen, um etwas zu zeigen. – Fehlendes „So-tun-als-ob-Spiel". – Keine mimische Reaktion bzw. kein Blickkontakt bei Not von anderen Menschen.
ab 24 Monaten	– Keine Zeigegeste, um Interesse zu teilen. – Mangelnder Blickkontakt. – Fehlendes Bringen, um etwas zu zeigen. – Fehlendes „So-tun-als-ob-Spiel".

Risikofaktoren

Bei folgenden Risikofaktoren sollte ebenfalls ein Screening-Prozess erfolgen, wenn zusätzlich Symptome beobachtet werden, die auf eine Autismus-Spektrum-Störung hinweisen (siehe Tabelle 1) oder eine Sprachentwicklungsverzögerung vorhanden ist: Vorliegen eines genetischen Befunds, der mit einer erhöhten Rate von Autismus-Spektrum-Störung einhergeht, Medikamenten-Exposition oder Virusinfektionen in der Schwangerschaft, Geburtsgewicht < 1500g und/oder Geburt < 32. Woche, neonatale Krampfanfälle oder ein Geschwisterkind mit einer Autismus-Spektrum-Störung.

FSK

Im deutschsprachigen Raum liegt für das Screening bei Kindern ab 4 Jahren der Fragebogen zu Sozialen Kommunikation (FSK; Bölte & Poustka,

2006) in Aktuell- und Lebenszeitversion vor. Ab dem Vorschulalter kann die Skala zur Erfassung der sozialen Reaktivität (SRS; Bölte & Poustka, 2008) eingesetzt werden, diese trennt auch hochfunktionale Autismus-Spektrum-Störungen relativ gut gegen ADHS, Störungen des Sozialverhaltens, soziale Phobie und selektiven Mutismus. Die Marburger Beurteilungsskala zum Asperger-Syndrom (MBAS; Kamp-Becker, Mattejat, Wolf-Ostermann & Remschmidt, 2005) kann im Grundschul- bis zum Jugendalter bei Hinweisen auf eine hochfunktionale Autismus-Spektrum-Störung eingesetzt werden. Bei Kindern und Jugendlichen mit Intelligenzminderung kann die Skala zur Erfassung von Autismus-Spektrum-Störungen bei Minderbegabten (SEAS-M; Kraijer & Melchers, 2003) zum Einsatz kommen. **SRS**

Diese Instrumente können aktuell für die entsprechenden Altersbereiche empfohlen werden und sind im Kapitel 3.1.1 mit Cut-Off-Werten dargestellt. Der Cut-Off sollte immer im Hinblick auf die diagnostische Fragestellung sowie das Alter des Kindes gewählt werden.

Hilfreiche Materialien:

Die ausführlicheren wissenschaftlich fundierten Empfehlungen zum diagnostischen Vorgehen finden sich online:

- *AWMF S-3 Leitlinien zu Autismus-Spektrum-Störungen, Teil 1: Diagnostik* (www.awmf.org)

2.1.2 Diagnostik

Tabelle 2 gibt eine Übersicht über die Leitlinien zur Diagnostik. Um die umfassende Diagnostik sorgfältig durchführen zu können, sollten Kompetenzen in der Anwendung der spezifischen diagnostischen Instrumente durch entsprechende Schulungen, Kompetenzen zur testpsychologischen Untersuchung der sprachlichen und kognitiven Entwicklung sowie differenzialdiagnostisches Wissen hinsichtlich sämtlicher psychiatrischer/psychischer und somatischer Komorbiditäten und Differenzialdiagnosen (vgl. Kapitel 1.2 und 1.3) vorliegen.

Diagnostik im Team empfohlen

Die Diagnostik sollte, wann immer möglich, in multiprofessionellen Diagnostik-Teams durchgeführt werden. Neben dem betroffenen Kind/Jugendlichen ist mindestens eine nahe Bezugsperson in die Diagnostik einzubeziehen. Voraussetzung hierfür ist, dass die Bezugsperson das Kind bereits seit seiner frühen Kindheit kennt. Zusätzlich ist es empfehlenswert, Unterlagen zur Fremdbeurteilung durch Dritte (z. B. Berichte aus dem Kindergarten, Zeugnisse, bisherige Befunde und Arztbriefe) in der Diagnostik zu berücksichtigen, um ein möglichst objektives Bild bezüglich der Entwicklung des Kindes, seines kontextübergreifenden Verhaltens und seiner Fertigkeiten zu erhalten. Wenn eine Schweigepflichtentbindung vorliegt, sollte der Kontakt mit Kindergarten, Schule oder Ausbildungsstätte hergestellt werden, um die aktuelle Problematik differenzierter einschätzen zu können und erste Hinweise für notwendige Unterstützungsmaßnahmen zu erhalten. Abschließend sollten immer eine professionelle Aufklärung und Beratung hinsichtlich Diagnose, Prognose sowie therapeutischen Behandlungsmöglichkeiten erfolgen. In Kasten 5 werden die wichtigsten Prinzipien in der Diagnostik der Autismus-Spektrum-Störungen zusammengefasst.

Tabelle 2: Übersicht über die Leitlinien zur Diagnostik und Verlaufskontrolle

L2	Exploration der Eltern/Bezugspersonen
L3	Spezifische Risikofaktoren Schwangerschaft und Geburt
L4	Besonderheiten Entwicklungsmeilensteine
L5	Exploration und direkte Verhaltensbeobachtung des Patienten
L6	Entwicklungs- und Leistungsdiagnostik
L7	Diagnostik psychiatrischer Komorbiditäten und Differenzialdiagnosen
L8	Bewertung des aktuellen Funktionsniveaus
L9	Aufklärung der Eltern über Diagnose, Prognose, therapeutische Empfehlungen (Befundgespräch)

Kasten 5: Wichtige Prinzipien der Autismus-Diagnostik

- Anzustreben ist eine möglichst frühzeitige Diagnostik.
- Der Einbezug der Eltern/Bezugspersonen ist unverzichtbar.
- Die direkte und strukturierte Beobachtung und Exploration des Patienten selbst sind wesentlich.
- Leistungsdiagnostik und Einschätzung der Entwicklungsgeschichte gehören zu einer sorgfältigen Diagnostik dazu.
- Mögliche Komorbiditäten und Differenzialdiagnosen müssen berücksichtigt werden.
- Auch eine internistisch-neurologische Untersuchung ist Bestandteil einer Autismus-Diagnostik.
- Die Autismus-Diagnostik erfordert die Integration aller Informationen.
- Verlaufskontrollen sind zur Einschätzung der Entwicklung und Wirksamkeit therapeutischer Maßnahmen hilfreich.

Anamnese

Leitlinie 2 gibt eine Übersicht über die wichtigsten Empfehlungen zum Inhalt der Anamnese mit den Eltern bzw. Sorgeberechtigten sowie dem Patienten selbst. Zur Exploration allgemeiner Informationen können als Grundlage gängige Anamnesesysteme für den Kinder- und Jugendbereich angewendet werden (u. a. Döpfner & Petermann, 2012). Die Exploration dient dabei nicht nur der Informationsgewinnung. Sie ist ebenso wichtig, um Leidensdruck und Therapiemotivation zu erfassen und einen ersten Aufbau der therapeutischen Beziehung zu gestalten. Auch wenn in dieser Phase vor allem quer- und längsschnittliche Informationen gewonnen werden, sollte sich der Diagnostiker und ggf. zukünftige Therapeut die Zeit nehmen, die Sorgen der Eltern anzuhören, ihre Ängste berücksichtigen und Verständnis für die beschriebenen Schwierigkeiten mitbringen. Die Exploration wird mit mindestens einem Elternteil bzw. einer Bezugsperson, welche das Kind seit frühester Kindheit kennt, durchgeführt. Günstiger ist die gemeinsame Exploration beider Elternteile, um einen umfassenderen Eindruck zu erhalten. Die initiale Exploration wird häufig gemeinsam mit den Eltern und dem Kind begonnen. Dies ermöglicht eine erste klinische Beobachtung der Interaktion zwischen Eltern und Kind und steigert die Motivation des Kindes, sich auch auf zukünftige therapeutische Behandlungen einzulassen. Das gilt vor allem für Patienten ab dem Grundschulalter. Bei einer gemeinsamen Exploration ist jedoch auch zu berücksichtigen, dass bestimmte Informationen durch die Eltern zurückgehalten werden, um das Kind nicht zu beschämen oder zu belasten. Häufig ist es aufgrund dessen sinnvoll, nach einer kurzen orientierenden gemeinsamen Exploration mit einer getrennten Exploration fortzufahren.

Exploration mit Eltern und Kind

Die Exploration beginnt üblicherweise mit der Frage nach den aktuellen Schwierigkeiten, dem Vorstellungsanlass und den Erwartungen der Familie an die Erstvorstellung. Das Ziel ist es, Eltern und Kind zunächst frei berichten zu lassen, um sich einen Überblick über den aktuellen Stand der Problematik aus Sicht der betroffenen Familie zu verschaffen, ohne die Familie bereits in eine bestimmte Richtung, entsprechend der Vorannahmen des Diagnostikers, zu navigieren.

L2 **Leitlinie 2: Exploration der Eltern/Bezugspersonen**

Die Anamneseerhebung sollte folgende Aspekte beinhalten:

- Aktuelle Symptomatik und Vorstellungsgrund.
- Schwangerschafts- und Geburtsanamnese mit detaillierter Erfragung der Risikofaktoren.
- Entwicklungsanamnese und Frühsymptome.
- Betreuungs- und Erziehungssituation.
- Bildungsanamnese.
- Hobbys und Freundschaften.
- Hinweise auf repetitive, stereotype Verhaltensweisen.
- Somatische Anamnese mit aktuellen körperlichen Beschwerden.
- Bisherige Maßnahmen aus dem psychiatrisch-psychotherapeutischen oder Jugendhilfebereich.
- Hinweise auf aktuelle psychiatrische komorbide Symptomatik.
- Hinweise auf autismusspezifische Symptomatik im Entwicklungsverlauf.
- Familienanamnese.

An den freien Bericht der Eltern zu aktuellen Schwierigkeiten anknüpfend erfolgt die Anamnese des Schwangerschaftsverlaufs und der Geburtsparameter. Neben der Erfassung allgemeiner Schwangerschaftsparameter und -risikofaktoren sollten bei Verdacht auf eine Autismus-Spektrum-Störung insbesondere die damit assoziierten Risikofaktoren erfragt werden (vgl. Kapitel 1.6). Bezüglich der Geburtsparameter sind neben den Fragen nach dem Geburtsverlauf, der postpartalen Adaptation und den Geburtsparametern (Größe, Gewicht, Kopfumfang) auch Fragen nach einer möglichen Frühgeburtlichkeit sowie neonatalen Krampfanfällen als mögliche Risikofaktoren relevant. Weiter sollte nach der Neugeborenen-Screening-Untersuchung bezüglich angeborener Stoffwechselerkrankungen gefragt werden. Angeborene Fehlbildungen beim Kind können auf mögliche vorliegende genetische Syndrome hinweisen.

Erfassung von Risikofaktoren

L3 Leitlinie 3: Spezifische Risikofaktoren Schwangerschaft und Geburt

- Medikamenteneinnahme der Mutter während der Schwangerschaft, z. B. Valproat.
- Infektionskrankheiten der Mutter während der Schwangerschaft.
- Autoimmunerkrankungen und Stoffwechselerkrankungen der Mutter in der Schwangerschaft.
- Alter der Eltern bei Geburt des Kindes.
- Prä-/postpartaler Verlauf: Medikamenteneinnahme, Geburtsmodus, postpartale Anpassung, Geburtsgewicht und Frühgeburtlichkeit, neonatale Krampfanfälle, angeborene Fehlbildungen.
- Stoffwechselerkrankungen.

Ausführliche Entwicklungsanamnese

In der Entwicklungsanamnese wird das Erreichen der Entwicklungsmeilensteine exploriert. Erste Hinweise auf eine Autismus-Spektrum-Störung zeigen sich meist in Form einer verzögerten, atypischen oder verminderten Entwicklung in der sozialen Interaktion und Kommunikation, wie fehlendes Blickfolgeverhalten, Deuten oder Zeigen, wenig Interesse an anderen Kindern, dem Spielverhalten und stereotypen Verhaltensweisen. Zudem werden die sprachliche und motorische Entwicklung sowie die Sauberkeitserziehung erfragt. Die sprachliche Entwicklung stellt ein wesentliches Kriterium für die Diagnose des Frühkindlichen Autismus dar. Neben einer verzögerten Sprachentwicklung zeigen sich Besonderheiten in der Neigung zu Wortneubildungen (Neologismen), dem Nachsprechen von Wörtern oder Lauten (Echolalien), Pronomenumkehr („du" wird anstelle von „ich" verwendet), idiosynkratische, eigentümliche Sprache, dem Ausbleiben von Fragen oder dem stereotypen Anwenden von gleichen Fragen, deren Antworten bereits bekannt sind. Auch die Stimme ist häufig auffällig: Wenig melodische, gleichbleibende Sprachmelodie, keine Intonation, auffälliger Sprachrhythmus. Sprache wird häufig nicht kommunikativ, sondern mechanisch eingesetzt. Oftmals findet sich auch ein beeinträchtigtes Verständnis für Sprichwörter, Metaphern, Ironie, Sarkasmus und implizite Wortbedeutungen. Eine verzögerte motorische Entwicklung sowie motorische Ungeschicklichkeit in Koordination, Fein- und Grobmotorik liegen häufig beim Asperger-Syndrom vor, ist jedoch kein Diagnosemerkmal.

Erfragung von Spielverhalten

Insbesondere im Rahmen einer Autismus-Diagnostik sollte auch das kindliche Spielverhalten erfragt werden. Kinder mit einer Autismus-Spektrum-Störung zeigen oftmals ein rigides, mechanisches, wenig abwechslungsreiches Spielverhalten. Es bleibt häufig beim einfachen Manipulieren der Spielobjekte oder einem starken Interesse an nicht funktionalen Aspekten des Spielobjekts, welches z. B. durch Riechen, Belecken oder Drehen ausgedrückt wird. Dabei finden sich kaum Rollenspiele, Fantasiespiele, Gruppenspiele oder soziale Imitationsspiele. Die Beeinträchtigungen in der sozialen Interaktion werden besonders in der Qualität des Spielens und einem geringen Wunsch, das Spiel mit anderen zu teilen, sichtbar.

Weiter sollten Hinweise auf frühe Regulations- und Entwicklungsprobleme exploriert werden. Unter Leitlinie 4 findet sich eine Übersicht zu möglichen Besonderheiten und Symptomen innerhalb der frühkindlichen Entwicklung.

Im Rahmen der Exploration der Betreuungs- und Erziehungssituation im Entwicklungsverlauf sollten Hinweise auf Deprivation, körperliche und seelische Misshandlungen sowie Ressourcen im persönlichen Umfeld des Kindes erfasst werden.

Bildungsanamnese

In der Anamnese des Bildungsverlaufs werden die ersten außerhäuslichen Betreuungen, Eintrittsalter in den Kindergarten und Einschulung, Art der besuchten Einrichtungen (Schulform), Schulabschluss und Ausbildungsverlauf erfragt. Hinweise auf psychische und Verhaltensstörungen sowie soziale Anpassung und Kernsymptomatik, Arbeits- und Sozialverhalten sowie Leistungsfähigkeit des Kindes werden erfasst. Als hilfreich erweisen sich hierfür Berichte aus Kindergarten und Schule sowie Zeugnisse. Ein wichtiger Aspekt ist auch die Erfassung bisheriger Unterstützungsmaßnahmen in Schule, Ausbildung und Beruf (z. B. Integrationshelfer).

Erfragung von Freizeitaktivitäten und spezifischen Interessen

Um sich einen ersten Eindruck zur Integration des Kindes, zum Funktionsniveau und den Ressourcen machen zu können, werden Freizeitaktivitäten erfragt. Hierzu zählen beispielsweise Hobbys, die insbesondere mit Blick auf mögliche Sonder- oder Spezialinteressen erfasst werden sollten. Diese spezifischen Interessen sind dabei durch den eng umgrenzten Gegenstand, die Intensität und Stagnation des Ausführens sowie die nicht-soziale Qualität gekennzeichnet. Weiter sollte nach Freundschaften, sozialer Integration, Beziehungsgestaltungen außerhalb und in der Familie sowie nach der Integration des Kindes in der Schule/Ausbildung gefragt werden.

Durch die Erfassung der Hobbys und Tagesabläufe lassen sich in der Anamnese erste Hinweise auf repetitive, stereotype Verhaltensweisen erkennen: Beharrt das Kind auf immer gleichen Tagesabläufen und Ritualen? Hat es spezielle Vorlieben für bestimmte Speisen oder Kleidungen? Ist es sehr ordnungsliebend? Beschäftigt es sich häufig und intensiv mit scheinbar zwecklosen Spezialinteressen? Wie reagiert es auf Veränderungen?

L4 | **Leitlinie 4: Besonderheiten Entwicklungsmeilensteine**

Sprache:

- Kein Lautieren.
- Verzögerte oder ausbleibende Sprachentwicklung, keine nonverbale Kompensation.
- Sprachliche Besonderheiten: Wortneuschöpfungen, Echolalien, Pronomenumkehr, stereotyper Gebrauch der Sprache, idiosynkratische Sprache, Repetitionen.
- Sprachausdruck: Mechanisch, unmelodisch, geringe Intonation, auffälliger Sprachrhythmus, formelle, pedantische Sprache.
- Sprache wird häufig nicht kommunikativ-interaktiv eingesetzt.
- Sprachverständnis für Ironie, Sarkasmus, Sprichwörter oft reduziert.

Motorik:

- Verzögerte oder auffällige (fein-)motorische Entwicklung ist möglich.

Spielen:

- Fehlendes exploratives, kombinatorisches oder funktionelles Spielverhalten.
- Fehlendes spontanes „So-tun-als-ob-Spiel“ oder soziales Imitationsspiel.
- Keine Gruppenspiele oder das Aufsuchen von Aktivitäten mit Gleichaltrigen.
- Eigenartige sensorische Interessen oder Interesse an nicht funktionalen Teilen der Spielobjekte (z. B. Oberflächenbeschaffenheit, Geräusche, Bewegungen).

Interaktion:

- Mangelndes Interesse an anderen Menschen.
- Kein Zeigen oder Bringen von für das Kind bedeutungsvollen Dingen.
- Kein Lenken von Aufmerksamkeit anderer, keine Angebote etwas zu teilen.
- Kein Entgegenstrecken der Arme, um auf den Arm genommen zu werden.
- Mangel an sozial moduliertem Blickkontakt, sozialem Lächeln, eingeschränkte mimische Bandbreite.
- Keine oder eigenartige Annäherung an andere Menschen, reduzierte interaktive Qualität bei Kontaktaufnahme.
- Kein Trösten oder Mitfreuen mit anderen.
- Unangemessene soziale Reaktionen.

Unspezifische Regulationsstörungen, selektives Essverhalten, Schlafprobleme und die Sauberkeitsentwicklung sollten ebenfalls in der Entwicklungsanamnese erfasst werden.

Somatische Anamnese

In der somatischen Anamnese werden aktuelle körperliche Beschwerden, Substanzkonsum, Allergien, Operationen, Unfälle, Krankenhausaufenthalte ebenso erfasst wie Vordiagnosen, bisherige medizinische Untersuchungen, Befunde und Behandlungen, die im Zusammenhang mit der psychiatrischen Symptomatik relevant wären (z. B. EEG, cMRT, Laboruntersuchungen, Humangenetik).

Erfassung sämtlicher Vorbehandlungen

Die psychiatrisch-psychotherapeutische Vorgeschichte wird durch die Anamnese bisheriger Vorbehandlungen und Fördermaßnahmen erfasst. Hierzu gehören Behandlungen aller Art, die in Zusammenhang mit der Symptomatik stehen (z. B. Frühfördermaßnahmen, Logopädie, Ergotherapie, Psychotherapie, medikamentöse Behandlungen). Kinder und Jugendliche mit Autismus-Spektrum-Störung haben oftmals bereits eine Vielzahl an Fördermaßnahmen im Entwicklungsverlauf erhalten. Erfragt werden sollte auch, inwiefern welche Maßnahmen als hilfreich erlebt worden sind. In diesem Kontext sollten auch bisherige Hilfsmaßnahmen durch Sozial- und Jugendhilfe erfasst werden (z. B. Integrationshelfer, Familienhilfe).

Psychopathologischer Befund

Im Rahmen des psychopathologischen Befunds werden erste Hinweise auf weitere psychopathologischen Auffälligkeiten, inklusive der Abklärung von selbstverletzendem Verhalten und Suizidalität abgeklärt (im Detail vgl. Leitlinie L5). Bei diagnostischer Unklarheit möglicher Komorbiditäten kann ein (semi-)strukturiertes Interview, wie beispielsweise das Kinder-DIPS (Schneider, Unnewehr & Margraf, 2008) eingesetzt werden (vgl. Leitlinie L7).

Für störungsspezifische Anamnese zusätzlich ADI-R

Für eine störungsspezifische Anamnese bei Kindern im Vorschul-, Grundschul- und Jugendalter wird als Ergänzung der oben genannten Aspekte das Autismus-Diagnostische Interview, revidiert (ADI-R; Bölte et al., 2006) als Elterninterview zur Erfassung autismusspezifischer Symptome empfohlen (vgl. Kapitel 3.1.2). Zu berücksichtigen ist, dass das ADI-R für die Erfassung des Frühkindlichen Autismus geeignet ist und bezüglich Asperger-Syndrom oder atypischem Autismus keine Algorithmen vorliegen. Mit dem ADI-R können die Kernbereiche der Autismus-Spektrum-Störung-Symptomatik zur frühkindlichen Entwicklung, zu Spracherwerb und möglichem Verlust von sprachlichen Fertigkeiten, verbalen und nonverbalen kommunikativen Fertigkeiten, Spiel- und sozialem Interaktionsverhalten, stereotypen Interessen, Aktivitäten und in geringem Umfang auch zu komorbiden Symptomen (Aggression, Selbstverletzung, Epilepsie) im Interview mit den Eltern abgefragt werden. Für die Anwendung wird jedoch bereits eine gute Vertrautheit mit dem Erscheinungsbild von Autismus-Spektrum-Störungen und eine vertiefte Einarbeitung in das Interview verlangt. In Tabelle 3 sind die wichtigsten Aspekte der störungsspezifischen Anamnese enthalten.

Tabelle 3: Die wichtigsten Aspekte der störungsspezifischen Anamnese

Auffälligkeiten in der wechselseitigen sozialen Interaktion	– Unfähigkeit, nonverbales Verhalten zur Regulation sozialer Interaktionen zu verwenden. – Unfähigkeit, Beziehungen zu Gleichaltrigen aufzunehmen und Interessen, Aktivitäten und Gefühle zu teilen. – Mangel an (spontaner) sozial-emotionaler Gegenseitigkeit. – Mangel an Anpassung des eigenen Verhalten an unterschiedliche Situationen.
Qualitative Auffälligkeiten in Kommunikation und Sprache	– Verspätung/Störung der Sprachentwicklung und fehlende Kompensation. – Unfähigkeit, sprachlichen Kontakt so zu beginnen/aufrechtzuerhalten, wie es gemäß des Entwicklungsniveaus zu erwarten wäre. – Stereotyper, idiosynkratischer Sprachgebrauch. – Mangel an spontanem und variierendem „So-tun-als-ob-Spiel“ oder sozialen Imitationsspielen.
Repetitives, restriktives und stereotypes Verhalten	– Umfassende Beschäftigung mit begrenzten (Spezial-)Interessen. – Zwanghafte Anhänglichkeit an nicht-funktionale Handlungen/Rituale. – Stereotype/repetitive motorische Hand-/Finger-/Körperbewegungen. – Vorherrschende Beschäftigung mit nicht funktionalen Elementen/Teilobjekten (z. B. Geruch oder Oberflächenbeschaffenheit).
Auffällige Entwicklung vor dem 36. Lebensmonat	– Kognitve Entwicklungsverzögerung – Sprachliche Entwicklungsverzögerung – Motorische Entwicklungsverzögerung

Hilfreiche Materialien:

Im Rahmen der Anamnese-Erhebung kann ein standardisiertes Instrument eingesetzt werden, insbesondere bei klinisch komplexen Fragestellungen. Für Kinder im Vorschul-, Grundschul- und Jugendalter wird als störungsspezifische Ergänzung der oben genannten Aspekte das *Autismus-Diagnostische Interview, revidiert* (ADI-R; Bölte et al., 2006) als Elterninterview zur Erfassung autismusspezifischer Symptome empfohlen.

Familienanamnese

In der Familienanamnese wird das Lebensumfeld des Kindes sowie Hinweise auf psychische Erkrankungen in der Familie exploriert. Es sollte geklärt werden, mit wem (leibliche Eltern, Geschwister, sozioökonomischer Status) das Kind, in welcher Form und in welchem Lebensraum zusammenlebt (aktuelle Lebensumstände der Familie). Hieraus ergeben sich erste Hinweise auf psychosoziale Belastungen des Kindes (z. B. instabile Partnerschaften der Eltern, geringer Wohnraum, Betreuungsunterstützung). Durch die Anamnese familiärer Erkrankungen aus dem psychiatrischen Formenkreis können Hinweise auf Vorbelastungen und das

Lebensumfeld des Kindes erfasst werden (z. B. psychische Erkrankungen, Leistungs- und Entwicklungsstörungen, Suchterkrankungen).

Exploration und Verhaltensbeobachtung des Patienten

L5 Leitlinie 5: Exploration und direkte Verhaltensbeobachtung des Patienten

- Die klinische Verhaltensbeobachtung des Betroffenen selbst ist eine unentbehrliche Informationsquelle.
- Zur Exploration gehört eine systematische Erfassung des allgemeinen psychopathologischen Befunds sowie die autismusspezifische Verhaltensbeobachtung und Exploration, die anhand systematischer Beobachtungsinstrumente erfolgen kann.
- Eine Diagnose kann nicht alleine auf der Basis der Verhaltensbeobachtung gestellt werden, dazu ist die störungsspezifische Anamnese durch Angehörige zusätzlich notwendig.

Verhaltensbeobachtung in verschiedenen Situationen

Für die Diagnostik einer Autismus-Spektrum-Störung ist die klinische Verhaltensbeobachtung des Betroffenen selbst eine der wichtigsten und unentbehrlichsten Informationsquellen. Um eine gute Einschätzung des Betroffenen zu erhalten, sollte das Verhalten in möglichst verschiedenen Situationen beobachtet werden. Dabei muss gerade bei Kindern und Jugendlichen mit einer Autismus-Spektrum-Störung berücksichtigt werden, dass die fremde Untersuchungssituation an einem unbekannten Ort deutlich belastend sein kann und der/die Betroffene etwas Zeit benötigt, um sich darauf einlassen zu können. Um die Diagnostik möglichst stress- und angstfrei zu gestalten, sollten insbesondere bei Kindern viele spielerische Elemente eingesetzt werden. Bei älteren Kindern, Jugendlichen und Erwachsenen können zunehmend mehr Gesprächselemente genutzt werden. Eine valide Verhaltensbeobachtung kann nur gelingen, wenn eine möglichst natürliche, angstfreie und entspannte Atmosphäre geschaffen wird. Dabei profitieren Kinder und Jugendliche von einer klaren Strukturierung der Situation. Freie Perioden und Wartesituationen werden meist als sehr unangenehm empfunden, sind aber dennoch immer auch ein Bestandteil der diagnostischen Situation, um einschätzen zu können, wie sich der Betroffene verhält und ob er möglicherweise von sich aus den Kontakt initiiert. Nicht immer ist die Strukturierung der Situation leicht, da insbesondere Kleinkinder oder geistig behinderte Kinder mit einer Autismus-Spektrum-Störung recht unberechenbar sein können und oftmals viele Situationen und damit zusammenhängende Gefahren fehlerhaft einschätzen (z. B. das spontane Stecken des Fingers in eine Steckdose, unabsichtliches Zerstören von Materialien oder Wegrennen). Die unvertraute Situation kann auch zu deutlicher Überforderung führen, die sich nicht nur in Stereotypien, sondern auch in auto- oder fremdaggressiven Verhaltensweisen äußern kann. Mit den Eltern sollte besprochen werden, ob das Kind in der Lage ist, sich kooperativ in die Testsituation mit dem Diagnostiker zu begeben, oder ob es notwendig ist, die Eltern in die systematische Verhaltensbeobachtung mit einzubeziehen. Auch wenn die Eltern in der Testsituation anwesend sind, was vor allem bei jüngeren Kindern der Fall ist und beispielsweise im ADOS-2 bei niedrigen Modulen zur Standardisierung gehört, muss immer das Ziel sein, eine Kontaktgestaltung mit dem Kind ohne Vermittlung durch die Eltern herzustellen, um die kommunikativen und interaktiven Fertigkeiten des Kindes überprüfen und einschätzen zu können. Dies muss mit den Eltern vorbesprochen werden und die Eltern müssen gegebenenfalls in der Testsituation daran erinnert werden, da sie es oftmals gewohnt sind, ihr Kind in der Kommunikation zu unterstützen. Es ist von zentraler Bedeutung, die Aufmerksamkeit des Kindes in der diagnostischen Situation zu gewinnen (z. B. durch direkte Ansprache, Berührung, Einführung eines attraktiven Spielzeugs). Fragen und Aufforderungen sollten klar und eindeutig formuliert werden. Gegebenenfalls müssen sie mit deutlicher Gestik und modellhaftem Vormachen unterstützt werden, damit das Kind auch wirklich versteht, was von ihm erwartet wird.

Direkter Kontaktaufbau mit dem Kind

Mit kognitiv durchschnittlich begabten und sprechenden Kindern oder Jugendlichen kann meist gut eine Gesprächssituation zur Exploration hergestellt werden. Es ist immer günstig, wenn der Betroffene sowohl alleine als auch in Gegenwart der Eltern befragt werden kann. Die soziale Situation der Untersuchung stellt auch für Jugendliche eine Herausforderung dar. Der Diagnostiker sollte darauf vorbereitet sein, dass der Jugendliche das Gespräch nicht von selbst sucht und möglicherweise sehr reduziert antwortet. Dieses Verhalten ist meist weniger auf Unwillen als vielmehr auf Unwissen, wie ein solches Gespräch zu führen ist, zurückzuführen. Gleichermaßen ist es möglich, dass der Patient ununterbrochen redet (monologisiert) und sich nur schwer strukturieren lässt. Dieses Verhalten kann Hinweise auf ein Spezialinteresse oder eingeschränkte kommunikativ-interaktive Verhaltensweisen geben.

Erfassung eines psychopathologischen Befundes

Im psychopathologischen Befund werden die Ergebnisse der psychiatrischen Untersuchung systematisch zusammengefasst. Neben dem äußeren Erscheinungsbild werden Kontaktverhalten, Bewusstsein, Orientierung des Patienten, Auffassung, Konzentration und Gedächtnisleistung erfragt und beschrieben. Störungen im Ablauf des Denkens (formales Denken), im inhaltlichen Denken, Befürchtungen und Zwänge, Fehlbeurteilungen der Realität und Wahrnehmungsstörungen werden exploriert. Zuletzt erfolgen die Dokumentation der Stimmungslage, des psychomotorischen Antriebs und psychisch bedingter Störungen des spontanen Bewegungsspiels (z. B. Stereotypien, Parakinesen) sowie die Abklärung der Suizidalität. In einigen Aspekten finden sich autismustypische Besonderheiten (z. B. Art der Kontaktaufnahme, Störungen des formalen Gedankengangs, Auffälligkeiten im spontanen Bewegungsspiel). Dennoch ist der psychopathologische Befund nicht geeignet, um eine Autismus-Diagnose zu stellen, da die zentralen Aspekte nicht spezifisch erfasst werden. Die eingeschränkte Mimik und Gestik führt zudem oftmals dazu, dass die affektive Schwingungsfähigkeit der Patienten als eingeschränkt wahrgenommen wird. Dies entspricht jedoch nicht den Aussagen der Patienten selbst. Durch den reduzierten Rapport wird das Vorhandensein komorbider Symptomatiken (z. B. Angststörungen, Zwangsgedanken) häufig unterschätzt. Inhaltliche und formale Denkstörungen werden hingegen oftmals überschätzt beziehungsweise fehlerhaft interpretiert. Der psychopathologische Befund ist dennoch unerlässlich, um sich einen systematischen Eindruck der vorliegenden Psychopathologie zu machen und Hinweise auf mögliche komorbide Erkrankungen und Differenzialdiagnosen zu erhalten (vgl. u. a. Döpfner et al., 1999).

Verhaltensbeobachtung mit dem ADOS-2

Um autismusspezifische Verhaltensmuster entsprechend der Diagnosekriterien valide zu erfassen, sollte im Rahmen des diagnostischen Prozesses eine (semi-)standardisierte Verhaltensbeobachtung durchgeführt werden. Hierfür liegt in deutscher Sprache das ADOS-2 (Autismus-Diagnostische Beobachtungsskala für Autistische Störungen, überarbeitete und ergänzte Version 2; Poustka, Rühl, Feineis-Matthews, Poustka, Hartung & Bölte, 2015) vor. Das ADOS-2 ist ein standardisiertes Beobachtungsinstrument, welches in Form von vier Modulen angewendet werden kann, die je nach sprachlicher, kognitiver und sozial-interaktiver Fertigkeiten des Kindes/Jugendlichen/Erwachsenen eingesetzt werden können. Das ADOS-2 enthält zusätzlich zum ADOS ein Kleinkind-Modul. Anhand der ADOS-2 Module werden gezielt soziale Situationen erzeugt, die bestimmte sozial-kommunikative und autismusspezifische Verhaltensweisen provozieren sollen. Eine detaillierte Beschreibung dieses Beobachtungsinstruments findet sich in Kapitel 3.1. In Tabelle 4 sind beispielhaft einige Fragen aus dem ADOS-2 Modul 3 für fließend sprechende Kinder und Jugendliche dargestellt. Insgesamt muss jedoch berücksichtigt werden, dass für die Anwendung aller ADOS-2 Module ein langfristiges und intensives Training erforderlich ist und dass auch innerhalb der Diagnostik-Teams regelmäßig Konsens-Ratings zur Erhaltung der Zuverlässigkeit der diagnostischen Einschätzung mittels des Instruments notwendig sind. Zudem empfiehlt sich in der Anwendung die Kombination aus einem strukturierten Interview (z. B. ADI-R) mit der direkten Verhaltensbeobachtung. Eine weitere autismusspezifische Verhaltensbeobachtungsskala stellt die CARS (Childhood Autism Rating Scale) dar. Die CARS kann ab einem Alter von etwa zwei Jahren bis ins Erwachsenenalter hinein angewendet werden. Insgesamt muss auch bei den autismusspezifischen Diagnose-Instrumenten das Risiko einer falsch-positiven oder auch falsch-negativen Einschätzung berücksichtigt werden. Eine valide Diagnose ist dementsprechend nicht anhand eines Diagnoseinstruments, sondern nur in der Zusammenschau aller notwendigen Informationen (vgl. Tabelle 2) zu stellen.

Verhaltensbeobachtungsskala CARS

Tabelle 4: Beispiele für Interviewfragen aus dem Modul 3 der Diagnostischen Beobachtungsskala für Autistische Störungen (ADOS-2, Kinder und Jugendliche mit fließender Sprache; vgl. Poustka et al., 2015)

Soziale Schwierigkeiten/ sich gestört fühlen	– Hast du jemals Probleme gehabt, mit anderen Menschen in der Schule oder bei der Arbeit auszukommen? – Machen andere Menschen manchmal Dinge, die dich nerven oder stören? Was sind das für Dinge? – Bist du jemals gehänselt oder schikaniert/gemobbt worden? Was glaubst du, warum das so war?
Freunde, Beziehungen und Ehe	– Hast du Freunde? Kannst du mir etwas von ihnen erzählen? – Was unternehmt ihr gerne zusammen? Wie hast du sie kennengelernt? Wie oft trefft ihr euch? – Was unterscheidet einen Freund von jemandem, mit dem man zur Schule geht? – Was meinst du, warum manche Leute heiraten, oder mit ihrem Freund/ihrer Freundin zusammenleben, wenn sie erwachsen sind?
Gefühle	– Was für Sachen machst du gerne, bei denen du dich glücklich und fröhlich fühlst? – Wobei entstehen solche Gefühle? Wie fühlst du dich dann, wenn du glücklich bist? Kannst du das beschreiben? – Die meisten Leute fühlen sich manchmal auch traurig. Welche Dinge machen dich traurig?

Hilfreiche Materialien:

- Zur Erfassung des allgemeinen *psychopathologischen Befundes* eignen sich (in Grenzen) das *CASCAP-D* (Döpfner et al., 1999) im Kindes- und Jugendalter sowie das *AMDP-System* für ältere Jugendliche und Erwachsene (Arbeitsgemeinschaft für Methodik und Dokumentation in der Psychiatrie, 2016).
- Als *standardisierte und valide Beobachtungsinstrumente* zur Erfassung autismusspezifischer Symptome kann in Deutschland für Kinder und Jugendliche die *Diagnostische Beobachtungsskala für Autistische Störungen, Version 2* (ADOS-2; Poustka et al., 2015) oder die *Childhood Autism Rating Scale* (CARS; Steinhausen, 1996) verwendet werden.

Hinweis: Für die Anwendung der autismusspezifischen Diagnoseinstrumente ist ein umfassendes Training notwendig. Für die Diagnosestellung reicht das Ergebnis eines diagnostischen Instruments alleine nicht aus.

Tipp: Umgang mit widersprüchlichen Ergebnissen

Um widersprüchliche Ergebnisse im diagnostischen Prozess zu reduzieren, sollte Folgendes beachtet werden:

- Ausreichendes Training in den Diagnoseinstrumenten.
- Einsatz valider, altersentsprechender Diagnostikinstrumente unter Berücksichtigung des kognitiven und sprachlichen Niveaus.
- Vorliegen ausreichender Erfahrung mit psychischen Störungen und/oder regelmäßige Supervision.
- Fortlaufendes Training zur eigenen Reflexion innerhalb der spezialisierten Einrichtungen.
- Berücksichtigung differenzialdiagnostischer Überlegungen.
- Einsatz von Diagnostik-Teams und Ziel eines teambasierten diagnostischen Konsens.

Entwicklungs- und Leistungsdiagnostik

L6 Leitlinie 6: Entwicklungs- und Leistungsdiagnostik

- Das kognitive Niveau eines Menschen mit einer Autismus-Spektrum-Störung kann im gesamten Spektrum intellektuellen Leistungsvermögens liegen.
- Die testpsychologische Leistungsdiagnostik sollte immer Bestandteil der Diagnostik sein, wenn eine ausreichende Kooperation hierfür hergestellt werden kann.
- Sie liefert wichtige Hinweise auf Über- und Unterforderungen sowie Stärken und Schwächen.
- Empfehlenswert sind mehrdimensionale Testverfahren zur Erfassung des meist heterogenen Leistungsprofils.
- Die klinische Verhaltensbeobachtung in der Testsituation bietet zusätzliche diagnostische Hinweise.

Die testpsychologische *Entwicklungs- und Leistungsdiagnostik* ist ein wichtiger Bestandteil jeder kinder- und jugendpsychiatrischen Befunderstellung. Die Leistungsdiagnostik liefert wichtige Hinweise auf Ressourcen, Über- und Unterforderungen des Kindes und in der Konsequenz auch Hinweise für Beschulungsempfehlungen und Förderpläne. Stärken und Schwächen des Kindes können am besten anhand von mehrdimensionalen Testverfahren erfasst werden. Dabei kann zwischen verbalen (z.B. Bayley-III-Skalen, Reuner & Rosenkranz, 2014; WPPSI-III, Petermann, 2014; WISC-IV, Petermann & Petermann, 2011; KABC-II, Melchers & Melchers, 2015) und nonverbalen Intelligenzverfahren (z.B. SON-R 2½-7, Tellegen, Laros & Petermann, 2007; SON 6-40, Tellegen, Laros & Petermann, 2012) unterschieden werden. Nonverbale Intelligenzverfahren eignen sich besonders für Kinder mit Sprachentwicklungsverzögerung,

Verbale und nonverbale Testverfahren

sehr ängstlich-gehemmte Patienten oder nicht deutschsprachige Kinder. Bei der Testauswahl sollte neben der sprachlichen und kognitiven Entwicklung immer darauf geachtet werden, dass die aktuellste Testversion zum Einsatz kommt. Auf Testverfahren mit veralteter oder überholter Normierung sollte verzichtet werden. Zusätzlich zu den Testwerten liefert die klinische Beobachtung während der Testdiagnostik wichtige Hinweise bezüglich des Leistungsverhaltens des Kindes (z. B. verzögertes Beginnen, Haftenbleiben, Konzentrationsschwierigkeiten o. Ä.) und psychologischer Auffälligkeiten (z. B. Ängstlichkeit, Konzentrationsprobleme, Hyperaktivität, oppositionelles oder aggressives Verhalten bei Überforderung oder geringe Frustrationstoleranz).

Aktuelle Normierung wichtig

Häufig werden die kognitiven Fertigkeiten von Kindern, Jugendlichen und Erwachsenen mit einer Autismus-Spektrum-Störung subjektiv falsch eingeschätzt. Es kommt vor, dass sie entweder aufgrund reduzierter Kommunikations- und Kooperationsfertigkeiten unterschätzt werden oder z. B. beim Asperger-Syndrom aufgrund der oftmals sehr elaborierten Sprachproduktion überschätzt werden. Insgesamt können die kognitiven Fertigkeiten im gesamten Spektrum intellektuellen Leistungsvermögens liegen. Bei etwa 40 bis 50 % der Kinder zeigt sich jedoch eine komorbide Intelligenzminderung. Typischerweise findet sich bei Kindern mit einer Autismus-Spektrum-Störung ein eher heterogenes Leistungsniveau mit spezifischen Stärken und Schwächen, bis hin zu sehr spezifischen Inselbegabungen. So kennen Eltern nicht selten die Situation, dass ihr autistisches Kind z. B. noch nicht spricht, aber komplizierte Puzzle zusammensetzt oder sich in jedem Bereich des Straßenverkehrsnetzes auskennt, aber keine sozialen Zusammenhänge versteht. Diese Heterogenität kann anhand eines multidimensionalen Intelligenzkonzepts teilweise erfasst werden, um Durchschnittswerte zu vermeiden, die weder die Fertigkeiten noch die Defizite erkennen lassen (Cholemkery & Freitag, 2014).

Zur differenzierten Erfassung von Stärken und Schwächen multidimensionales Intelligenzkonzept empfehlenswert

Selbstverständlich sollte in der Untersuchungssituation auf die Besonderheiten des autistischen Kindes (z. B. reduzierter Sprachgebrauch, feinmotorische Schwierigkeiten oder eingeschränktes Interaktionsverhalten) sowie generell leistungsbeeinträchtigende Faktoren (z. B. Müdigkeit, Lärm, Ablenkungen) geachtet werden, um zu einer validen Einschätzung gelangen zu können.

Umschriebene Entwicklungsstörungen erfassen

Liegt der Verdacht auf eine umschriebene Entwicklungsstörung schulischer Fertigkeiten (Lese- und Rechtschreibstörung, isolierte Rechtschreibstörung oder Dyskalkulie) vor, sollten dementsprechend zusätzlich die Klassenstufen- und altersentsprechenden Testverfahren angewendet werden.

Für die Erfassung des adaptiven Verhaltens stehen in Deutschland aktuell keine standardisierten und normierten Testverfahren zur Verfügung. Alltagspraktische Fertigkeiten müssen aufgrund dessen mit Eltern und Kind exploriert werden. International werden für diesen Bereich die Vineland Adaptive Behavior Scales-II (Sparrow, Cicchetti & Balla, 2005) eingesetzt, die jedoch in Deutschland nicht validiert sind.

Sprachentwicklungsverzögerung/Sprachstörung: Aufgrund der oftmals inhärenten Sprach- und Kommunikationsdefizite sollte bei Verdacht auf eine Sprachentwicklungsstörung zusätzlich ein standardisierter Sprachentwicklungstest bei Kindern zum Einsatz kommen. Für das Vorschul- und Grundschulalter stehen aktuell normierte Verfahren zur Verfügung (z. B. SETK-2, Grimm, 2016; SETK 3-5, Grimm, 2015; SET 5-10, Petermann, 2012a; P-ITPA, Esser & Wyschkon, 2010).

Durchführung eines Sprachentwicklungstests empfohlen

Hilfreiche Materialien:

- Die *Bayley Scales of Infant and Toddler Development-III* (BAYLEY-III-Scales; (Reuner & Rosenkranz, 2014) können bei Kindern im Alter von 1 bis 42 Monaten zur Untersuchung des aktuellen kognitiven, sprachlichen und motorischen Funktionsniveaus eingesetzt werden.
- Zur Erfassung mehrdimensionaler Intelligenzkonzepte eigenen sich im Vorschulalter der *SON-R 2½-7* (Tellegen, Laros & Petermann, 2007) als nonverbaler Test und der *WPPSI-III 4;0-7;2* (Petermann, 2014) als verbaler Test.
- Die *Kaufman Assessment Battery for Children-2* (KABC-II; Melchers & Melchers, 2015) erfasst im Vorschul- und Schulalter in einem Altersspektrum von 3 bis 18 Jahren Fertigkeiten der Verarbeitung, des Lernens, Problemlösens, sowie fluide und kristalline Fertigkeiten.
- Im Schulalter kann der *WISC-IV von 6;0 bis 16;11* Jahren (Petermann & Petermann, 2011) angewendet werden. Anhand des *SON-R 6-40* (Tellegen, Laros & Petermann, 2012) werden die kognitiven Fertigkeiten in einem breiten Altersbereich von Schulalter bis ins Erwachsenenalter sprachfrei erfasst.
- Für den Bereich der Adoleszenz und des Erwachsenenalters steht der *WAIS-IV* (Petermann, 2012b) ab einem Alter von 16 bis 89;11 Jahren zur Verfügung.

Umschriebene Entwicklungsstörungen: Für die Teilleistungsstörungen gibt es eine Vielzahl an Testverfahren, die das Leseverständnis, die Rechtschreibleistung oder die Rechenfertigkeiten überprüfen. Die Testverfahren sind jeweils für bestimmte Klassenstufen normiert.

Psychiatrische Komorbiditäten und Differenzialdiagnosen

L7 Leitlinie 7: Diagnostik psychiatrischer Komorbiditäten und Differenzialdiagnosen

- Autismus-Spektrum-Störungen gehen sehr häufig mit zusätzlichen Diagnosen einher, welche auch den langfristigen Verlauf beeinflussen. Diese müssen im diagnostischen Prozess berücksichtigt, gemäß standardisierter Verfahren abgeklärt und ebenfalls behandelt werden.
- Die wichtigsten Komorbiditäten sind: Intelligenzminderung, Schlaf- und Essstörungen, oppositionelle und (auto-)aggressive Verhaltensweisen, Aktivitäts- und Aufmerksamkeitsstörung, Tic-Störungen, Angst-, depressive und Zwangsstörungen, psychotische Störungen.
- Es empfiehlt sich immer, mindestens ein Screening durchzuführen, um psychiatrische Komorbiditäten nicht zu übersehen.
- Achtung Symptomüberlappungen: Zusätzlich muss immer überprüft werden, ob die vorliegende Symptomatik nicht durch eine andere Erkrankung zu erklären ist. Die Differenzialdiagnostik ist dabei von entscheidender Bedeutung für das Stellen einer korrekten Diagnose.

Erfassung von Komorbiditäten

Neben der Kernsymptomatik besteht bei Autismus-Spektrum-Störungen eine Vielzahl an Begleitsymptomen und psychischen Komorbiditäten (vgl. Kapitel 1.2 und 1.3). Da die zusätzlichen Erkrankungen oftmals ebenfalls einer Behandlung bedürfen, gehört die Diagnostik weiterer körperlicher und psychiatrischer komorbider Erkrankungen zu der diagnostischen Abklärung zwingend dazu. Es ist hilfreich, hierzu auch Screening-Fragebögen, wie die Child Behavior Checklist oder die Teacher Report Form (Döpfner et al., 2014) zu verwenden. Zusätzlich kann zur Überprüfung von komorbiden Störungen das Kinder-DIPS (Schneider et al., 2008) als strukturiertes, diagnostisches Interview bei psychischen Störungen im Kindes- und Jugendalter angewendet werden. Sollte sich der Hinweis auf eine spezifische Komorbidität ergeben, sollten weitere, dem Verdacht entsprechende, störungsspezifische Diagnoseinstrumente zum Einsatz kommen. Häufige Komorbiditäten entsprechend des Entwicklungsverlaufs sind in Tabelle 5 aufgeführt.

Ausschluss von Differenzialdiagnosen

Neben der Berücksichtigung komorbider Erkrankungen ist die Differenzialdiagnostik von besonderer Bedeutung. Es muss überprüft werden, ob die vorliegende Symptomatik nicht hauptursächlich durch das Vorliegen einer anderen Störung erklärt wird (vgl. Kapitel 1.2).

Zuordnung innerhalb Autismus-Spektrum-Störung

Wurden die möglichen Differenzialdiagnosen (vgl. Kasten 6) ausgeschlossen oder ist die Zuordnung der Symptomatik zu einer Autismus-Spektrum-Störung eindeutig, steht die Abgrenzung innerhalb der verschiedenen Autismus-Spektrum-Störungen an. Auch wenn diese Abgrenzung dem amerikanischen Klassifikationssystem DSM-5 gemäß nicht mehr getroffen wird (vgl. hierzu Kapitel 1.1) wird zum aktuellen

Zeitpunkt nach ICD-10 (WHO, 1992) immer noch zwischen Frühkindlichem Autismus, Asperger-Syndrom und Atypischem Autismus unterschieden.

Tabelle 5: Häufige Komorbiditäten nach Altersschwerpunkten

Altersschwerpunkt	Häufige Komorbiditäten
Kleinkindalter	– Entwicklungsverzögerung/Intelligenzminderung – Schlaf- und Essstörungen – Regulationsstörungen – (Auto-)aggressives Verhalten – Aktivitäts- und Aufmerksamkeitsstörung – Ängste
Schulalter, Adoleszenz	– Intelligenzminderung – Aktivitäts- und Aufmerksamkeitsstörung – Ausscheidungsstörungen – Oppositionelles Verhalten – (Auto-)aggressives Verhalten – Tic-Störungen – Angststörungen – Depressive Episode/Störung – Zwangsstörung – (Atypische) Essstörungen – Suizidalität

Kasten 6: Wichtige Differenzialdiagnosen auf einen Blick

- Sprach- und Sprechstörung
- Intelligenzminderung
- Stereotype Bewegungsstörung
- Aufmerksamkeitsdefizit-/Hyperaktivitätsstörung
- Emotionale Störung, Angststörung (insbesondere soziale Ängstlichkeit bzw. soziale Phobie, Generalisierte Angststörung), selektiver Mutismus
- Oppositionelle Störungen/Störungen des Sozialverhaltens
- Zwangsstörung
- Depressive Episode
- Bindungsstörung
- Psychotische Störung
- Persönlichkeitsstörung (im Erwachsenenalter)

Internistisch-neurologische Komorbiditäten und Differenzialdiagnosen

Internistisch-neurologische Untersuchung

Zu der Diagnostik einer Autismus-Spektrum-Störung gehört zwingend eine internistisch-neurologische Untersuchung, die bei Kleinkindern von entsprechend erfahrenen (Neuro-)Pädiatern oder Kinder- und Jugendpsychiatern durchgeführt werden muss. Sämtlichen Hinweisen auf genetische Syndrome oder Erkrankungen, Phakomatosen, Epilepsien, Mitochondriopathien, Speicherkrankheiten, Stoffwechselerkrankungen sowie jegliche weitere neurologische oder somatische Erkrankung muss fachärztlich nachgegangen werden. Es ist deshalb zwingend notwendig, dass entsprechend fachlich gebildete Ärzte zu einem diagnostischen Team gehören. Auch der Zahnstatus sollte regelmäßig, insbesondere bei Kindern mit geistiger Behinderung, überprüft werden.

Bei klinischer Indikation weiterführende Untersuchungen

Basierend auf der medizinischen Anamnese sowie den erhobenen internistischen-neurologischen Befunden werden entsprechende weiterführende Labor- oder apparative Untersuchungen durch den verantwortlichen Arzt veranlasst (siehe weiterführende Literatur AWMF-S3-Leitlinien Autismus-Spektrum-Störungen im Kindes-, Jugend- und Erwachsenenalter).

Aktuelles Funktionsniveau

L8 Leitlinie 8: Bewertung des aktuellen Funktionsniveaus

Die wichtigsten Aspekte zur Beurteilung des Funktionsniveaus sind:
- Beziehungsgestaltung zu Eltern, Gleichaltrigen und Erwachsenen.
- Alltagspraktische Fertigkeiten, Selbstständigkeit.
- Hobbys, Freizeitaktivitäten.
- Besondere Fertigkeiten und Interessen.
- Zurechtkommen in Schule, Ausbildung, Beruf.

Einschätzung des Funktionsniveaus durch multiaxiales Klassifikationsschema

Für die Einleitung und Beurteilung von therapeutischen Maßnahmen ist es wichtig, das psychosoziale Funktionsniveau des Patienten einzuschätzen. Das Multiaxiale Klassifikationsschema (Remschmidt et al., 2006) schlägt hierfür ein achtstufiges Schema vor (vgl. Tabelle 6). Die Kodierung bezieht sich hierbei auf die vergangenen drei Monate. In dieser Beurteilung soll beschrieben werden, bis zu welchem Grad der Betroffene dazu in der Lage ist, Beziehungen mit Eltern, Geschwistern, Lehrern, Mitschülern zu unterhalten, sich altersgerecht in seinem Alltag selbstständig zurechtzufinden, mit den sozialen und Leistungsanforderungen in der Schule umzugehen und gemeinsamen Aktivitäten mit Gleichaltrigen nachzukommen. Aufbauend auf dem psychosozialen Funktionsniveau können zielgerichtete Förder- und Unterstützungsmaßnahmen konzeptualisiert werden.

Im Rahmen der Einschätzung des psychosozialen Funktionsniveaus sollten auch die Ressourcen und Stärken erhoben und berücksichtigt werden. Für die therapeutischen Planungen, für die Versorgung und die Betreuung eines Kindes mit einer Autismus-Spektrum-Störung sind die Selbstständigkeit des Kindes und seine adaptiven Fertigkeiten von zentraler Bedeutung. Ganz spezifische alltagspraktische Fertigkeiten, Hobbys und Interessen, bevorzugte Aktivitäten, Kompetenzen, schulische Anpassung und andere Ressourcen wie beispielsweise die soziale Motivation sollten dezidiert dokumentiert werden. Auch die Ressourcen sind Teil der globalen Beurteilung des psychosozialen Funktionsniveaus.

Tabelle 6: Zusammenfassung der globalen Beurteilung des psychosozialen Funktionsniveaus nach Achse 6 des Multiaxialen Klassifikationsschemas (Remschmidt et al., 2006)

	Psychosoziales Funktionsniveau
0	*Gute soziale Funktionen,* gute zwischenmenschliche Beziehungen mit Familie, Gleichaltrigen, Erwachsenen, verfügt über ein gutes Spektrum an Freizeitaktivitäten und Interessen sowie Problemlösefertigkeiten.
1	*Mäßige soziale Funktionen* mit vorübergehenden oder geringeren Schwierigkeiten in ein oder zwei Bereichen, in den anderen unauffällig.
2	*Leichte soziale Beeinträchtigungen* mit adäquatem Funktionsniveau in den meisten Bereichen, aber leichten Schwierigkeiten in ein oder zwei Bereichen.
3	*Mäßige soziale Beeinträchtigung* in mindestens ein oder zwei Bereichen.
4	*Ernsthafte soziale Beeinträchtigung* in mindestens ein oder zwei Bereichen (z. B. erheblicher Mangel an Freunden, Unfähigkeit, mit neuen sozialen Situationen zurechtzukommen).
5	*Ernsthafte und durchgängige soziale Beeinträchtigung* in den meisten Bereichen.
6	*Funktionsunfähig in den meisten Bereichen,* benötigt ständige Aufsicht zur Bewältigung basaler Alltagsaufgaben.
7	*Schwere und durchgängige soziale Beeinträchtigung,* z. B. manchmal unfähig zur minimalen Körperhygiene, oder schwere Beeinträchtigung in allen Bereichen der Kommunikation.
8	*Tiefe und durchgängige soziale Beeinträchtigung,* z. B. ständige Unfähigkeit, für die eigene Körperhygiene zu sorgen, oder ständige Gefahr für sich selbst oder andere.

Hilfreiche Materialien:

Alltagspraktische Fertigkeiten:

- Die *Bayley Scales of Infant and Toddler Development-III* (Bayley-III Scales; Reuner & Rosenkranz, 2014) erfassen neben einem Test zur kognitiven, sprachlichen und motorischen Entwicklung auch die sozial-emotionale Entwicklung und das adaptive Verhalten.
- Das globale psychosoziale Funktionsniveau kann auch anhand der Achse 6 des *Multiaxialen Klassifikationsschemas* eingeschätzt werden (Remschmidt et al., 2006).
- Neben der Erfassung psychiatrischer Störungskategorien enthält das *Kinder-DIPS* (Schneider et al., 2008) einen Teil zur Erfassung des Funktionsniveaus mit einer beispielhaften Darstellung des jeweiligen Anpassungsniveaus.

Ressourcen:
- Die *Child Behavior Checklist* enthält neben den Skalen zur Erfassung von Psychopathologien auch eine Skala zur Erfassung der Ressourcen, Stärken und Interessen des Kindes (CBCL; Döpfner et al., 2014).
- Der kostenlos erhältliche *Strengths and Difficulties Questionnaire* (SDQ) beinhaltet neben der Erfassung von Schwierigkeiten auch eine Skala zum prosozialen Verhalten des Kindes (Goodman & Goodman, 2009).

Stärken und Schwächen

Profil der Stärken und Schwächen: Am Ende des diagnostischen Prozesses sollte gemeinsam mit den Eltern ein Profil von Stärken/Ressourcen und Schwächen/Defiziten erstellt werden. In dieses Profil sollten Informationen aus allen Bereichen der diagnostischen Leitlinien einbezogen und zusammengefasst werden. Darauf aufbauend können zielgerichtete Förder- und Unterstützungsmaßnahmen konzeptualisiert werden.

Aufklärung der Eltern über Diagnose, Prognose, therapeutische Empfehlungen

L9 **Leitlinie 9: Aufklärung der Eltern über Diagnose, Prognose, therapeutische Empfehlungen (Befundgespräch)**

- Die Diagnostik schließt immer mit der sorgfältigen Aufklärung der Familie zur Diagnose, Prognose der Erkrankung und therapeutischen Empfehlungen.
- Wenn keine direkte Behandlung erfolgt, sind Katamnese-Termine zur Überprüfung des weiteren Verlaufs unbedingt empfehlenswert.
- Im Rahmen einer weiteren Behandlung sollten Entwicklungsstand und aktuelle Symptomatik fortlaufend überprüft werden.

Aufklärung der Familie über Diagnose

Jede Diagnosestellung schließt mit der Aufklärung der Familie über die Diagnose und deren Prognose sowie therapeutische Empfehlungen zur Behandlung der Symptomatik. Die Diagnostik ist kein Selbstzweck, sondern soll der Familie eine Erklärung für die bisherigen Schwierigkeiten und Handlungsoptionen bieten. Für die Aufklärung über Symptome, Ursachen, Verlauf und Prognose sollte sich der Diagnostiker/Behandler ausreichend Zeit nehmen und die Fragen der Familie beantworten können. Neben der ausführlichen Aufklärung über die Autismus-Spektrum-Störung-Diagnose werden Informationen über wirksame und entbehrliche Interventionen sowie schulische, berufliche und rechtliche Aspekte als unterstützend erlebt. Wichtig sind auch eine frühzeitige Planung notwendiger Hilfen sowie die Benennung von Ansprechpartnern für die Eltern. Dabei wirken ein empathischer Umgang mit den Eltern sowie eine hohe Fachkompetenz des Aufklärenden unterstützend und können bereits erste

Verunsicherungen und Ängste mildern sowie zu einer erfolgreichen Behandlungsplanung beitragen. Von besonderer Wichtigkeit ist es, Ängste und Schuldgefühle hinsichtlich der Ursachen und der Folgen der Autismus-Spektrum-Störung konkret anzusprechen, aufzugreifen und die Eltern diesbezüglich zu entlasten. Sollte keine direkte Behandlungsplanung indiziert sein, empfehlen sich dennoch weitere *Katamnese*-Termine mit der Familie, um den Verlauf zu überprüfen. Auch im Rahmen einer auf die Diagnostik folgenden Behandlung sollte immer wieder der aktuelle Entwicklungsstand sowie mögliche neu auftretende körperliche und psychische Symptome diagnostisch überprüft werden, um gegebenenfalls eine Modifizierung der Therapieziele vornehmen zu können.

Entlastung durch empathische Wissensvermittlung

2.2 Leitlinien zur Behandlungsindikation

Eine effektive Planung und Durchführung einer Therapie setzt eine differenzierte Förderdiagnostik sowie eine klare Definition der individuellen Therapieziele voraus. Zudem muss der Therapie eine ausführliche autismusspezifische Diagnostik vorangehen (vgl. Kapitel 2.1), in der auch Differenzialdiagnosen und mögliche Komorbiditäten abgeklärt werden. Aus dieser Diagnostik sollten möglichst spezifische individuelle Therapieziele abgeleitet werden. Zur Förderdiagnostik gehören zum einen die Einschätzung der aktuellen autismusspezifischen sowie komorbiden Symptomatik durch Verhaltensbeobachtungen sowie differenzierte Gespräche mit den Eltern und dem Kindergarten/der Schule. Zum anderen muss ein mehrdimensionaler Entwicklungs- oder Intelligenztest durchgeführt werden, um die aktuellen Fertigkeiten des Kindes in den getesteten Bereichen standardisiert einordnen zu können. Bei Verdacht auf eine Sprachentwicklungsverzögerung sollte ein standardisierter Sprachentwicklungstest erfolgen, um diesbezüglich die aktuellen Fertigkeiten des Kindes möglichst objektiv zu erfassen. Bezüglich des adaptiven Verhaltens liegt leider aktuell in Deutschland kein standardisierter Test vor, sodass die Alltagsfertigkeiten und darauf bezogene Therapieziele im Gespräch mit den Eltern und Patienten erfragt werden müssen.

Ableitung spezifischer individueller Therapieziele

Wesentlich bei der Auswahl des aktuell indizierten Therapieverfahrens sind Alter, Ausprägung der Symptome und assoziierte Verhaltensweisen/komorbide psychische Störungen sowie die kognitiven und sprachlichen Fertigkeiten des Kindes oder Jugendlichen mit einer Autismus-Spektrum-Störung sowie die aktuelle Lebensumwelt und die zeitlichen und persönlichen Ressourcen der Familie. Therapieverfahren sollten gezielt ausgewählt werden, um bestimmte Symptome und Verhaltensweisen zu verbessern. Die Diagnose einer Autismus-Spektrum-Störung alleine impliziert nicht per se eine Therapie (es gibt zahlreiche Kinder und Jugendliche, die ohne Therapie bei ausreichendem Verständnis der Bezugspersonen gut im Alltag zurechtkommen). Falls eine Therapie indiziert ist, muss vor Beginn mit Eltern und – falls möglich – Patienten genau überlegt

Vor Therapieaufnahme Klärung der Therapieindikation

und festgelegt werden, welche Therapieziele erreicht werden sollen. Der behandelnde Arzt oder Psychotherapeut entscheidet, mit welchen Maßnahmen die Therapieziele am besten erreicht werden können. Die Therapieplanung und Formulierung von Therapiezielen erfolgt dabei immer individuell, die ausgewählten Methoden werden bezogen auf die Ziele evidenzbasiert eingesetzt. In der Regel sollte außerhalb des Vorschulalters keine langfristig fortlaufende Therapie erfolgen, oft reichen kurze, gezielte Interventionen, die allerdings – ähnlich wie bei anderen chronischen psychischen Störungen, wie z. B. ADHS – durchaus mehrfach erfolgen können, wenn sie erneut notwendig werden. Da sich der Schweregrad der Störung und somit die Symptomvielfalt individuell sehr unterschiedlich darstellen, müssen viele Informationen zu einem Gesamtbild integriert werden, um die Therapiemethoden und das Therapiesetting passend zu den Therapiezielen richtig zu wählen. In Leitlinie 10 sind die wichtigsten Voraussetzungen für die Entscheidungsfindung des geeigneten Verfahrens zusammengefasst.

Außerhalb des Vorschulalters eher kurze Interventionen

L10 Leitlinie 10: Behandlungsindikation

Auf die individuelle Planung der Behandlungsform haben viele verschiedene Faktoren Einfluss. Für eine erfolgreiche Interventionsplanung müssen Informationen zu folgenden Aspekten vorliegen und in die Entscheidungsfindung eingeschlossen werden:

- Bestätigte Autismus-Spektrum-Diagnose mit verlässlichen Verfahren sowie Dokumentation individueller Stärken und Schwächen als Basis für die Planung von individuellen Therapiezielen.
- Körperliche und psychiatrische komorbide Erkrankungen und Symptome, auto- und fremdaggressives Verhalten.
- Familiäre Ressourcen und verfügbare Kapazitäten.
- Chronologisches Alter des Patienten.
- Kognitiver Entwicklungsstand des Patienten in möglichst vielen Bereichen.
- Rezeptives und expressives Sprachniveau des Patienten.
- Wohnort und dementsprechend verfügbare Förderungen vor Ort.

Alle vorhandenen Informationen müssen zu einem Gesamtbild integriert werden, auf dessen Grundlage verschiedene evidenzbasierte Therapiemethoden ausgewählt werden, die auch kombiniert genutzt werden können. Im Sinne der „Spektrum"-Störung kann es keine einheitliche Förderung für Autismus-Spektrum-Störungen geben.

Die aktuell verfügbaren Behandlungsansätze unterscheiden sich hinsichtlich des chronologischen Alters des Patienten, des Entwicklungs- oder kognitiven Niveaus, den sprachlichen Fertigkeiten, dem Schweregrad der Autismus-Symptomatik, den zusätzlich vorhandenen psychiatrischen und somatischen Erkrankungen oder Symptomen sowie den vorhandenen familiären und individuellen Ressourcen. Der Entscheidungsbaum in Abbildung 2 stellt die Fördermöglichkeiten entsprechend der individuellen Voraussetzungen dar.

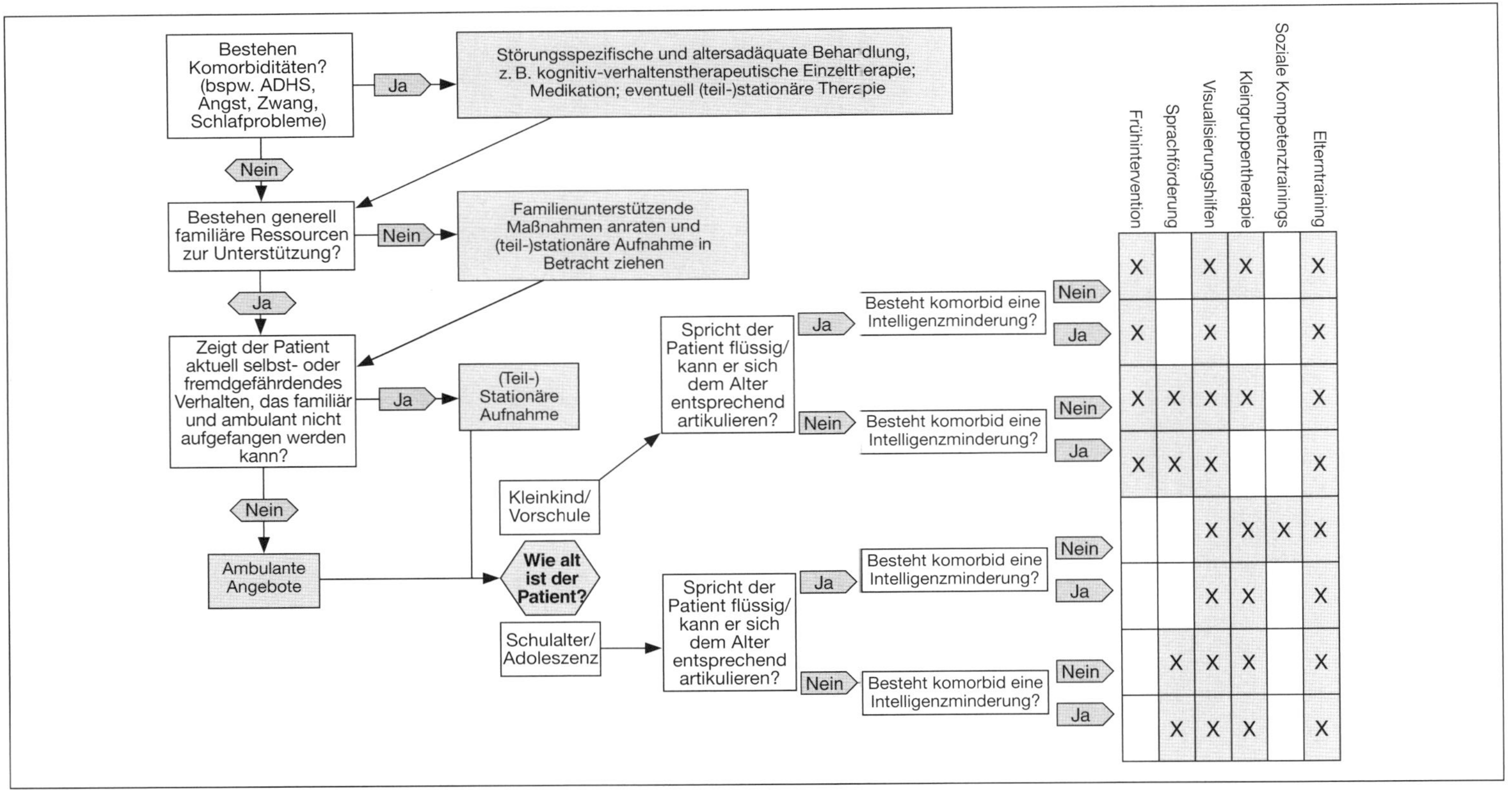

Abbildung 2: Entscheidungsbaum Therapiesetting und Methodenwahl

Auf Grundlage aller Informationen, die dem Arzt bzw. Psychotherapeuten zur Verfügung stehen, sollte ab dem Alter von ca. fünf bis sechs Jahren zunächst abgeklärt werden, inwiefern eine Medikation für begleitende komorbide körperliche und psychische Störungen einschließlich (auto-)aggressiven Verhaltens notwendig ist (vgl. Kapitel 2.3.6).

Krisenintervention

Bei einer akuten Krise, die in der Regel zu einer Notfallvorstellung in einer kinder- und jugendpsychiatrischen Klinik führt und die entweder Suizidalität oder starke Auto- oder Fremdaggression umfasst, muss eine akute stationäre Aufnahme zur Krisenintervention geprüft werden (vor allem im Jugendalter sinnvoll und möglich). Diese akuten Krisen sind allerdings selten und bei frühzeitiger Diagnose, Psychoedukation der Eltern und Lehrer (und des Patienten, wenn möglich) sowie – falls indiziert – ambulanter Therapie klinisch deutlich rückläufig. Im Rahmen der akuten Krisenintervention werden je nach Schweregrad und zugrunde liegender Entstehungssituation evidenzbasierte Therapieverfahren eingesetzt.

Indikationen für (teil-) stationäre Therapien

Zudem sollte die aktuelle familiäre Belastung geklärt werden. Wenn Eltern mit der gesamten familiären und häuslichen Situation sehr belastet sind, stehen ihnen wenige Ressourcen zur Verfügung, um das Kind ausreichend zu unterstützen und anzuleiten. Hier kann ab dem Alter von ca. 4 Jahren eine teilstationäre Aufnahme in spezialisierten Tageskliniken oder auch ab dem Alter von ca. 6 Jahren eine vollstationäre Aufnahme in einer entsprechend erfahrenen, lokalen Klinik für Kinder- und Jugendpsychiatrie, -psychosomatik und -psychotherapie überlegt werden. Eine weitere Indikation für eine (teil-)stationäre Therapie ist eine nicht ausreichende Besserung vor allem komorbider psychischer Störungen im Rahmen der ambulanten Verhaltens- und medikamentösen Therapie. Im Rahmen der (teil-)stationären Therapie kann mit Eltern und Kindern störungsspezifisch gearbeitet werden, die weiterführende ambulante Therapie sowie der Schulbesuch geplant und geübt sowie ggf. familienunterstützende Maßnahmen eingeleitet werden. Eine (teil-)stationäre Aufnahme ist in der Regel indiziert, wenn Kinder oder Jugendliche deutlich ausgeprägte komorbide psychische Störungen, wie z. B. Zwangs-, Angst-, depressive oder Essstörungen zeigen oder im Rahmen einer Krisenintervention bei stark beeinträchtigendem impulsivem oder aggressivem Verhalten, welches im ambulanten Rahmen nicht ausreichend zu beeinflussen ist. Neben den oben erwähnten Vorteilen kann eine (teil-)stationäre Aufnahme zusätzlich für eine eventuell notwendige medikamentöse Einstellung hilfreich sein, um das Verhalten des Kindes über den Tag hinweg beobachten und begleiten zu können.

Außerhäusliche Unterbringung

Erst wenn sich im Rahmen einer (teil-)stationären Therapie herausstellen sollte, dass die Familie auch mit ambulanten Therapie- und Unterstützungsangeboten nicht ausreichend zurechtkommen wird, sollte eine außerhäusliche Unterbringung in einer spezifischen Wohngruppe oder Einrichtung für geistig behinderte Kinder und Jugendliche mit Autismus-Spektrum-Störungen ab dem Grundschul- oder Jugendalter überlegt werden.

In der Regel sollten jedoch zunächst ambulante Angebote genutzt werden, deren Durchführung auch für die meisten Familien möglich ist. Ambulante Angebote sind regional sehr unterschiedlich verfügbar. Es gibt zahlreiche Anbieter im Bereich Frühförderung, aber auch für Schulkinder und Jugendliche. Hierbei sollten alle Angebote kritisch bezüglich der Verwendung von evidenzbasierten Therapiemethoden hinterfragt werden. Eine regelmäßige Überprüfung des Therapiefortschritts sowie der Indikation für die Weiterführung der Therapie sollte im Rahmen jeder Intervention erfolgen. Teilweise wird autismusspezifische Therapie über sogenannte „Autismus-Therapie-Zentren" (ungeschützter Begriff), teilweise über lokale Praxen oder kinder- und jugendpsychiatrische Institutsambulanzen angeboten. Hinweise zu lokalen Anbietern von autismusspezifischer Therapie finden sich z. B. auf der Homepage von Autismus Deutschland e.V.

Ambulante Therapieangebote

Für Eltern ist nach der Diagnose der Erkrankung oder auch im weiteren Verlauf bei grundsätzlichen Fragen zum Krankheitsbild eine psychoedukative Aufklärung indiziert, in der wesentliche Aspekte des Krankheitsbildes, die positive Eltern-Kind-Beziehung, Aspekte der Förderung sowie der Umgang mit herausfordernden Verhaltensweisen in der Gruppe diskutiert und geübt werden. Es ist empfehlenswert, Elterngruppen anhand vergleichbarer Kinder (Alter, Entwicklungsstand, Schweregrad der Erkrankung) zusammenzustellen.

Psychoedukative Elterngruppen empfohlen

Für Kinder im Kleinkind- und Vorschulalter ist in jedem Fall eine verhaltenstherapeutisch basierte autismusspezifische Frühintervention notwendig, die in unterschiedlicher Intensität und Dauer sowie mit individualisierten Therapiezielen erfolgt. Die Förderziele im Rahmen einer Frühintervention werden entsprechend der Förderdiagnostik sowie vorhandener komorbider Erkrankungen formuliert. Bei Kindern mit einer Sprachentwicklungsverzögerung kann zusätzlich eine logopädische Behandlung indiziert sein, die aber autismusspezifisch und in enger Abstimmung mit der autismusspezifischen Frühintervention erfolgen sollte. Ebenso können bei ausgeprägten fein- und grobmotorischen Problemen zusätzlich Ergo- oder Physiotherapie indiziert sein, wobei hier ebenfalls autismusspezifische Kenntnisse bei den Therapeuten vorliegen sollten.

Im Kleinkind- und Vorschulalter autismusspezifische Förderung notwendig

Von Visualisierungshilfen zur Strukturierung und Orientierung profitieren alle Kinder und Jugendlichen mit einer Autismus-Spektrum-Störung; die Materialien müssen dem jeweiligen Entwicklungsstand und kognitiven Niveau der Patienten angepasst werden. Sie sollten nur so wenig wie nötig und möglichst auch flexibel unter Mitarbeit des Kindes eingesetzt werden, um die Kinder und Jugendlichen nicht davon abhängig zu machen oder rigide Verhaltensweisen zu fördern.

Einsatz von Visualisierungshilfen

Förderangebote in Kleingruppen ab dem Vorschulalter setzen voraus, dass Kinder zumindest einige basale Kommunikations- und Interaktionsfertigkeiten besitzen. Sie fördern vor allem die spielerische Interaktion und Kommunikation mit anderen Kindern.

Soziale Kompetenztrainings

Soziale Kompetenztrainings sind konzipiert für Schulkinder und Jugendliche, deren kognitives und sozial-kommunikatives Niveau es zulässt, in einer Gruppe mit anderen zu interagieren, strukturiert über Themen zu sprechen, eigenes Verhalten zu reflektieren und neue Verhaltensweisen auszuprobieren und regelmäßig zu üben.

Zusätzlich müssen komorbide psychische Störungen (z. B. Angststörungen) bei entsprechenden kognitiven Voraussetzungen lege artis auch mit den entsprechenden störungsspezifischen verhaltenstherapeutischen Ansätzen im Rahmen der individuellen oder gruppenbasierten Verhaltenstherapie behandelt werden.

2.3 Leitlinien zur Therapie

Im Folgenden sind die wesentlichen Interventionen für Kinder und Jugendliche mit Autismus-Spektrum-Störungen, die außerhalb der Schule im Rahmen therapeutischer Institutionen angeboten werden können, ausführlich dargestellt. Abschließend wird ein Ausblick zu den Möglichkeiten schulischer und beruflicher Förderung gegeben. Das Kapitel beginnt mit einer Einführung in ethische und methodische Grundlagen, die für jegliche Intervention handlungsleitend sein sollten. Anschließend werden Therapiemöglichkeiten im Vorschulalter und im Schul- und Jugendalter dargestellt, wobei die Differenzierung in Kinder mit Intelligenzminderung (IM) und ohne IM vor allem deshalb vorgenommen wird, weil zahlreiche kognitive Verfahren nur bei guter Begabung und ausreichend vorhandenen Selbstreflexionsfertigkeiten des Kindes bzw. Jugendlichen eingesetzt werden können. Kinder mit IM hingegen benötigen dagegen sehr viel mehr Strukturierungshilfen und externes Kontingenzmanagement. Diese Methoden sollten bei Kindern und Jugendlichen ohne IM nur soweit dringend nötig eingesetzt werden, um deren Selbstständigkeit und Flexibilität zu fördern, die für die schulische und berufliche Integration wichtig sind.

Aufteilung Therapieverfahren für Kinder mit und ohne IM

In Kapitel 1 wurde deutlich, dass Interventionen im Vorschulalter (vgl. Kapitel 1.8.2) vergleichsweise gut empirisch untersucht sind, ebenso auch Psychoedukation der Eltern (vgl. Kapitel 1.8.1) und Gruppentherapien im Schul- und Jugendalter ohne IM (vgl. Kapitel 1.8.5). Zu individueller Psychotherapie existieren keine Studien, und auch bei IM (vgl. Kapitel 1.8.4) ist die Studienlage ab dem Grundschulalter sehr dünn, mit Ausnahme medikamentöser Therapieverfahren. Aus diesem Grund wird in diesem Kapitel teilweise auf die klinische Erfahrung zurückgegriffen. Wesentlich ist, dass jeweils fokussierte Therapieziele im Rahmen einer zeitlich befristeten Therapie formuliert werden und der Therapieerfolg immer gut überprüft wird.

Wenig Studien ab Grundschulalter

Tabelle 7 gibt einen Überblick über die im Folgenden formulierten Leitlinien zur Therapie von Kindern und Jugendlichen mit Autismus-Spektrum-Störungen.

Tabelle 7: Übersicht über die Leitlinien zur Therapie

L11	Ethische und methodische Grundlagen
L12	Psychoedukation Eltern, Betroffene, Erzieher, Lehrer
L13	Autismusspezifische Therapie im Vorschulalter
L14	Psychotherapie ab dem Grundschulalter bei Kindern und Jugendlichen mit Intelligenzminderung
L15	Behandlung von Kindern und Jugendlichen ohne Intelligenzminderung
L16	Pharmakotherapie
L17	Schulische und berufliche Förderung

2.3.1 Ethische und methodische Grundlagen

L11 **Leitlinie 11: Ethische und methodische Grundlagen**

- Das zugrunde liegende Menschenbild basiert auf humanistischen Prinzipien.
- Die therapeutische Grundhaltung gegenüber Patienten mit einer Autismus-Spektrum-Störung und ihren Familien ist von Wertschätzung und Verständnis für die Besonderheiten der Erkrankung gekennzeichnet.
- Umsetzbare Interventionsziele sind solche, die unter den jeweils individuell gegebenen Umständen gemeinsam mit der Familie festgelegt und als realistisch erreichbar eingeschätzt werden können.
- Wesentliches Kernelement der Interventionen sind verhaltenstherapeutische Methoden.
- Alle Interventionen setzen gutes entwicklungspsychologisches Wissen sowie gute Kenntnisse der störungsspezifischen Einschränkungen und Ressourcen voraus.

Menschenbild

Kinder und Jugendliche, die von ihren Eltern bzw. Sorgeberechtigten vertrauensvoll in die Behandlung eines Therapeuten gegeben werden, stehen insbesondere im Hinblick auf ihre krankheitsspezifischen Wahrnehmungs- und Verhaltensweisen im Mittelpunkt der Therapie. Das humanistische Menschenbild sieht in jedem Menschen eine eigenständige, ganzheitliche Persönlichkeit, die in ihrer Freiheit und Würde wertge-

Humanistisches Menschenbild

schätzt wird. Unter Berücksichtigung der individuellen Ressourcen soll die Entwicklung von Autonomie und Selbstständigkeit gefördert werden. Es sollen Strategien vermittelt werden, die es dem Individuum ermöglichen, ein weitgehend selbstbestimmtes Leben zu führen. Deswegen ist in der Therapie grundsätzlich ein positives, motivierendes Lernumfeld zu schaffen, das die Eigeninitiative der Kinder und Jugendlichen betont und fördert. Basierend auf Empathie, Transparenz, Echtheit sowie der Erarbeitung eines gemeinsam entwickelten Zielkonsens erwächst eine gute therapeutische Arbeitsallianz zwischen Therapeut, Eltern bzw. Sorgeberechtigten und Patient. Grundkenntnisse in motivierender Gesprächsführung und eine Orientierung an allgemeinen Wirkmechanismen der Psychotherapie, wie z. B. Ressourcenaktivierung, Problemaktualisierung, kognitiv-affektive Klärung und Hilfestellung bei der Problembewältigung sind hilfreich. Zentral sind auch die Aufklärung über wissenschaftlich fundierte, wirksame Interventionen und nicht zu empfehlende Methoden.

Kenntnisse und Fertigkeiten der Therapeuten

Sowohl die Förderdiagnostik als auch die Behandlung von Autismus-Spektrum-Störungen setzt zahlreiche Kompetenzen aufseiten der Therapeuten voraus (im Folgenden meint „Therapeuten" alle Berufsgruppen, die mit Kindern und Jugendlichen mit Autismus-Spektrum-Störungen und ihren Eltern bzw. Angehörigen arbeiten, z. B. Ärzte für Kinder- und Jugendpsychiatrie und -psychotherapie, Kinder- und Jugendlichenpsychotherapeuten, [Heil-/Sonder-]Pädagogen, Logopäden, Ergotherapeuten, Integrationshelfer). Zum einen müssen sowohl die förderdiagnostischen als auch die evidenzbasierten Therapieverfahren sehr gut beherrscht werden, was einer fundierten Ausbildung und spezifischer Fortbildungen bedarf, die jedoch in Deutschland bisher nicht in ausreichender Zahl angeboten werden. Zum anderen müssen die Therapeuten Geduld, Selbstreflexionsfertigkeiten, Fertigkeiten der Perspektivübernahme in die autistische Symptomatik des Kindes bzw. Jugendlichen, sowie Humor und Gelassenheit mitbringen und dürfen sich durch das sozial oft unbeholfene Verhalten ihrer Patienten (sowie teilweise auch der Eltern) nicht kränken lassen. Eine gute Einschätzung adäquater Anforderungen im Hinblick auf das Entwicklungsalter sollte ebenso beherrscht werden. Autismusspezifische Therapie führt zu deutlichen Verbesserungen der Kompetenzen, des Verhaltens und auch des Selbstwertes der Patienten, aber die Fortschritte werden nur durch kontinuierliches Üben und teilweise auch in langsamem Tempo erzielt. Regelmäßige Super- und Intervision ist notwendig, um die genannten Fertigkeiten zu erlernen und beizubehalten.

Fundierte Aus- und Weiterbildung des Therapeuten notwendig

Therapieziele

Therapieziele

Grundsätzliche, zentrale Therapieziele sind die Förderung sozialer Interaktion und Kommunikation, der Abbau störender Verhaltensweisen, die Förderung von Handlungsplanung und Selbstorganisation sowie alltagspraktischer Fertigkeiten. Ebenso sollte die Lebensqualität von Patienten und Angehörigen im Vordergrund stehen. Eine Heilung oder vollständige Remission von Autismus-Spektrum-Störungen kann und darf nicht als Therapieziel formuliert werden. Auf die Generalisierung von Fertigkeiten in sehr unterschiedlichen Kontexten muss im Rahmen der Therapie besonders geachtet werden.

Aufgrund des vielfältigen Erscheinungsbildes von Autismus-Spektrum-Störungen, dem unterschiedlichen Entwicklungsalter sowie der zahlreichen psychiatrischen komorbiden Erkrankungen müssen spezifische Therapieziele jeweils individuell festgelegt und die dazu passenden Methoden entsprechend ausgewählt werden. Auch die o. g. global formulierten Therapieziele können nur über individuell ausgestaltete, dem Entwicklungsalter angemessene Therapieziele geübt und erreicht werden. Bei der Therapieplanung müssen die individuellen Gegebenheiten des Patienten, des Familiensystems sowie des weiteren Umfelds (Kindergarten bzw. Schule) berücksichtigt werden. Die vereinbarten Therapieziele sollen von allen Beteiligten gemeinsam befürwortet und in einer angemessenen Zeit erreicht werden können.

Einbezug des Umfelds in Therapieplanung

Für den therapeutischen Erfolg und die Behandlungsmotivation ist die Festlegung sukzessiv zu erreichender Teilziele unerlässlich. Diese werden entsprechend des individuellen Entwicklungsverlaufs jeweils aktualisiert und angepasst. Der Einbezug von Eltern ist immer wesentlich, der zusätzliche Einbezug von Erziehern, Lehrern und Integrationskräften bietet sich bei zahlreichen Interventionen an; in der Frühförderung ist er unerlässlich.

Teilziele wichtig

Setting der Behandlung

In jedem Therapiesetting mit Kindern und Jugendlichen mit einer Autismus-Spektrum-Störung sollten die unten erläuterten spezifischen Methoden zur Anwendung kommen. Ebenso ist es hilfreich, die Räumlichkeiten, in der die autismusspezifische Therapie stattfinden soll, möglichst reizarm zu gestalten, um den Kindern und Jugendlichen mit einer Autismus-Spektrum-Störung die Fokussierung der Aufmerksamkeit auf die jeweilige therapeutische Intervention/Aktivität zu erleichtern. Die Situationen sollten so gestaltet werden, dass sie für das Kind Orientierung bieten und damit vorhersagbar und gut einschätzbar sind. Hier kommen in der Regel auch zahlreiche visuelle Unterstützungsmethoden zum Einsatz (siehe auch die Materialien M03 und M04 in Kapitel 4). Für Grup-

Reizarme, überschaubare Therapieumgebung

pen- und Elterntrainings bieten sich schön gestaltete Gruppenräume mit Flipchart und Beamer an.

Entwicklungspsychologische Grundlagen

Für die individuelle Therapiezielplanung ist es unerlässlich, dass der Therapeut über grundlegendes entwicklungspsychologisches Wissen vom Kleinkind- bis in das Erwachsenenalter verfügt. Das aktuelle Entwicklungs- oder Intelligenzniveau des jeweiligen Patienten muss vor Therapiebeginn standardisiert erhoben werden. Insbesondere die Einschätzung der sprachlichen und kognitiven Fertigkeiten, die die Grundlage für weitere Lernprozesse ebnen, sowie der sozialen Entwicklung sind hier als elementar zu nennen.

Störungsspezifische kognitive Einschränkungen

Bei Autismus-Spektrum-Störungen finden sich zahlreiche störungsspezifische kognitive Einschränkungen, die altersabhängig ausgeprägt sind. Im Rahmen dieses Leitfadens können sie leider nicht ausführlich dargestellt werden, weshalb auf die speziellen Manuale zur Frühförderung, Gruppentherapie oder Elterntrainings verwiesen wird, in denen diese Aspekte ausführlicher dargestellt sind (vgl. hierzu Kapitel 3).

Verhaltens- und lerntherapeutische Grundlagen

Tabelle 8: Übersicht über verhaltens- und lerntherapeutische Methoden

Methoden zum Verhaltensaufbau	Methoden zum Verhaltensabbau
– Klassische Konditionierung – Operante Methoden: Verstärkung – Shaping, Chaining – Direkte Hilfestellung/Prompts – Assoziatives Lernen – Imitation/Modelllernen – Selbstreflexives Lernen	– Operante Methoden: Indirekte Bestrafung – Training alternativer Verhaltensweisen

Anwendung des SORKC-Schemas notwendig

Im Rahmen jeder autismusspezifischen Therapie sind praktische Kenntnisse in der Anwendung des SORKC-Schemas sowie der in Tabelle 8 genannten spezifischen Methoden des Verhaltensauf- und -abbaus notwendig. Im Rahmen von Elterntrainings werden, neben allgemeinen Informationen zum Krankheitsbild, diese Grundlagen auch Eltern mit dem Ziel der Herstellung positiver Interaktionserfahrung über verschiedene Formen von Verstärkung sowie effektivem Umgang mit schwierigen Verhaltensweisen vermittelt. In der Frühförderung, die zunächst einzeln mit dem Kind erfolgt, und in der Gruppentherapie sind diese Methoden ebenfalls grundlegend.

Verhaltensanalysen und Verstärkung

Insbesondere schwierige Verhaltensweisen oder „Lernblockaden" können sehr gut durch Verhaltensanalysen, z. B. anhand des SORKC-Schemas beschrieben und analysiert werden (siehe Material M05 in Kapitel 4; S = Stimulus; O = Organismus; R = Reaktion; K = Kontingenz; C = Konsequenz). Das Ziel einer horizontalen Verhaltensanalyse anhand des SORKC-Schemas ist es jeweils, den besten Ansatz für eine spezifische Intervention zur Änderung eines spezifischen Verhaltens oder einer spezifischen Reaktion zu finden. Für Kinder mit einer Autismus-Spektrum-Störung ist besonders die „Organismus"-Variable zu beachten, die einen starken Einfluss hat.

Horizontale Verhaltensanalyse

Im sogenannten Kontingenzschema werden die verschiedenen Arten der Verstärkung, die zur Modellierung von Verhalten eingesetzt werden, dargestellt (vgl. Tabelle 9).

Tabelle 9: Kontingenzschema

	Darbietung	**Entfernung**
Positiver Reiz	Positive Verstärkung (= Belohnung) → „C+" im SORKC-Modell	Indirekte Bestrafung → „C+/" im SORKC-Modell
Negativer Reiz	Direkte Bestrafung → „C–" im SORKC-Modell	Negative Verstärkung (= indirekte Belohnung) → „C–/" im SORKC-Modell

In der autismusspezifischen Verhaltenstherapie sind der Motivationsaufbau und die Förderung des Lernens durch positive, ggf. auch negative Verstärkung wesentlich. Es gibt zahlreiche und unterschiedliche Formen von positiver Verstärkung, die den entsprechenden Therapiemanualen entnommen werden können. Auch negative Verstärkung kann sinnvoll eingesetzt werden. Kinder mit einer Autismus-Spektrum-Störung lernen hingegen über Bestrafung in der Regel kaum, und es darf aus ethischen und therapeutischen Gründen nur indirekte Bestrafung eingesetzt werden. Der Aufmerksamkeitsentzug bei unerwünschtem Verhalten beispielsweise ist eine effektive indirekte Bestrafungsmethode („Löschen").

Positive und negative Verstärkung

Weitere Lernmethoden

Neben der klassischen und operanten Konditionierung werden zahlreiche weitere Lerntechniken in der Therapie mit Kindern und Jugendlichen mit einer Autismus-Spektrum-Störung eingesetzt. Darunter finden sich z. B. Prompting (aus dem Englischen für „anregen“ oder „soufflieren“ und meint konkrete Hilfestellungen zum Aufbau von erwünschten Verhaltensweisen), Shaping und Chaining, assoziatives Lernen, Lernen durch Imitation und Lernen am Modell sowie bei gut begabten Kindern und Jugendlichen auch Lernen durch Selbstreflexion und selbstständiges Erarbeiten alternativer Handlungsmöglichkeiten.

Prompting

Direkte Hilfestellungen/Prompting. Insbesondere im Rahmen der Frühförderung sind zu Beginn des Lernens neuer Fertigkeiten noch physische oder verbale Unterstützungen notwendig, um dem Kind zu helfen, sich dem erwünschten Zielverhalten anzunähern. Diese „Prompts“ sollen so oft/stark wie nötig und so selten wie möglich eingesetzt werden. Es muss weiterhin darauf geachtet werden, dass das Kind sich nicht auf die Hilfestellungen verlässt, sondern möglichst eigeninitiativ mitmacht. Die Prompts sollen deswegen nach einiger Zeit wieder „ausgeschlichen“ werden (Fading). Falls Bilderkarten im Rahmen des Sprachaufbaus zur Förderung der kommunikativen und rezeptiven Fertigkeiten eingesetzt werden, sind auch diese als „Prompt“ zu verstehen, der möglichst bald ausgeschlichen werden soll, damit das Kind aktiv und eigeninitiativ sprechen lernt. Dasselbe gilt für den möglichen Einsatz von computerbasierten Verfahren zur Unterstützung des Sprechenlernens. Diese Methoden dürfen niemals Selbstzweck sein, sondern nur als (möglichst bald überflüssiges) Unterstützungsinstrument eingesetzt werden.

Shaping und Chaining

Shaping und Chaining. Mittels Shaping (Modellierung des Verhaltens in gewünschte Verhaltensweisen) und Chaining (Erlernen einzelner Teilschritte eines komplexen Zielverhaltens, die dann „aneinander gekettet“ werden), können einzelne Verhaltensweisen kleinschrittig vermittelt, verstärkt und dann zu umfassenden Handlungsabläufen ausgebaut werden.

Assoziatives, imitatives und Modellernen

Assoziatives, imitatives und Modellernen. Ein weiteres grundlegendes Lernprinzip in der Therapie mit Kindern und Jugendlichen mit Autismus-Spektrum-Störung ist das Lernen durch Assoziation anhand des wiederholten gemeinsamen Darbietens von Reizen und Üben von Handlungen. Lernen durch Imitation und Lernen am Modell sind erst möglich, wenn wichtige Vorläuferfertigkeiten, wie z. B. Blickkontakt und Aufmerksamkeitsfokussierung erreicht wurden. Wenn Kinder mit einer Autismus-Spektrum-Störung das Prinzip einmal verstanden haben, lernen sie ähnlich zu gesunden Kindern durch Nachahmen verschiedener Kompetenzen oder auch im Rollenspiel neue Fertigkeiten.

Kognitive Methoden und selbstreflektives Lernen

Kognitive Methoden und selbstreflexives Lernen. Diese Methoden sind nur bei gut begabten älteren Kindern und Jugendlichen einsetzbar, wobei hier beachtet werden muss, dass Kinder und Jugendliche mit Autismus-Spektrum-Störung starke Einschränkungen der Selbst- und Fremdwahrnehmung von Empfinden, Verhalten und Emotionen haben. Als Voraussetzung muss zunächst die Perspektivübernahme sowie die Differenzierung in eigene und fremde Gedanken, Gefühle und Meinungen geübt werden, bevor mit dem Betroffenen klassische kognitive Therapiemethoden eingesetzt werden können. Zahlreiche Computerprogramme wurden entwickelt, um soziale Kognitionen zu trainieren. Diese zeigten leider in der Regel kaum einen Generalisierungseffekt und das so erworbene Wissen konnte von den hochfunktionalen Patienten mit einer Autismus-Spektrum-Störung meist nicht in den Alltag übertragen werden. Diese Programme sollten allenfalls interaktiv und im Rahmen eine Gruppentherapie eingesetzt werden.

Generalisierung

Generalisierung. Bei allen erlernten Fertigkeiten muss darauf geachtet werden, dass sie von dem Betroffenen nicht nur im Therapiesetting angewendet oder ausgeführt werden können. Das Gelernte muss generalisiert, also in den Alltag transferiert werden. Dabei besteht häufig die Schwierigkeit, dass Kinder und Jugendliche mit einer Autismus-Spektrum-Störung die Verhaltensweisen oder Handlungsabfolgen nicht grundsatzlich verstehen, sondern vielmehr als festes Muster speichern und nicht flexibel abrufen können. Auch wenn neue Situationen sich zu stark von der Situation unterscheiden, in der das Verhalten erlernt und geübt wurde, kann es zu Abrufschwierigkeiten kommen. Bereits in der Therapie muss deswegen darauf geachtet werden, dass die Übungssituationen variieren und die Eltern darin angeleitet werden, auch im Alltag mit dem Kind oder dem Jugendlichen zu üben.

Hilfreiche Materialien:

Allgemeine Informationen zu verhaltenstherapeutischen und entwicklungspsychologischen Grundlagen finden sich hier:

- Margraf, J. & Schneider, S. (Hrsg.). (2009). *Lehrbuch der Verhaltenstherapie: Band 1: Grundlagen, Diagnostik, Verfahren, Rahmenbedingungen* (3. Aufl.). Heidelberg: Springer.
- Schneider, W. & Lindenberger, U. (Hrsg.). (2012). *Entwicklungspsychologie. Mit Online-Materialien* [Vormals Oerter & Montada] (7., vollst. überarb. Aufl.). Weinheim: Beltz.

Spezifische Therapietechniken und zahlreiche weitere Interventionen für die autismusspezifische Therapie finden sich im folgenden Therapiemanual:

- Teufel, K., Wilker, C., Valerian, J. & Freitag, C. M. (2017). *A-FFIP – Autismusspezifische Therapie im Vorschulalter.* Berlin: Springer.

Aus dem Kapitel 4 können folgende Materialien verwendet werden:

- Methoden der visuellen Unterstützung zeigen die Materialien M03 und M04: M03 zeigt Methoden der visuellen Strukturierung

und M04 zeigt einen beispielhaften Regelplan für Kinder mit Symbolverständnis.
- Für die Erstellung einer Verhaltensanalyse kann das „SORKC-Schema“ in M05 genutzt werden.

2.3.2 Psychoedukation, Elterntrainings und familienunterstützende Maßnahmen

Psychoedukation

Leitlinie 12 umfasst die Empfehlungen zur Aufklärung und Beratung (Psychoedukation) der Eltern und des Umfelds (andere Bezugspersonen, Kindergarten, Schule, Arbeitsplatz). Im Rahmen der Psychoedukation wird wissenschaftlich fundiertes Wissen über die Erkrankung, ihre Ursachen und die Behandlungsmöglichkeiten mit dem Ziel vermittelt, dass die Betroffenen (Kind/Bezugspersonen) ihre Erkrankung besser verstehen, bewältigen und mit ihr umgehen können.

L12 **Leitlinie 12: Psychoedukation Eltern, Betroffene, Erzieher, Lehrer**

Die Psychoedukation der Eltern ist ein grundlegender Baustein der Behandlung. Die Aufklärung und Beratung des Kindes kann abhängig vom Entwicklungsstand und Funktionsniveau ab dem Grundschulalter in altersangemessener Form durchgeführt werden. Wenn im Kindergarten oder der Schule Verhaltensauffälligkeiten auftreten, sollte mit dem Einverständnis der Eltern und des Kindes eine Beratung der Erzieher und Lehrer, ggf. auch der Integrationshelfer, durchgeführt werden. Bei Problematiken im Klassenkontext mit Mitschülern kann mit Einverständnis des Patienten und der Eltern auch eine Aufklärung der Mitschüler hilfreich sein.

Aufklärung und Beratung der Eltern und Erzieher bzw. Lehrer oder anderer wichtiger Bezugspersonen

- Informationen zu Ursachen und Entstehung von Autismus-Spektrum-Störungen.
- Aufklärung über das Störungsbild und Entwicklung eines individuellen Störungsmodells.
- Rolle der Eltern in der Therapie des Kindes.
- Rolle der Diagnose für die Geschwister und die Familie.
- Behandlungsmöglichkeiten und Beratung zur familiären Entlastung.

Dabei müssen die konkreten familiären und schulischen Bedingungen sowie das Funktionsniveau und der Leidensdruck von Kind und Familie berücksichtigt werden.

Psychoedukation des Kindes bzw. Jugendlichen

Die Aufklärung von sehr jungen Kindern und Jugendlichen mit einer komorbiden Intelligenzminderung sollte nach Ermessen der Notwendigkeit und Absprache mit den Eltern erfolgen. Bei Patienten mit durchschnittlicher kognitiver Begabung sollte etwa ab dem Grund-

schulalter immer eine Psychoedukation erfolgen. Die Ausführlichkeit und das Niveau der Aufklärung sind immer abhängig vom individuellen Entwicklungsstand. Inhalte sollten sein:
- Altersgerechte Aufklärung über die Symptomatik und Ursachen.
- Gemeinsame Entwicklung eines persönlichen Störungsmodells.
- Aufklärung über Behandlungsmöglichkeiten und mögliche Unterstützungsmaßnahmen.

Psychoedukation mit Eltern, je nach Alter mit Kind

Die Psychoedukation ist ein essenzieller Bestandteil jeder verhaltenstherapeutischen Intervention. Je jünger das Kind ist, desto mehr müssen dessen Eltern bzw. Bezugspersonen einbezogen werden. Wann die Psychoedukation des Kindes sinnvoll ist, muss auf Grundlage des Entwicklungsstandes in Absprache mit den Eltern entschieden werden, und das Niveau der Aufklärung muss den Problembereichen des Kindes sowie seinen kognitiven Fertigkeiten individuell angepasst erfolgen. Die Beratung von Erziehern und Lehrern darf nur nach Einverständnis der Eltern (schriftliche Schweigepflichtentbindung) stattfinden. Für einen umfassenden Austausch und eine Beratung empfehlen sich „Runde Tische" mit allen Bezugspersonen des Kindes sowie ab dem Grundschulalter mit dem Kind bzw. Jugendlichen, um eine einheitliche Förderung gewährleisten zu können.

Informationen für Eltern und Geschwister. Autismus-Spektrum-Störungen sind in der Regel lebensbegleitende Störungen. Dies impliziert die Notwendigkeit, dass sich alle wichtigen Bezugspersonen auch langfristig mit den störungsspezifischen Besonderheiten des Patienten auseinandersetzen. Eine autismusspezifische Therapie muss immer unter Einbezug der Eltern bzw. Erziehungsberechtigten durchgeführt werden. Da die störungsspezifischen Verhaltensweisen des Kindes situations- und personenübergreifend auftreten, ist die Integration des Umfeldes in die Therapieplanung und -durchführung zu empfehlen. Therapieziele, die im therapeutischen Setting erreicht wurden, werden von autistischen Kindern häufig nicht intuitiv in andere Situationen übernommen oder bei anderen Personen gezeigt. Die Eltern spielen eine wichtige Rolle beim Üben und beim Überführen des Gelernten in den Alltag und fördern so die Generalisierung.

Gemeinsame Entwicklung eines Störungsmodells

Die gemeinsame Entwicklung eines individuellen Störungsmodells sollte sowohl fachliches und allgemeingültiges Wissen zu autistischen Störungen beinhalten, als auch die Symptomausprägung im Einzelfall berücksichtigen. Wissenschaftlich fundierte Informationen zur biologisch bedingten Ätiologie sollen die Eltern hinsichtlich möglicher Schuldzuweisungen entlasten und aufklären. Sämtliche Fragen und Anliegen der Eltern, auch bezüglich eigener Gefühle, sollten im Rahmen der Psychoedukation ihren Raum haben. Die Aufklärung zum Störungsbild sollte stets alle Symptombereiche (Interaktion, Kommunikation und repetitive Verhaltensmuster) abdecken und anhand spezifischer Verhaltensbeispiele des Kindes individuell erläutert bzw. zugeordnet werden (vgl. Kasten 7).

Die in der psychoedukativen Einheit individuell erstellten Materialien für die Familienmitglieder zum Mitnehmen können der vertieften Bearbeitung dienen. Die meisten Eltern informieren sich über verschiedene Medien über Autismus und erhalten aufgrund des vielfältigen Störungsbildes sehr unterschiedliche Informationen, die häufig dazu führen, dass sie verunsichert sind und die Diagnose bei ihrem Kind infrage stellen. Dies kann langfristig zu einer mangelnden Compliance in der therapeutischen Arbeit führen und sollte direkt zu Beginn aufgegriffen werden.

Kasten 7: Beispiel zur psychoedukativen Arbeit mit Eltern

> Unter der zunächst allgemein gehaltenen Überschrift, welches die Besonderheiten ihres Kindes sind, können die Eltern ihr Kind zunächst frei beschreiben. Auf einem Flipchart oder einem Whiteboard ordnet der Therapeut die gesammelten Stichpunkte in einer Tabelle den drei Kernbereichen der Autismus-Spektrum-Störungen (Interaktion, Kommunikation, repetitive Verhaltensweisen) zu. Daran kann das Störungsbild individuell und nachvollziehbar erläutert werden. Hilfreich ist es, wenn der Therapeut das Kind schon einige Male gesehen hat und so auf die Beschreibungen der Eltern eingehen kann. Zu beachten ist, dass zunächst beschreibend gearbeitet und noch nicht in die Problembewältigung eingestiegen werden soll. Die Tabelle kann von den Eltern abfotografiert oder abgeschrieben werden, sodass sie zu Hause darauf zurückgreifen können; eine Mappe für alle Materialien der Elternarbeit sollte angelegt und kontinuierlich erweitert werden.

Information über Verlauf und Prognose der Störung

In Abhängigkeit der Schwere der Störung, den verfügbaren Interventionen und dem Milieu, in dem das Kind lebt, sollte den Eltern auch ein realistischer Überblick zum Verlauf der Störung und hinsichtlich möglicher Zukunftsprognosen gegeben werden. Hoffnungen auf eine vollständige Remission erschweren die Akzeptanz der Diagnose und führen häufig zur Überforderung von Eltern und Kind. Die Interventionsziele sollten möglichst kleinschrittig gemeinsam mit den Eltern geplant und regelmäßig hinsichtlich der aktuellen Umsetzbarkeit überprüft werden.

Überblick über wirksame Verfahren

Aktuelle evidenzbasierte Leitlinien zur Therapie stehen derzeit nur auf Englisch zur Verfügung. Den Eltern muss ein möglichst umfassender Überblick über aktuelle, wissenschaftlich evaluierte, wirksame Verfahren gegeben werden sowie Empfehlungen, welche Ansätze bei ihrem Kind zum aktuellen Zeitpunkt angeraten sind. Zusätzlich benötigen die Eltern Beratung über die lokal angebotenen Therapieverfahren sowie die Beantragungswege (in der Regel findet die Finanzierung in Deutschland über die Sozial- oder Jugendhilfe statt). Ebenso müssen Eltern über nicht zu empfehlende Therapieverfahren aufgeklärt und auch vor ihnen gewarnt werden. Besonders sollte Therapieangeboten, die mit hohen privaten Kosten verbunden sind und Heilung versprechen, mit großer Skepsis begegnet werden. Weitere Maßnahmen zur angemessenen Förderung wie Logopädie bei sprachentwicklungsverzögerten Kindern oder ggf. eine Integrationskraft für die Schule sollten den Eltern empfohlen und beratende Stellen vermittelt werden.

Einbezug der Geschwisterkinder

Auch gesunde Geschwister von Kindern und Jugendlichen mit einer Autismus-Spektrum-Störung müssen in der begleitenden Arbeit besondere Beachtung finden. Das Familienleben unterliegt oft dem Rhythmus, der für das Kind mit einer Autismus-Spektrum-Störung günstig und förderlich erscheint. Geschwisterkinder können jedoch die alltäglich erlebte Aufmerksamkeitsverteilung als ungerecht empfinden, da sie oft hintenanstehen oder auch im Alltag vieles alleine bewältigen müssen. Sich gegenüber Klassenkameraden zu behinderten Geschwistern zu bekennen, fällt nicht allen Kindern leicht. Individuelle Gespräche unter Einbezug der Geschwister, in denen die Bedürfnisse der einzelnen Familienmitglieder thematisiert und praktische Lösungen erarbeitet werden, sind dann sinnvoll.

Informationen für Erzieher und Lehrer. Die Aufklärung und Zusammenarbeit mit Erziehern und Lehrern ist empfehlenswert, muss aber immer zuvor mit den Eltern und (in Abhängigkeit vom Entwicklungsstand) mit dem Kind oder Jugendlichen abgestimmt werden. Rückmeldungen über die Bewältigung des schulischen Alltags und den Kontakt mit Gleichaltrigen auch im Kindergarten können nur Erzieher und Lehrer geben. Regelmäßige „Runde Tische“ bieten die Möglichkeit, spezifische Schwierigkeiten und aktuelle Entwicklungen aufzugreifen und die Fördermöglichkeiten gemeinsam mit allen Bezugspersonen gemeinsam und damit effektiv zu planen und beständig an neue Herausforderungen anzupassen. Zusätzlich gibt es in zahlreichen Bundesländern auch über die Landesschulämter Beratungslehrer, die von Eltern oder Schule angesprochen werden können und in der Schule vor Ort Förderempfehlungen aussprechen können.

„Runde Tische“

Informationen für die betroffenen Kinder und Jugendlichen. Manche Kinder merken schon früh, dass sie anders sind oder anders behandelt werden als die übrigen Kinder. Eine Aufklärung empfiehlt sich, wenn Kinder gezielt danach fragen oder ab dem Schulalter, wenn vermehrt Interaktionsprobleme mit anderen Schülern auftreten. Bei älteren Kindern und Jugendlichen mit einem durchschnittlichen kognitiven Niveau ist die Psychoedukation immer eine wichtige Grundlage für die therapeutische Arbeit und die Compliance der Patienten. Häufig findet im Rahmen von sozialen Kompetenztrainings für Jugendliche auch Gruppenpsychoedukation statt. Eine Psychoedukation der jüngeren oder kognitiv schwächeren Kinder sollte in Absprache und Zusammenarbeit mit den Eltern geplant werden, weil dies zu weiteren Fragen oder auffälligen Verhaltensweisen außerhalb des Therapiekontextes führen kann.

Psychoedukation des Patienten

Entwicklung eines individuellen Störungsmodells

Die Psychoedukation sollte stets an den individuellen Entwicklungsstand angepasst und unter Berücksichtigung der subjektiven Wahrnehmungs-, Informationsverarbeitungs- und Bewertungsprozesse erfolgen (vgl. Kasten 8). Das individuelle Störungsmodell sollte gemeinsam mit den Patienten erarbeitet und anschaulich an konkreten Verhaltensbeispielen erklärt werden. Für jüngere Kinder oder Kinder mit niedrigerem kognitiven Niveau eignen sich dafür Bilderbücher zum Thema Autismus; für kognitiv gut begabte Kinder bzw. Jugendliche gibt es ebenfalls Arbeitsmaterialien sowie Autobiografien von anderen Betroffenen, über die man ins Gespräch kommen kann. Es geht dabei um die mit einer Autismus-Spektrum-Störung einhergehenden Besonderheiten in den Bereichen Interaktion, Kommunikation und repetitive Verhaltensweisen. Der Begriff „Autismus“ kann dabei als Label für individuelle Schwierigkeiten genutzt werden. Den Patienten sollte vermittelt werden, dass sich unter diesem Begriff Verhaltensweisen zusammenfassen lassen, die auch andere Personen mit Autismus-Spektrum-Störung zeigen, jedoch eine individuelle Ausprägung aufweisen. Erläuterungen zur sozialen Angemessenheit und den Folgen des Verhaltens müssen dem Patienten gezielt und feinfühlig aufgezeigt werden, da die Störung es mit sich bringt, dass viele Betroffene aufgrund fehlender Fertigkeiten zur Reflexion und Perspektivenübernahme oft keine Notwendigkeit sehen, ihr Verhalten ändern zu müssen. Die Stärken des Kindes sollten bei der Psychoedukation einen ebenso großen Raum einnehmen wie seine Schwierigkeiten. Dies führt auf Dauer mit einer höheren Wahrscheinlichkeit zur Akzeptanz der Diagnose und Compliance in der Therapie. Bei jungen Kindern und Jugendlichen mit niedrigerem kognitivem Funktionsniveau können zunächst Kinderbücher und Comicclips verwendet werden, um sich langsam an das Thema „anders sein“ heranzutasten. Informationen zu den Ursachen sollten ebenfalls kindgerecht erklärt werden. Es bietet sich an, mit einfachen Erklärungsmodellen zu arbeiten, wie z. B., dass soziales Lernen im Rahmen einer normalen Entwicklung automatisiert stattfindet und dieses automatisierte Lernen bei Autismus-Spektrum-Störungen häufig fehlt, sodass Betroffene dies gezielt lernen und üben müssen. Diese Erklärung vermittelt dem Kind, keine Schuld an der Entstehung der Schwierigkeiten zu haben. Gleichzeitig zeigt es auf, dass das Kind die Möglichkeit hat, neue Kompetenzen zu erlernen und somit aktiv Einfluss auf den Verlauf der Störung nehmen zu können.

Miteinbezug der Stärken des Patienten

Kasten 8: Beispiel zur psychoedukativen Einheit mit Kindern

Benötigte Vorläuferfertigkeiten: Das Kind muss, neben ausreichenden sprachlichen Kompetenzen, unter anderem den Unterschied zwischen „gleich“ und „anders“ (zunächst bei Gegenständen und dann auch in Bezug auf menschliche Eigenschaften) verstanden haben. Zudem werden für die Psychoedukation auch grundlegende Selbstwahrnehmungs- und Perspektivübernahmefähigkeiten benötigt.

Nachdem gemeinsam ein Buch (z. B. über den Elefanten „Elmar“) angeschaut wurde, überlegt der Therapeut mit dem Kind (und evtl. einem Sorgeberechtigten) zusammen, woran man merkt, dass Elmar anders ist als die anderen Tiere und was dies für Elmar bedeutet. Stärken und Besonderheiten sowie Schwierigkeiten von Elmar können so herausgearbeitet und notiert oder ggf. bildhaft festgehalten werden. Der Transfer auf das Kind kann dann ebenfalls anhand von Stärken und Besonderheiten des Kindes erfolgen. Dazu können z. B. unterschiedliche Merkmale (Haarfarbe, Augenfarbe) sowie individuelle Vorlieben und Stärken (Lieblingsfarbe, Lieblingsessen, Interessen und Hobbys) verschiedener Personen (Kind, Eltern, Geschwister, Therapeut usw.) verdeutlicht und verglichen werden. Auch Schwierigkeiten, die das Kind möglicherweise mit anderen Kindern oder bei Anforderungen im Alltag hat, können dabei aufgegriffen werden.

Ziel ist es, dem Kind zu vermitteln, dass Menschen unterschiedlich sind, dies jedoch nicht „falsch“ oder schlimm ist, und dass es aufgrund der jeweiligen Besonderheiten auch zu bestimmten Schwierigkeiten (z. B. zu Streitigkeiten beim Spielen) kommen kann. Um das Kind zu entlasten, ist es wichtig zu erwähnen, dass das Kind mit seinen Schwierigkeiten nicht alleine ist, sondern dass es viele andere Kinder mit spezifischen Besonderheiten gibt.

Psychoedukative und weitere Elterntrainings

Vermittlung von Grundlagen durch Elterntrainings

Neben der o. g. individuellen und kontinuierlichen Arbeit mit den Eltern sind psychoedukative Elterntrainings in der Gruppe sehr hilfreich, um Eltern grundlegende Aspekte des Krankheitsbildes zu vermitteln, ihre Fragen aufzugreifen, effektive Erziehungsmaßnahmen zu erarbeiten und auch im Rollenspiel zu üben sowie sich gegenseitig zu unterstützen. Auch unterschiedliche Gefühle der Eltern (z. B. Schuld, Hilflosigkeit, Verzweiflung, Ärger), die in Bezug auf die Diagnose des Kindes auftreten können, können in der Gruppe angesprochen und bearbeitet werden. Es ist empfehlenswert, dass ein Elterntraining durch zwei Verhaltenstherapeuten geleitet wird, die sich mit Autismus-Spektrum-Störungen inhaltlich gut auskennen und auch individuell mit den Kindern arbeiten. Die Therapeuten können sich im Training die Aufgaben teilen, Kleingruppenarbeiten moderieren und Krisensituationen auffangen.

Methodische Elemente von Elterntrainings, die auch im Einzelgespräch mit den Eltern eingesetzt werden, sind z. B. kognitive Methoden der Problemlösung: Entwicklung einer Zielsetzung, Brainstorming über mögliche Lösungen, Erarbeiten und Auswahl einer als günstig angesehenen Lösung sowie die konkrete Handlungsplanung, die zum Ziel führt und regelmäßig überprüft und ggf. angepasst wird. Störungsspezifisches Wissen über Autismus-Spektrum-Störungen aufseiten des Therapeuten ist dazu unerlässlich.

Mikroanalysen mit SORKC-Modell

Auch vereinfachte Mikroanalysen mit dem SORKC-Modell werden im Elterntraining vermittelt (siehe auch M05 in Kapitel 4). Dies verbessert aufseiten der Eltern zum einen das Verständnis von zunächst „merkwürdig“ anmutenden Verhaltensweisen des Kindes, zum anderen lassen sich hier Ansatzpunkte für effektive Erziehungs- und Förderstrategien gut vermitteln.

Unterschiedliche Schwerpunkte der Elterntrainings

Insgesamt gibt es sehr differenziert konzeptualisierte Elterntrainings, die sich mit jeweils eigenen Zielen und Schwerpunkten an spezielle Zielgruppen wenden. Eine grundlegende Wissensvermittlung (Psychoedukation) zum spezifischen Störungsbild wird bei den meisten Programmen am Anfang des Trainings durchgeführt. Unterschiede bestehen in der Zielgruppe (Alter und Diagnose des Kindes) und in der Intensität der Programme (Einbezug des Kindes, zeitliche Beanspruchung der Beteiligten). Neben psychoedukativen Elterntrainings gibt es auch Elterntrainings zur Sprachförderung oder solche, in denen die Förderung der Kommunikation und der sozialen Interaktion im Vordergrund steht. Viele der Programme finden meist über einen klar begrenzten Zeitraum (z. B. wöchentliche Treffen über drei Monate) statt, einige werden über einen längeren Zeitraum durchgeführt und sind sehr zeitintensiv. Besonders zu beachten ist bei den Elterntrainings die Auswahl der Teilnehmerinnen und Teilnehmer: Es ist wichtig, dass die Elterngruppen weder zu klein noch zu groß sind und dass sie homogen bezüglich des Störungsbildes des Kindes zusammengestellt sind. Erst dann kann gewährleistet werden, dass spezielle Probleme adäquat behandelt werden können. Dies bedeutet, dass vor Beginn des Trainings im Einzelkontakt Vorgespräche notwendig sind, um ein fruchtbares Arbeitsklima zu sichern, in dem sich alle Eltern gut versorgt und aufgehoben fühlen.

Homogene Gruppen empfehlenswert

Familienunterstützende Dienste

Familienentlastender Dienst

Falls eine Familie trotz der o. g. Interventionen im Alltag deutliche Schwierigkeiten im Umgang mit ihrem Kind hat oder auch mehr Unterstützung bezüglich der Geschwisterkinder benötigt, kann über das Sozialamt oder ggf. auch über die Pflegekasse ein sog. Familienentlastender Dienst beantragt werden. Die Familien erhalten hierbei personelle Unterstützung, die z. B. die Nachmittagsbetreuung für das Kind übernimmt und somit die Eltern entlastet. Auch Ferienfreizeitprogramme werden teilweise angeboten. Die Einsatzzeiten und -arten des Dienstes werden dabei individuell besprochen. In einigen Familien kann auch der Einsatz einer sozialpädagogischen Familienhilfe nach SBG VIII hilfreich sein; sie wird vom Jugendamt finanziert. Ziel ist die Unterstützung der Eltern bei der Erziehung des Kindes sowie bei der Haushaltsführung. Voraussetzung für diese Art der Jugendhilfemaßnahme ist, dass in der Familie ein erhöhter Bedarf an erzieherischer Unterstützung vorliegt. Es ist dabei immer darauf zu achten, dass die Person, die in die Familie kommt, ein gutes Verständnis der Besonderheiten des Kindes mit Autismus-Spektrum-Störung hat.

Sozialpädagogische Familienhilfe

Hilfreiche Materialien:

Allgemeine Informationen sowie Grundlagen zur Finanzierung finden sich online bei *Autismus Deutschland e.V.* (www.autismus.de). Hilfreich ist auch die Broschüre „Das trägerübergreifende Persönliche Budget“, welche kostenlos über das Bundesministerium für Arbeit und Soziales (www.bmas.de) erhältlich ist.

Folgende Materialien eigenen sich zur *Psychoedukation von Eltern bzw. Sorgeberechtigten* und anderen Bezugspersonen sowie für Elterntrainings:

- Cholemkery, H., Kitzerow, J. Soll, S. & Freitag, C. M. (2017). *Ratgeber Autismus-Spektrum-Störungen.* Göttingen: Hogrefe.
- Schlitt, S., Berndt, K. & Freitag, C.M. (2015). *Das Frankfurter Autismus-Elterntraining FAUT-E.* Stuttgart: Kohlhammer.
- Fröhlich, U., Noterdaeme, M., Jooss, B. & Buschmann, A. (2013). *Elterntraining zur Anbahnung sozialer Kommunikation bei Kindern mit Autismus-Spektrum-Störungen: Training Autismus Sprache Kommunikation (TASK).* München: Urban & Fischer in Elsevier.
- Brehm, B., Schill, J. E., Biscaldi-Schäfer, M. & Fleischhaker, C. (2015). *FETASS – Freiburger Elterntraining für Autismus-Spektrum-Störungen.* Heidelberg: Springer.
- Schirmer, B. (2006). *Elternleitfaden Autismus.* Stuttgart: Trias.
- Für die Vermittlung vereinfachter Mikroanalysen kann das „SORKC-Schema“ in M05 genutzt werden.

Zudem gibt es mittlerweile eine größere Auswahl an *Bilder- und Kinderbüchern* zum Thema ASS, welche sich, in Abhängigkeit des jeweiligen Entwicklungsstandes gut zur Psychoedukation von Kindern und Jugendlichen eignen.

- So kann das Buch *Elmar* (McKee, 2004) vor allem für das allgemeine Thema „anders sein“ herangezogen werden
- Die Kinderbücher *Ich bin Loris* (Hächler, Tschirren & Mambourg, 2014), *Was ist mit Tom?* (Seger, 2011) und *Schattenspringer* (Schreiter, 2014) handeln von Kindern mit ASS und deren spezifischen Problematiken welche kindgerecht an alltagspraktischen Beispielen erklärt werden.

Vertiefende praktische *Arbeitsmaterialien* zur Psychoedukation betroffener Kinder und Jugendlicher finden sich in *Ich bin was Besonderes* (Vermeulen, 2013).

Autobiografische Bücher von Menschen mit Autismus-Spektrum-Störung wie die folgenden Beispiele erläutern in Romanform die autistische Wahrnehmung und liefern anschauliche Erklärungen für spezifische Verhaltensweisen:

- Higashida, N. (2014). *Warum ich euch nicht in die Augen schauen kann. Ein autistischer Junge erklärt seine Welt.* Hamburg: Rowohlt.
- Brauns, A. (2004). *Buntschatten und Fledermäuse: Mein Leben in einer anderen Welt.* München: Goldmann Verlag.

2.3.3 Autismusspezifische Therapie im Vorschulalter und Förderung der Sprache

Im Vorschulalter wird autismusspezifische Therapie in der Regel im Rahmen der allgemeinen Frühförderverordnung finanziert. Der Begriff „Frühförderung“ an sich impliziert keine spezifischen Therapieinhalte oder

-methoden, weshalb im Bereich von Autismus-Spektrum-Störung präziser von autismusspezifischer Therapie im Kleinkind- und Vorschulalter oder von autismusspezifischer Frühintervention gesprochen werden sollte.

Rechtliche und finanzielle Grundlagen der Frühförderung

Rechtlich steht Frühförderung nach § 30 Abs. 1 und 2 SGB IX noch nicht eingeschulten behinderten und von Behinderung bedrohten Kindern zu, somit auch Kindern mit einer Autismus-Spektrum-Störung. Einrichtungen, die Frühförderung anbieten, müssen als interdisziplinäre medizinische Einrichtung oder als interdisziplinäres Frühförderzentrum anerkannt sein. Die rechtlichen und finanziellen Grundlagen sind in der Frühförderverordnung – FrühV festgehalten. Ziel jeglicher Frühförderung ist gemäß §§ 53, 54 SGB XII bzw. § 35 a SGB VIII die Teilhabe am Leben in der Gemeinschaft bzw. die Eingliederung in die Gesellschaft, indem die Folgen der Behinderung zumindest gemildert werden. Die Dauer der Frühförderung ist definitionsgemäß auf das Vorschulalter beschränkt. In der Regel werden je nach Bundesland zwei bis fünf Stunden pro Woche finanziert, in Ausnahmefällen auch etwas mehr. Frühförderung ist dabei kein spezifischer methodischer Ansatz, sondern bezieht sich lediglich auf das Alter der Kinder und die sozialrechtlichen Grundlagen der Finanzierung.

L13 Leitlinie 13: Autismusspezifische Therapie im Vorschulalter

- Die Eltern spielen insbesondere in der Frühintervention bei Kindern mit Autismus-Spektrum-Störung eine große Rolle und sollten sowohl in die Therapieplanung als auch die Durchführung eingebunden werden. Zudem sollten relevante Strategien für den Alltag gemeinsam mit den Eltern erarbeitet und geübt werden.
- Es gibt keine einheitliche autismusspezifische Therapie. Die Intervention umfasst immer individuelle Förderziele, welche auf der Grundlage des aktuellen Entwicklungsstandes des Kindes geplant werden müssen.
- Vor der Therapieplanung steht eine ausführliche Förderdiagnostik mit Eltern und Kind, in welcher relevante Entwicklungsbereiche umfassend überprüft werden müssen.
- Folgende Bereiche sollten als grundlegende Fertigkeiten immer überprüft und gefördert werden: Aufmerksamkeitskontrolle, Blickfolgeverhalten, Imitation, Repräsentationsfähigkeit, Handlungsplanung und Selbstwahrnehmung.
- Förderziele sollten vor allem Entwicklungsbereiche umfassen, die bei Autismus-Spektrum-Störungen typischerweise eingeschränkt sind, z. B.: Kommunikation und Sprache, Interaktion und Spielverhalten, Emotionen, alltagspraktische Fertigkeiten und spezifische kognitive Fertigkeiten.
- Dem ersten Therapieabschnitt muss ausreichend Zeit eingeräumt werden. Grundlegend sollte hier sein, dem Aufmerksamkeitsfokus des Kindes zu folgen und den Beziehungsaufbau durch positive (möglichst nondirektive) Interaktionen zu fördern.
- Bei allen Übungen sollte zuvor sichergestellt sein, dass Vorläuferfertigkeiten vorhanden sind und das Kind in der Lernsituation möglichst natürlich motiviert ist. Überforderung als auch Unterforderung sollte stets vermieden werden.
- Eine Förderung der Interaktion mit Gleichaltrigen sollte, bei entsprechenden Voraussetzungen, durch Therapieangebote in Kleingruppen ermöglicht werden.

Therapeutische Kompetenzen

Entwicklungsspezifisches Wissen und störungsspezifische Expertise notwendig

Neben den in Kapitel 2.3.1 erwähnten notwendigen verhaltenstherapeutischen Kompetenzen und dem fundierten lerntheoretischen Wissen ist in der Therapie insbesondere junger Kinder mit einer Autismus-Spektrum-Störung ein umfassendes entwicklungspsychologisches Wissen über normgerechte Entwicklungsprozesse sowie eine störungsspezifische Expertise über Besonderheiten der Entwicklung im Kleinkindalter bei Autismus-Spektrum-Störung unerlässlich. Ab dem Ende des ersten Lebensjahres zeigen sich häufig deutliche, jedoch individuell sehr variable Einschränkungen der auditorischen und visuellen Wahrnehmung, der visuellen Orientierung, der Visuomotorik, im visuell-räumlichen Arbeits- und prozeduralen Gedächtnis, bezüglich des Lernens durch Imitation, in der Spielentwicklung, Konzeptbildung, beim Herstellen kausaler Zusammenhänge, dem regelbasierten Lernen, der Handlungsplanung, Inhibition und Emotionsregulation, der gemeinsamen Aufmerksamkeit und ihren Vorläuferfunktionen Deuten, Zeigen sowie der gemeinsamen Aufmerksamkeitsausrichtung, der sozialen Perzeption, Motivation und Kognition und der (pragmatischen) Sprachentwicklung. Diese Besonderheiten sind einerseits Teil der umfassenden Förderzielplanung, da das Kind für eine effektive Förderung in allen defizitären Entwicklungsbereichen gefördert werden muss. Andererseits spielt dieses Wissen über die kindliche Organismus-Variable bei der Verhaltensanalyse mit dem SORKC-Modell eine zentrale Bedeutung.

Anzahl der Therapeuten

Anwesenheit von Co-Therapeut in Therapie hilfreich

In der Frühintervention von Kindern mit einer Autismus-Spektrum-Störung sind eine klare Strukturierung der Situation sowie besondere Hilfestellungen (Prompts, siehe auch Kapitel 2.3.1) für das Kind nötig, die über das übliche Maß in anderen Therapien hinausgehen. Wenn die personellen Ressourcen es erlauben, sollte ein Co-Therapeut in der Therapiestunde anwesend sein. Diese zweite Person befindet sich überwiegend hinter dem Kind und gibt Hilfestellung, wenn nötig. Hauptaufgabe des Co-Therapeuten ist es, das Kind differenziert zu prompten. Erfahrungsgemäß ist es so, dass verbale und physische Prompts, die von einer Person hinter dem Kind kommen, besser verinnerlicht werden. Somit findet der Lernprozess wahrscheinlich natürlicher und beschleunigter statt, als wenn der Therapeut von vorne gleichzeitig Anforderung und Hilfestellung gibt. Zentral ist jedoch auch, dass die Prompts nur so lange erfolgen, wie sie unbedingt erforderlich sind; sie müssen gezielt und schnell wieder ausgeschlichen werden, wenn ein Kind ein Verhalten selbstständig beherrscht. Eine zweite Therapeutin kann zudem auch als Modell für Interaktionsübungen dienen.

Die Rolle von Eltern und Umfeld

Die Eltern autistischer Kinder nehmen insbesondere im Frühförderbereich eine besonders wichtige Rolle ein. Sie sind die Hauptbezugspersonen und durch die Verhaltensweisen der Kinder zudem häufig hoch belastet. Der Einbezug in die Förderzielplanung und den Therapieverlauf gibt den Eltern die Möglichkeit, aktiv Einfluss auf die Entwicklung ihres Kindes zu nehmen und auch eigene, für den Alltag wichtige Schwerpunkte in der Förderung zu setzen sowie ihre Erziehungskompetenzen zu stärken. Es sollte ein enges Arbeitsbündnis mit den Eltern geschlossen werden, geprägt von gegenseitigem Vertrauen und einem regelmäßigem sowie transparentem Informationsaustausch (vgl. Kasten 9).

Enger Einbezug der Eltern in Therapieplanung

Kasten 9: Elternarbeit im Rahmen der autismusspezifischen Frühintervention

- Ausführliche Psychoedukation hinsichtlich des Störungsbilds.
- Vermittlung verhaltenstherapeutischen und lerntheoretischen Grundlagenwissens anhand von Alltagsbeispielen.
- Regelmäßige Möglichkeit zur Teilnahme an den Therapiestunden.
- Planung gezielter Therapiestunden mit den Eltern, um Übungen im geschützten Kontext des Therapiesettings gemeinsam auszuprobieren und reflektieren zu können.
- Gezielte Anleitung, wie Eltern ihr Kind im Alltag unterstützen und hinsichtlich der Therapieziele fördern können.
- Ziele für zu Hause müssen für Eltern und Kind bedeutsam und realistisch umsetzbar sein. Sie müssen gemeinsam mit dem Therapeuten kleinschrittig und konkret geplant werden.
- Kind und Eltern sollten weder über- noch unterfordert werden.
- Eltern sind nicht die Therapeuten ihrer Kinder. Sie können und sollen jedoch aktiv die Generalisierung neuer Fertigkeiten durch Übungen im natürlichen und alltäglichen Kontext unterstützen.
- Nach Möglichkeit sollten gelegentlich Hausbesuche geplant werden, insbesondere wenn Eltern berichten, dass bestimmte Ziele zu Hause nicht umsetzbar sind. Die Übungen müssen dann an die familiären Rahmenbedingungen angepasst werden. Falls das nicht möglich ist, haben sich auch gemeinsame Videoanalysen als sehr hilfreich erwiesen.

Es ist wichtig, dass Kinder mit einer Autismus-Spektrum-Störung die Fertigkeiten, die sie in der Therapie erlernt haben, im Alltag regelmäßig üben sowie flexibel einsetzen lernen. Dies fördert zum einen die Konsolidierung der Fertigkeiten, zum anderen auch die Generalisierung. Aus diesem Grund ist es wichtig, dass Eltern und Erzieher bzw. Integrationshelfer die Fertigkeiten zu Hause und im Kindergarten weiter üben und einfordern. Insbesondere der häusliche Kontext ist für das Kind auch ein Raum der Sicherheit und Entspannung. Aus diesem Grund muss eine gute Balance zwischen Üben und Entspannung gefunden werden, sodass das Kind auch Rückzugsmöglichkeiten nutzen kann, wenn es diese braucht. Übergreifende Lernprozesse können nur effektiv stattfinden, wenn auch ausreichend Ruhezeiten für die Verarbeitung neuer Lernerfahrungen vorhanden sind. Außerdem sollte das Kind immer mit Freude beim Lernen

Balance zwischen Üben der Fertigkeiten und Entspannung Zuhause finden

sein. Ziel in der Elternarbeit ist deshalb zuerst die positive Eltern-Kind-Interaktion. Gezieltes Lernen, insbesondere zu Hause, sollte mit hoher und natürlicher Motivation erfolgen, für die einerseits positive Interaktion und Verstärkung, andererseits auch Entspannung und Angstfreiheit des Kindes notwendig sind.

Sollten weitere Familienmitglieder eine wichtige Rolle im Leben des Kindes spielen, ist es ebenso wichtig, auch diese miteinzubeziehen. Beispielsweise kann die Interaktion mit Geschwisterkindern im Rahmen der Förderplanung gezielt aufgegriffen werden.

Einbezug des Kindergartens

Zudem spielt der Austausch mit dem Kindergarten eine große Rolle hinsichtlich der Generalisierungsleistungen neuer sozialer und kommunikativer Fertigkeiten, vor allem mit anderen Kindern, und sollte ebenfalls regelmäßig stattfinden.

Förderdiagnostik

Kasten 10: Bestandteile der individuellen Förderdiagnostik

- Allgemeine Eingangsdiagnostik durch standardisierte Instrumente (ADOS-2, Entwicklungstest, Sprachtest).
- Gezielte Überprüfung des individuellen Entwicklungsstands hinsichtlich *allgemeiner Grundfertigkeiten* und *relevanter Entwicklungsbereiche* für die autismusspezifische Förderung anhand von:
  1. Einzelitems von standardisierten Instrumenten
  2. A-FFIP Checkliste
  3. Informationen durch die Eltern
  4. Beobachtungen während des ersten Therapieabschnitts
- Erfassung von herausfordernden Verhaltensweisen und komorbiden Störungen.

Empfohlene Förderdiagnostik

Wie in Kapitel 2.1 beschrieben, sollte vor jeder Intervention eine ausführliche und standardisierte Entwicklungsdiagnostik stehen, um die Fertigkeiten des Kindes objektiv einschätzen zu können, Unter- sowie Überforderung zu vermeiden und realistische Förderziele planen zu können. Bei Vorschulkindern bieten sich zur Eingangsdiagnostik das ADOS-2, die Bayley-III-Skalen (Reuner & Rosenkranz, 2014) sowie ein Sprachentwicklungstest (bspw. SETK-2, SET 3-5, bei nonverbalen Kindern die ELFRA-Fragebögen für die Eltern; Grimm & Doil, 2006) an. Bei den Bayley-III-Skalen bietet es sich aus ökonomischen Gründen an, nur die kognitive Unterskala durchzuführen; dies ist häufig ausreichend, um eine vorläufige kognitive (nonverbale) Einschätzung junger Kinder vorzunehmen und auf Einzelitem-Ebene Stärken und Schwächen zu identifizieren. Darauf aufbauend findet im Rahmen eines autismusspezifischen Frühförderprogramms (z. B. A-FFIP, Teufel et al., 2017) eine umfangreiche individuelle Förderdiagnostik statt (vgl. Kasten 10). Grundfertigkeiten, wie in Kasten 11 dargestellt, sollten in diesem Rahmen immer überprüft werden.

Kasten 11: Allgemeine Grundfertigkeiten

- Aufmerksamkeitskontrolle
  Lässt sich die Aufmerksamkeit des Kindes lenken und kann das Kind seinen Aufmerksamkeitsfokus selbst gezielt lenken?
  Beispielübungen: Reaktion auf den Namen, Ausblenden von Unwichtigem.
- Gemeinsame Aufmerksamkeit, Blickfolgeverhalten
  Nutzt das Kind Hinweisreize einer anderen Person als Informationsquelle?
  Beispielübungen: Bewegungen folgen, sozial-interaktivem Blick folgen.
- Imitation
  Kann das Kind Bewegungen, Handlungen, Laute oder Wörter spontan nachahmen?
  Beispielübungen: Körperbewegungen, Legobauten oder verbale Imitationen auf Aufforderung imitieren.
- Repräsentationsfähigkeit
  Hat das Kind die mentalen Fertigkeiten zur Repräsentation von Objekten, Symbolen oder Kategorien?
  Beispielübungen: Verstecken und Suchen beliebter Gegenstände, Repräsentation von Bildern, Prototypen erkennen und Kategorien bilden.
- Handlungsplanung
  Kann das Kind Handlungsabläufe selbstständig ausführen und planen?
  Beispielübungen: Alltagsabläufe wie Hände waschen, nicht alltägliche Abläufe, bspw. Popcorn machen.
- Selbstwahrnehmung
  Nimmt das Kind sich selbst aktiv wahr?
  Beispielübungen: eigene Körperteile zuordnen, Verwendung von mein/dein, Selbstbenennung.

Grundfertigkeiten regelmäßig überprüfen

Der Entwicklungsstand hinsichtlich der Grundfertigkeiten sollte regelmäßig getestet, in jede Interventionsplanung aufgenommen und dauerhaft gefördert werden, da sie Schlüsselkompetenzen darstellen, unter deren Förderung sich häufig Entwicklungsdynamiken entwickeln, die weitere, natürliche und teils automatisierte Lernprozesse in Gang setzen können (siehe Beispiel in Kasten 12).

Kasten 12: Beispiel – Entwicklungsstand hinsichtlich der Grundfertigkeiten regelmäßig überprüfen

Die Fähigkeit zur (spontanen) *Imitation* stellt eine Grundfertigkeit dar, welche viele Kinder mit einer Autismus-Spektrum-Störung nicht beherrschen. Sobald Kinder jedoch gelernt haben, spontan und v. a. selbstmotiviert andere Menschen zu imitieren, können auch im natürlichen Umfeld soziale Lernprozesse durch Beobachtung und Imitation stattfinden. Hierzu ist es aber ebenfalls nötig, dass das Kind andere Menschen als interessant und beobachtungswert empfindet. Hierfür wiederum sind sowohl positive Interaktionserfahrungen als auch vielfältige andere Fertigkeiten aus dem Bereich der Grundfertigkeiten (bspw. Aufmerksamkeitskontrolle, gemeinsame Aufmerksamkeit, Selbst- und Fremdwahrnehmung...) und verschiedener anderer Entwicklungsbereiche (bspw. Motorik, Interaktion...) vonnöten. Da Entwicklungsprozesse dynamisch und teilweise parallel verlaufen, ist es für die Interventionsplanung enorm wichtig, die bereits vorhandenen Kompetenzen des Kindes *hinsichtlich aller Entwicklungsbereiche* zu überprüfen und realistisch einschätzen zu können.

Neben diesen Grundfertigkeiten sollte der jeweilige Entwicklungsstand in folgenden bei Autismus-Spektrum-Störungen häufig beeinträchtigten Entwicklungsbereichen überprüft werden (vgl. Kasten 13):

Kasten 13: Allgemeine und störungsspezifisch ausgewählte Entwicklungsbereiche

- *Kommunikation und Sprache* (Blickkontakt aufnehmen, rezeptiver Wortschatz, Gestik, expressive Sprachanbahnung, Erweiterung des expressiven Wortschatzes, Fragen stellen und beantworten, Kontaktgestaltung)[1]
- *Interaktion und Spielverhalten* (Wechselseitigkeit, Tauschen, Teilen, nicht interaktives Spiel, einfaches gemeinsames Spiel, Regelspiel, Fantasiespiel, Rollenspiel)
- *Emotionen* (Emotionserkennung, Ausdruck, Emotionsregulation)
- *Kognitive Fertigkeiten* (Klassifikationsprinzipien, Eigenschaften/Gegensätze, Gedächtnis, Malen, Mengenverständnis, Perspektivenübernahme, allgemeines Wissen)
- *Alltagspraktische Fertigkeiten* (Alltagsroutinen, Sauberkeitserziehung, Problemlösen, Gefahrenbewusstsein, räumliche und zeitliche Orientierung)

Checklisten in Frühfördermanualen

Für diese ausführliche Förderdiagnostik können gezielt die Einzelitems standardisierter Instrumente im Rahmen der Eingangsdiagnostik als Informationsquelle genutzt werden. Zudem bieten Frühfördermanuale, wie das A-FFIP, Checklisten zur Interventionsplanung, in denen zu verschiedenen Entwicklungsbereichen spezifische Fertigkeiten und Übungen beschrieben sind. Auch sollten die Eltern gefragt werden, welche Entwicklungskompetenzen ihr Kind besitzt und auch welche Fertigkeiten es im Alltag spontan zeigt. Hier sollten auch herausfordernde Verhaltensweisen, wie Zwänge, Ängste und Aggressionen eruiert werden.

Der erste Therapieabschnitt

Beziehungsaufbau mit Therapeuten

Die Arbeit mit jungen Kindern mit einer Autismus-Spektrum-Störung unterscheidet sich von der Arbeit mit anderen Kindern. Insbesondere hinsichtlich des Beziehungsaufbaus bedarf es hoher therapeutischer und persönlicher Kompetenzen sowie regelmäßiger Super- oder Intervision (vgl. Kapitel 2.3.1). Die ersten Stunden mit dem Kind sollten nur dem Beziehungsaufbau mit dem Therapeuten und der Gewöhnung an die neue Umgebung dienen. Dies ist als erstes Therapieziel bereits herausfordernd, deshalb sollte diesem Therapieabschnitt unbedingt die individuell benötigte Zeit eingeräumt werden (vgl. Kasten 14).

[1] In den Klammern sind die Unterziele des Entwicklungsbereichs aufgeführt, welche sich weiter in kleinschrittigere Entwicklungsziele aufteilen, die an dieser Stelle nicht ausführlich beschrieben werden können. Für eine ausführliche Checkliste siehe A-FFIP-Manual (Teufel et al., 2017).

Kasten 14: Inhalte des ersten Therapieabschnitts im Rahmen der autismusspezifischen Frühintervention

Situationskontrolle durch gezielte Vorbereitung herstellen:
- Sehr wenige Möglichkeiten zur Ablenkung bieten.
- Raum und Materialien gut vorbereiten, sodass das Kind sich frei im Raum bewegen kann, ohne z. B. aufgrund von möglichen Gefahren (Steckdosen ohne Kindersicherung, Klettern in offenen Regalen o.Ä.) zurechtgewiesen werden zu müssen.
- Das Material ist größtenteils nur über den Therapeuten erreichbar, z. B. durch hoch angebrachte Regalbretter oder abschließbare Kisten.

Orientierung durch visuelle Strukturierungshilfen (bspw. farbliche Gestaltung der Räume, bildlicher Ablauf der Therapiestunde – siehe M03 in Kapitel 4 –, zeitliche Orientierung durch eine Sanduhr u. Ä.) bieten.

Beziehungsaufbau des Therapeuten zum Kind durch aktives „Leitenlassen" und aufmerksames Reagieren auf die kindlichen Interessen:
- Situationen, in denen herausfordernde Verhaltensweisen auftreten können, sollten gezielt vermieden werden (bspw. sollten Eltern die Kinder begleiten können, wenn die Trennung schwerfällt).
- Aktive Imitation der Aktivitäten des Kindes und begleitendes Sprechen hinsichtlich des jeweiligen Aufmerksamkeitsfokus des Kindes.
- Auf jegliche Interaktionsangebote des Kindes sollte sensibel und kontinuierlich (bspw. durch direkte Reaktion auf den Inhalt oder Lob) reagiert werden.
- Zunächst sollten keine Anforderungen gestellt werden, der Therapeut sollte in den ersten Stunden nur beobachten und reagieren.

Motivatoren identifizieren und *Verstärker* erproben durch geplante Angebote und genaues Beobachten:
- In ausführlichen Vorgesprächen mit den Eltern sollte eruiert werden, welche Materialien und Strategien (Spielsachen, Essen, Getränke, soziale Spiele, Gesprächsthemen) das Kind mag.
- Geplante Präsentation einer großen Auswahl von beliebten und eventuell neuen Materialien zu Erprobung wirksamer Verstärker in der Therapie.
- Die Ausdauer der Beschäftigung des Kindes mit verschiedenen Materialien oder Aktivitäten sollte für die weitere Planung schriftlich festgehalten werden.

Positive Therapeut-Kind Interaktion sehr wichtig

Alle diese Inhalte und methodischen Vorgehensweisen tragen dazu bei, dass das Kind sich wohl und akzeptiert fühlt, was für eine positive Beziehung unerlässlich ist (vgl. Kasten 15). Diese ist äußerst wichtig, da die Interaktion Therapeut – Kind und auch später Eltern – Kind positiv besetzt sein muss, um natürliche, selbstmotivierte und selbstinitiierte Interaktionen vonseiten des Kindes fördern zu können.

Kasten 15: Beispiel einer ersten positiven Interaktion und Kontaktaufnahme

Wenn das Kind dem Therapeuten Gegenstände wegnimmt, wird dies zugelassen und neues Material hinzugenommen. Dieses „Wegnehmen" kann als erste Interaktion mit dem Therapeuten gedeutet werden und stellt eine Grundlage für die spätere Anbahnung adäquater Bedürfnisäußerungen dar. Zudem lernt das Kind so direkt zu Beginn, dass es durch den Therapeuten verschiedene Materialien erhalten kann. Zeitgleich kommentiert der Therapeut die Geschehnisse, die im Aufmerksamkeitsfokus des Kindes geschehen. So bringt er sich aktiv ein, ohne das Spiel des Kindes zu stören. Hierdurch werden bereits viele Entwicklungsbereiche (bspw. rezeptive Sprache, gemeinsame Aufmerksamkeit etc.) aktiv gefördert.

Zusätzlich sollten in diesem ersten Therapieabschnitt noch fehlende Informationen des förderdiagnostischen Prozesses ergänzt werden. Im Anschluss oder auch fortlaufend sollte dann gemeinsam mit den Eltern die individuelle Interventionsplanung angegangen werden (vgl. Kasten 16).

Kasten 16: Notwendige Punkte der individuellen Förderzielplanung

- Orientierung am aktuellen Entwicklungsstand anhand der förderdiagnostischen Informationen.
- Einbezug der Eltern und Bezugspersonen hinsichtlich alltagspraktischer Relevanz der Förderziele.
- Auswahl von sechs bis acht Zielen aus dem Bereich Grundfertigkeiten und den spezifischen Entwicklungsbereichen unter Berücksichtigung der Vorläuferfertigkeiten.
- Regelmäßige Kontrolle, inwieweit die aktuellen Ziele erreicht sind sowie kontinuierliche Hinzunahme neuer Ziele.

Förderung der Grundfertigkeiten

Die Förderung der Grundfertigkeiten (vgl. Kasten 17) ist immer notwendig, es sei denn, ein Kind besitzt bereits alle notwendigen Fertigkeiten. Dies ist jedoch im Frühförderbereich bei Autismus-Spektrum-Störungen nur äußerst selten der Fall.

Kasten 17: Beispiel zur Förderung gemeinsamer Aufmerksamkeit und Blickfolgeverhalten – dem kommunikativen Blick eines anderen folgen

Vorläuferfertigkeiten: Felix ist bereits in der Lage, einem bewegten Gegenstand kontinuierlich zu folgen sowie Blickfolgeverhalten in einer sozialen Situation einzusetzen und Blickkontakt aufzunehmen. Dem informellen Blick einer Person kann er aber noch nicht folgen. Da dies für weitere soziale Lernprozesse elementar ist, wurde das Ziel in die Interventionsplanung mit aufgenommen.

Weitere Voraussetzungen: Es ist bekannt, dass Felix Tierfiguren mag und die Aufforderung „Gib mir …“ versteht.

Übung: Die Therapeutin bereitet zwei Kisten, die das Kind nicht öffnen kann vor, und stellt sie zwischen sich und Felix. In einer der Kisten befindet sich die Tierfigur. Sie nimmt Blickkontakt mit Felix auf und sagt: „Gib mir *das*!“ Hierbei guckt sie auf eine Kiste, benutzt jedoch keine Zeigegeste.

Prompt: Der Co-Therapeut unterstützt Felix zu Beginn stark, indem er mit dem Finger von hinten dem Blickkontakt des Therapeuten folgt und ihm hilft, direkt die angeschaute Kiste zu übergeben (Prompting). Der Bedarf an Hilfestellung wurde in einer vorherigen Überprüfung dieser Fähigkeit deutlich und mit der Therapeutin abgesprochen.

Verstärkung: Die Therapeutin lobt Felix, öffnet die Kiste und gibt ihm das beliebte Tier.

Generalisierung: Diese Übung wird mit verschiedenem Material an verschiedenen Orten durchgeführt und die Hilfestellung immer weiter zurückgenommen, bis Felix alleine und selbstmotiviert dem Blick anderer (auch spontan) folgt. Seine Mutter war während der Stunde anwesend und hat die Übung beobachtet. In der nächsten Stunde übt sie diese Übung mit Felix unter Anleitung der Therapeutin. Im Anschluss bespricht sie mit der Therapeutin, dass sie diese Übung mit zwei Keksdosen, von denen nur eine gefüllt ist, zu Hause üben wird.

Wenn das Kind bei verschiedenen Materialien und mit verschiedenen Personen in der Lage ist, das neue Verhalten ohne Hilfestellung zu zeigen, gilt diese Fähigkeit als gemeistert und kann durch ein anderes Ziel in der Interventionsplanung ersetzt werden. Die Grundfertigkeiten an sich sind sehr umfangreich, sodass eine gute Abstimmung und Setzung von Schwerpunkten in der Therapieplanung elementar ist, um fokussiert und gezielt an den aktuellen und teilweise aufeinander aufbauenden Förderzielen arbeiten zu können.

Schwerpunkte in der Therapie setzen

Förderung von Kommunikation und Sprache

Einige Kinder mit einer Autismus-Spektrum-Störung im Vorschulalter entwickeln Sprache verzögert oder setzen ihre (teilweise sehr guten) vorhandenen Sprachfertigkeiten nicht aktiv zur sozialen Kommunikation ein (vgl. Kapitel 1.1 und 1.8.3). Spracherwerb und Spracheinsatz ist stark an die (soziale) Motivation gebunden und vom Vorhandensein bestimmter Grundfertigkeiten und Vorläuferfertigkeiten abhängig. Somit ist das einfache Erlernen bestimmter Wörter oder Sätze ohne natürlichen Kontext nicht zielführend. Vielmehr müssen gezielt Situationen geschaffen werden, in denen das Kind lernt, dass der Einsatz von Sprache und Kommunikation subjektiv hilfreich ist, d. h. dass das Kind natürlich motiviert ist, Sprache und Kommunikation einzusetzen (vgl. Kasten 18).

Erlernen von Sprache in natürlichem Kontext

Kasten 18: Beispiel zur Förderung von Kommunikation und Sprache – Erweiterung des expressiven Wortschatzes

Vorläuferfertigkeiten: Lisa kann, wenn Sie einen beliebten Gegenstand haben möchte, bereits Blickkontakt mit einem Interaktionspartner aufnehmen und verwendet Zeigegesten oder eine Bilderkarte, um auf den gewünschten Gegenstand Bezug zu nehmen. Rezeptiv kann sie verschiedene beliebte Gegenstände voneinander unterscheiden und ist in der Lage, Laute und einzelne Worte verbal zu imitieren.

Weitere Voraussetzungen: Lisa hat eine hohe Motivation, mehrere Murmeln zu erhalten und in der Murmelbahn rollen zu lassen.

Übung: Der Therapeut hat mehrere Murmeln zur Verfügung und zeigt sie Lisa. Er hält sich eine vor den Mund und sagt deutlich: *„Murmel“.*

Prompt: Der Co-Therapeut wiederholt das Wort hinter Lisa und berührt leicht ihr Kinn.

Verstärkung: Da Lisa bisher kaum spontan spricht, wird zunächst schon das Öffnen des Mundes und Lautieren (sowie koordinierter Blickkontakt) mit Lob und der sofortigen Aushändigung einer Murmel belohnt. Die Anforderung wird kontinuierlich gesteigert und differenziert verstärkt. Zu Beginn erhält Lisa für das Öffnen des Mundes und Lautieren eine Murmel und für das ganze Wort „Murmel“ mit koordiniertem Blickkontakt sehr viele Murmeln.

Generalisierung: Die Übung wird fortlaufend wiederholt und der Prompt schrittweise ausgeblendet, bis Lisa bei Sicht einer Murmel spontan das Wort sagt. Dies wird auch mit den Eltern und anderen Bezugspersonen geübt. Zusätzlich wird die expressive Wunschäußerung auch auf andere beliebte Gegenstände ausgeweitet. So hat Lisa nach einigen Stunden beispielsweise auch gelernt, verschiedene Farben zu benennen, indem sie unterschiedlich farbige Murmeln einfordert.

Auf diese Weise können unter natürlicher Motivation der expressive Wortschatz und die Kommunikation mit verschiedenen Interaktionspartnern auch im Alltag gezielt geübt und auch auf Mehrwort-Ebene ausgebaut werden.

Förderung weiterer Entwicklungsbereiche

Berücksichtigung der Vorläuferfertigkeiten

Auch hinsichtlich der Förderung der anderen Entwicklungsbereiche Interaktion und Spielverhalten, Emotionen sowie Kognition und alltagspraktische Fertigkeiten ist es elementar, alle Vorläuferfertigkeiten und die natürliche Motivation des Kindes zu berücksichtigen und Übungen gezielt und individualisiert zu planen. Ausführliche theoretische Grundlagen und praktische Übungen zu allen Entwicklungsbereichen finden sich im A-FFIP-Manual (Teufel et al., 2017).

Planung von Kleingruppen

Förderung des Kontakts mit Gleichaltrigen

Im Bereich der autismusspezifischen Förderung stehen Defizite in der Interaktion und Kommunikation als Kernsymptome immer mit im Mittelpunkt der Förderung. Die meisten Kinder im Vorschulalter besuchen einen Kindergarten und sind dort auch im Kontakt mit Gleichaltrigen, was häufig eine zusätzliche Herausforderung darstellt. Deshalb kann und sollte auch im Rahmen einer autismusspezifischen Frühintervention die Interaktion mit Gleichaltrigen in die Förderzielplanung eingeschlossen werden (vgl. Kasten 19).

Kasten 19: Frühintervention in der Kleingruppe

Voraussetzungen und Rahmenbedingungen:
- Das Kind beherrscht grundlegende soziale und kommunikative Kompetenzen.
- Das Kind zeigt keine fremdaggressiven Verhaltensweisen.
- Es finden sich gemeinsame Spielinteressen mit dem Kleingruppenpartner.

Möglichkeiten:
- Manche Kinder mit einer Autismus-Spektrum-Störung haben Geschwister, die sehr motiviert sind, mit ihnen zu spielen, sodass sie nach Absprache mit den Eltern in Therapiestunden einbezogen werden können.
- Andere Kinder mit einer Autismus-Spektrum-Störung, die sich auf einem ähnlichen Entwicklungsstand befinden und ähnliche Ziele hinsichtlich Spiel und Interaktion haben, können als „Gruppenkinder" hinzukommen. In diesem Fall sollte nach Möglichkeit ein zweiter Therapeut anwesend sein.

Auch wenn Kinder in der Interaktion mit dem Therapeuten und den Eltern fortgeschritten sind, kann der Kontakt mit anderen Kindern eine zentrale und große Herausforderung darstellen, die nicht unterschätzt werden darf. Insbesondere zu Beginn sollten nur Aktivitäten geplant werden, die möglichst viel Spaß machen und ein Parallelspiel zwischen den Kindern ermöglichen. Interaktiveres und ausdauerndes Spiel muss meist sehr strukturiert und geplant angebahnt werden und ist auch nach der Vorschulzeit ein bleibendes zentrales Förderziel.

Hilfreiche Materialien:

Das bisher einzige deutschsprachige Manual zur autismusspezifischen Frühförderung enthält umfangreiche theoretische sowie wissenschaftliche Grundlagen und eignet sich mit anschaulichen Beispielen für die konkrete Interventionsplanung:

- Teufel, K., Wilker, C., Valerian, J. & Freitag, C. M. (2017). *A-FFIP – Autismusspezifische Therapie im Vorschulalter.* Heidelberg: Springer.

2.3.4 Psychotherapie ab dem Grundschulalter bei Kindern und Jugendlichen mit Intelligenzminderung

Förderung von Kindern mit IM in der Schule vorgesehen

Ab dem Grundschulalter soll gemäß den Regelungen des deutschen Sozialgesetzbuches (Ende der Frühförderung) Förderung bei Kindern mit Intelligenzminderung (IM) primär im schulischen Bereich erfolgen. Dies ist auch bei Kindern mit einer Autismus-Spektrum-Störung und IM so vorgesehen. Wenn Kinder mit einer Autismus-Spektrum-Störung in diesem Rahmen gut zurechtkommen, ist eine zusätzliche Therapie über das Vorschulalter hinaus nicht notwendig. Eine (begrenzte) Weiterführung der Therapie in das Grundschulalter hinein oder auch eine erneute Aufnahme der Therapie im Grundschul- oder Jugendalter kann jedoch bezüglich folgender Therapieziele sinnvoll sein: (1) Unterstützung des Übergangs vom Kindergarten in die Schule bzw. des Übergangs von der Schule in eine Werkstätte; (2) gezielte Förderung von Sprache bei Kindern, die noch wenig sprechen; (3) gezielte Förderung der sozialen Interaktion mit anderen Kindern oder Jugendlichen; (4) gezielte Förderung der (Visuo-)Motorik bei entsprechenden Schwierigkeiten; (5) Kurzintervention bei Zunahme von aggressiven oder störenden Verhaltensweisen.

Zusätzliche Therapie bei konkreten Zielen sinnvoll

Die Behandlung von Kindern mit IM stellt besondere Herausforderungen an den Therapeuten. Neben einem besonders sensiblen Umgang mit den Eltern und dem Kind sind Geduld, Feinfühligkeit und Empathie, Flexibilität, Ruhe und ein langer Atem in jeder Therapiestunde sowie über den gesamten Behandlungsverlauf wichtige Grundvoraussetzungen für den Therapeuten.

L14 Leitlinie 14: Psychotherapie ab dem Grundschulalter bei Kindern und Jugendlichen mit Intelligenzminderung

- Grundlegende soziale und kommunikative Kompetenzen sowie Grundfertigkeiten werden in der gezielten Einzeltherapie erlernt, um in Gruppensituationen die entsprechenden Kompetenzen erweitern und festigen zu können.
- Der Aufbau von sozialen Kompetenzen (Interaktion mit Gleichaltrigen) bei Kindern und Jugendlichen mit einer Autismus-Spektrum-Störung und IM ab dem Grundschulalter sollte auf das Gruppensetting fokussiert sein.
- Einen besonderen Stellenwert nimmt bei dieser Zielgruppe die Elternarbeit ein; insbesondere alltagspraktische Fertigkeiten sollten zu Hause geübt werden.
- Die Beratung der Lehrkräfte und die Anleitung von Integrationskräften stellen weitere wichtige Therapieinhalte dar.
- Zur Planung der Schullaufbahn und dem Übergang in eine Werkstätte sollten speziell ausgebildete Beratungslehrer hinzugezogen werden.
- Bei einer Zunahme von aggressiven oder störenden Verhaltensweisen sollte eine Kurz- bzw. Krisenintervention durchgeführt werden.

Psychoedukation mit Eltern wichtig

Die insgesamt schlechtere Prognose für Kinder mit einer Autismus-Spektrum-Störung und IM sollte den Eltern in der Psychoedukation einfühlsam und transparent vermittelt werden. Die Therapiezielplanungen sollten auf einer ausführlichen Entwicklungsdiagnostik beruhen und individuell an den aktuellen Entwicklungsstand angepasst werden. Wichtig ist, die Therapie an den Therapiezielen auszurichten und bei Erreichen der Ziele ein Therapieende einzuplanen, um das Selbstwirksamkeitserleben der Eltern und Kinder sowie ethische (lange Wartelisten) und wirtschaftliche Aspekte ausreichend zu berücksichtigen. Die Therapie kann bei neu auftretenden konkreten Schwierigkeiten wieder aufgenommen werden, z. B. beim Übergang von der Grund- zur weiterführenden Schule/in eine Werkstätte oder im Rahmen einer Krisenintervention. In diesem Fall sollten den Familien kurzfristige, lösungsorientierte Beratungsgespräche angeboten sowie eine zeitlich begrenzte ambulante, teilstationäre oder stationäre Therapie und bei Indikation auch eine medikamentöse Behandlung besprochen werden. Eine außerhäusliche Unterbringung in eine geeignete Institution sollte beim Übergang in das Erwachsenenalter oder bei starker, bleibender Belastung der Eltern/Familie in Betracht gezogen werden.

Außerhäusliche Einrichtung

Bei Kindern und Jugendlichen mit einer IM, bei denen besondere visuomotorische Schwierigkeiten, z. B. beim Malen, bei der Stiftführung oder bei der motorischen Umsetzung komplexer Handlungsabfolgen bestehen, kann parallel eine zeitlich begrenzte Ergotherapie durchgeführt werden. Kinder, die Auffälligkeiten in der Mundmotorik (z. B. beim Schlucken) oder bei der Artikulation aufweisen, können möglicherweise von gezielter Logopädie profitieren.

Einzeltherapie

Einzeltherapie vorbereitend für Gruppentherapie

Im einzeltherapeutischen Setting kann mit den Kindern und Jugendlichen mit einer IM an individuellen Komorbiditäten, wie z. B. rigidem Verhalten oder Ängsten, oder an Strategien zur Emotionsregulation gearbeitet werden. Sie sollten in der Einzeltherapie Grundfertigkeiten erlernen, die in einer anschließenden oder parallel stattfindenden Gruppentherapie generalisiert und gefestigt werden können. Dazu ist zunächst eine genaue Überprüfung der bereits erlernten Grundfertigkeiten und grundlegender Kompetenzen in verschiedenen Förderbereichen wichtig, um anschließend noch fehlende Kompetenzen nach entwicklungspsychologisch aufeinanderfolgenden Schritten aufbauen zu können. Trotz des chronologisch höheren Alters kann bei Kindern mit einer IM dazu beispielsweise die Checkliste zur Interventionsplanung aus dem Frühfördermanual A-FFIP (Teufel et al., 2017) hilfreich für die Therapieplanung sein. Weitere Lernerfolge hängen häufig von den eventuell zunächst zu erwerbenden Vorläuferfertigkeiten ab.

Umgang mit rigidem Verhalten und Ängsten

Mikroanalysen bei rigidem, zwanghaften Verhalten

Kompetenzaufbau sinnvoll

Strukturierung alltäglicher Abläufe

Rigides, zwanghaftes Verhalten entsteht bei Kindern mit einer Autismus-Spektrum-Störung häufig in sog. Übergangssituationen (z. B. beim Abholen aus der Schule) oder generell bei Verunsicherungen durch Abweichungen vom gewohnten alltäglichen Ablauf. Es zeigt sich in wiederholten nicht funktionalen Handlungen, die wie „unter Druck“ ausgeführt werden und sich nicht unterbrechen lassen bzw. bei denen das Kind bei Versuchen, die Handlungen zu unterbrechen, mit aggressivem Verhalten oder großer Verzweiflung reagiert. Es ist bei solchen Verhaltensweisen immer sinnvoll, eine oder mehrere Mikroanalysen anhand des SORKC-Schemas zu erstellen, um konkrete Auslöser des Verhaltens zu ermitteln. Die üblicherweise bei Zwängen eingesetzte verhaltenstherapeutische Methode der Exposition mit Reaktionsverhinderung kann bei IM in der Regel nicht eingesetzt werden. Vielmehr sollte ein Aufbau von Kompetenzen stattfinden (O-Variable im SORKC-Schema, siehe M05 in Kapitel 4) und somit angemessenes alternatives Verhalten aufgebaut werden. Hilfreich sind dabei visuelle Strukturierungshilfen zur verbesserten Orientierung (z. B. ein Ablaufplan mit Bilderkarten, der die nachfolgenden Aktivitäten zeigt, für ein Beispiel siehe M03 in Kapitel 4) und das Einüben von Flexibilität (z. B. in der Therapie Spiele mit veränderten Regeln spielen oder Aktivitäten absichtlich auslassen, obwohl sie eingeplant waren). Die Strukturierung erleichtert insgesamt alltägliche Abläufe und bietet dem Kind Sicherheit. Durch diese „Planungssicherheit“ (das Kind versteht, was als nächstes kommt oder was von ihm verlangt wird) nimmt stereotypes und rigides Verhalten häufig ab und es entsteht damit eine Grundlage für das Erlernen weiterer Fertigkeiten. Besonders muss auch auf die

Reaktion der Eltern sowie des Therapeuten geachtet werden: Es muss besprochen werden, dass keine verstärkenden Handlungen (z. B. Aufmerksamkeit) das rigide Verhalten weiter festigt (C-Variable im SORKC-Schema). Sollten die verhaltenstherapeutischen Strategien nicht erfolgreich sein, kann bei starken Einschränkungen durch das zwanghafte und rigide Verhalten über eine medikamentöse Behandlung nachgedacht werden; siehe dazu Kapitel 1.8.7 und 2.3.6.

Medikamentöse Behandlung

Ängstliches Verhalten zeigen Kinder mit Autismus-Spektrum-Störungen und IM häufig bei Geräuschen oder vor unbekannten Situationen und Gegenständen. Die Kinder klammern sich dann an ihre Eltern, weinen oder reagieren möglicherweise auch aggressiv. Auch hier sollten Verhaltensanalysen anhand des SORKC-Schemas erfolgen, um die Ängste differenzieren und entsprechend behandeln zu können. Dem Kind sollten Anforderungen gestellt werden, die es gut bewältigen kann, sodass es ein gutes Selbstwirksamkeitserleben aufbauen kann. Mit Unterstützung und nach einer kleinschrittig aufgestellten Angsthierarchie sollten ihm zugleich auch neue, zunehmend schwierigere Situationen zugetraut werden. Eine Überforderung sollte dabei jedoch vermieden werden. Positive Verstärkung bei der Bewältigung neuer Aufgaben und der Aufbau von Kompetenzen (Benennen von störenden Geräuschen, zeitliche/räumliche Orientierung sowie Klassifizierung von Objekten) helfen zudem, die Ängste abzubauen.

Aufbau eines Selbstwirksamkeitserlebens bei Ängsten

Emotionsregulation

Häufig bestehen bei Kindern mit einer Autismus-Spektrum-Störung und IM auch im Schulalter Schwierigkeiten, negative Emotionen, wie z. B. Anspannung und Wut, adäquat zu bewältigen. Diese treten häufig bei Wunschversagen oder in für das Kind überfordernden Situationen auf, in denen es einen Kontrollverlust erlebt (z. B. Beenden einer beliebten Tätigkeit). Sie können sich ebenfalls in aggressiven oder autoaggressiven Verhaltensweisen oder in der Zunahme rigider Verhaltensweisen äußern. Im Rahmen der Arbeit mit den Eltern sowie in der direkten Arbeit mit dem Kind können angemessene alternative Strategien und Kompetenzen (z. B. Belohnungsaufschub) eingeübt werden, die gleichermaßen von den Eltern zu Hause und von den Lehrern bzw. Integrationskräften in der Schule eingesetzt werden sollten. Grundsätzlich sind strukturierende, visuelle Maßnahmen auch hier günstig, um eine Vorhersagbarkeit für das Kind zu ermöglichen, sodass es lernt, sich selbst zu regulieren und sich auf weitere Aktivitäten besser einlassen kann. Manchen Kindern kann es helfen, die Anspannung und Wut auch mit Materialien abzubauen, die körperliche Reize setzen (z. B. Massage- oder Igelbälle, Quetschbälle, in ein Kissen hauen sowie individuelle, beruhigende Materialien). Vor allem selbstverletzendes Verhalten kann so evtl. umgelenkt werden. Anhand von Verhaltensanalysen sollte jedoch darauf ge-

Aufbau alternativer Handlungsstrategien

achtet werden, dass aggressives Verhalten durch diese Materialien nicht verstärkt wird. Hat das Kind eine schwierige Situation erfolgreich gemeistert und sich beruhigt, sollte es dafür gelobt werden, um das adäquate Verhalten zu fördern. Die Emotionsregulation steht auch in Zusammenhang mit den kommunikativen Fertigkeiten. Hierbei hat sich bei Autismus-Spektrum-Störungen mit IM insbesondere bewährt, Kommunikationsstrategien einzuüben, um in frustrierenden Situationen Hilfe einzufordern oder mitzuteilen, wenn eine Aufgabe zu schwierig ist oder wenn das Kind eine Pause benötigt.

Einüben von Kommunikationsstrategien

Sollten sich Hinweise auf eine komorbide Störung des Sozialverhaltens ergeben, muss dies diagnostisch abgeklärt und ggf. in der Behandlung entsprechend berücksichtigt werden (vgl. Kapitel 1.3 und 2.3.6).

Sprach- und Kommunikationsförderung

Neben einer ggf. indizierten logopädischen Behandlung zur Verbesserung der Mundmotorik und der Artikulation sollte in der Einzeltherapie unter Einbezug der Eltern analog zur Frühintervention (vgl. Kapitel 2.3.3) die gezielte Förderung sprachlicher Kompetenzen erfolgen, wenn diese nicht in ausreichendem Maß vorhanden sind. Wie in Kapitel 1.8.3 erwähnt, sollte dabei möglichst ein „natürliches Lernformat" gestaltet werden, das mit visuellen, auch computerbasierten, Prompts kombiniert wird. Benötigte Grundfertigkeiten, wie z. B. Aufmerksamkeitslenkung und -fokussierung, gemeinsame Aufmerksamkeit sowie Imitation und Wechselseitigkeit, sollten bei dem Kind oder Jugendlichen vorhanden sein, um sowohl die rezeptive als auch die expressive Sprache auszubauen. Vor allem in für das Kind motivierenden sozial-interaktiven Situationen und durch beliebte Gegenstände kann zunächst die präverbale Kommunikation mithilfe von motorischen Prompts (Gestik, z. B. auf einen gewünschten Gegenstand deuten) und rezeptive Sprache (z. B. Gegenstände geben lassen) gefördert werden. Die expressiven Sprachfertigkeiten (z. B. Gegenstände benennen lassen, Hilfe einfordern oder Wunschäußerungen) können von der Einwort-Ebene zur Mehrwort-Ebene aufgebaut werden. Dabei können Bilderkarten, computerbasierte Bilder oder verbale Prompts eingesetzt werden; auf entsprechendes Ausschleichen (Fading) ist dabei zu achten. Auch durch interaktive Spiele können sowohl die soziale Interaktion als auch die Kommunikation verbessert werden. Unerwünschte Verhaltensweisen verringern sich dadurch häufig. Nur bei den ganz wenigen Kindern, die unter richtig und ausreichend lang durchgeführter Therapie kaum expressive Sprache entwickeln, sollte an längerfristige alternative Kommunikationsformen, wie z. B. Bilderkarten, computerbasierte Verfahren oder Gebärdensprache gedacht werden.

Förderung präverbaler Prompts und rezeptiver Sprache

Aufbau expressiver Sprache ab Einwort-Ebene

Gruppentherapie

Wichtiger Inhalt der autismusspezifischen Therapie ist die gezielte Förderung der sozialen Interaktion mit anderen Kindern oder Jugendlichen, die in einem Gruppensetting (zwei bis drei Kinder sowie zwei Therapeuten) erfolgen sollte. Um allen Kindern bzw. Jugendlichen in der Gruppe gerecht werden zu können, muss darauf geachtet werden, dass sie „gruppenfähig" sind, d.h. keine aggressiven Verhaltensweisen zeigen. Zudem sollte vorab eine differenzierte Entwicklungsdiagnostik erfolgen, um eine möglichst homogene Gruppe bilden zu können, in der die Anforderungen dem Entwicklungsstand angepasst sind und für alle Kinder ähnliche Therapieziele gelten. Es sollte auch in den Gruppenstunden auf visuelle Strukturierungshilfen (z.B. bei der Stundenplanung) zurückgegriffen werden, um den Kindern Abläufe zu verdeutlichen und eine Orientierung und Sicherheit zu bieten. Es können auch Gruppenregeln (z.B. „mitmachen", „leise sein"; siehe M04 in Kapitel 4) etabliert werden, um eine verbesserte Compliance bei den gemeinsamen Aktivitäten zu erreichen. Zu Beginn eignet sich bei Kindern mit einer Autismus-Spektrum-Störung und einer IM die Durchführung einfacher „Turn-taking"-Spiele, Versteckspiele sowie Bewegungs- und Mitmach-Lieder, bei denen die Kinder Freude an der gemeinsamen Aufmerksamkeit entwickeln und lernen, auf das andere Kind zu achten. Gemeinsame, gut strukturierte Regelspiele, bei denen die Kinder lernen, auf den Spielpartner zu achten und sich abzuwechseln, können ebenfalls eingesetzt werden, bevor ein Übergang zum freien Spiel angeleitet wird.

Förderung der sozialen Interaktion in homogenen Gruppen

Besonderes Augenmerk liegt hier sowohl auf der Generalisierung der erlernten Fertigkeiten sowie dem gelingenden Transfer in die Schule, die durch eine enge Zusammenarbeit mit Eltern, Lehrern und Integrationskräften erfolgt. Das Kind kann vor allem in der Schule von den erlernten sozialen Interaktionsfertigkeiten profitieren, da dort häufig Situationen zu meistern sind, die nicht spezifisch von Therapeuten oder anderen Erwachsenen moderiert und angeleitet werden (z.B. in Pausensituationen).

Generalisierung der Fähigkeiten

Förderung in der Schule und zu Hause

Neben den Aufgaben, die der Therapeut leisten muss, gibt es Therapieziele, die zu einem großen Teil auf Eltern- bzw. Schulseite umgesetzt werden müssen. Deswegen sind die integrierende Arbeit und beratende Tätigkeit zur Integration aller Maßnahmen (z.B. Coaching der Integrationskräfte) sowie in besonderem Maße die begleitende Elternarbeit wichtige Bestandteile der Therapie. Die Umsetzung von therapeutischen Hausaufgaben, die für die Generalisierung und Festigung der in der Therapie gelernten Fertigkeiten von großer Bedeutung sind, muss ebenfalls im häuslichen Rahmen durch die Eltern und in der Schule durch die Integrationskräfte und Lehrer gewährleistet werden. Mit den Eltern sollten für

Therapeutische Hausaufgaben

die Förderung zu Hause konkrete therapeutische Hausaufgaben besprochen werden, die sich am jeweiligen Entwicklungsstand orientieren und korrespondierend zu den aktuellen Therapieinhalten ausgewählt werden. Hier sind vor allem alltagspraktische Therapieziele (selbstständiges Anziehen, Toilettentraining) und Handlungsabläufe zu nennen. Einzelne Tätigkeiten, wie z. B. Schuhe anziehen, werden dabei in einzelne Teilschritte (Klettverschluss öffnen, Lasche festhalten, Fuß in den Schuh führen, Klettverschluss schließen) aufgeteilt und als Bilderkarten in der richtigen Abfolge zur visuellen Unterstützung dargeboten. Jeder Teilschritt wird explizit mit dem Kind bzw. Jugendlichen eingeübt und entsprechend verstärkt.

Austausch mit Lehrern und Integrationskräften

Mit den Lehrern und Integrationskräften sollte ein regelmäßiger Austausch stattfinden („Runde Tische"), um herausfordernden Situationen zu begegnen. Bei Kindern und Jugendlichen mit IM sollten besonders die Integrationskräfte auch in einzelnen verhaltenstherapeutischen sowie visuell-strukturierenden Methoden geschult werden, um den Alltag in der Schule, z. B. mit visuellen Strukturierungshilfen (z. B. TEACCH) oder durch den Einsatz operanter Verfahren und natürlicher Konsequenzen einfacher zu gestalten.

Sorgfältige Planung von Übergängen

Neben der Arbeit mit den Eltern und Integrationskräften ist die Unterstützung des Übergangs vom Kindergarten in die Grundschule sowie des Übergangs von der Schule zu einer Werkstätte ein wichtiger möglicher Therapieinhalt. Speziell ausgebildete Beratungslehrer können zur Schullaufbahnberatung und zu den möglichen Arbeitsstellen in Werkstätten u. Ä. informieren und verfügen meist über hilfreiche lokale Kontakte und Adressen. Für den konkreten Übergang sollten Möglichkeiten erarbeitet werden, die dem Kind bzw. Jugendlichen den Start mit neuen Bezugspersonen in der bisher unbekannten Umgebung erleichtern. Ein Besuch der Räumlichkeiten nach dem dortigen Schul- oder Arbeitsschluss ermöglichen dem Kind bzw. Jugendlichen eine erste Orientierung, zunächst ohne von anderen Personen gestört zu werden. Hilfreich sind auch hier für das Kind oder den Jugendlichen mit IM Strukturierungs- und Visualisierungsansätze (z. B. Wegweiser oder farbliche Markierungen), die zu einer verbesserten räumlichen und zeitlichen Orientierung beitragen können. Die Förderung in akademischen Fächern (Lesen, Schreiben, Rechnen) erfolgt grundsätzlich immer in der Schule und wird im therapeutischen Setting ausgeklammert. In der Schule können auch die Fertigkeiten zur Handlungsplanung und alltagspraktische Fertigkeiten (z. B. Organisation von Arbeitsmaterialien) sowie sozial-kommunikative Fertigkeiten trainiert werden. Die aufsuchende Arbeit des Therapeuten kann hilfreich sein, um vor Ort lösungsorientierte Vorgehensweisen zu erarbeiten. Dem Coaching der Integrationskräfte (z. B. zu Strukturierungsmaßnahmen oder positiver Verstärkung) sowie dem Einsatz von Beratungslehrern kommt ein wichtiger Stellenwert zu, da die Finanzierung einer aufsuchenden therapeutischen Arbeit meist nicht gewährleistet ist.

Hilfreiche Materialien:

Allgemeine Informationen zu psychischen Störungen bei Intelligenzminderung finden sich bei:

- Sarimski, K. & Steinhausen, H. C. (2008). *Psychische Störungen bei geistiger Behinderung.* Göttingen: Hogrefe.
- Sarimski, K. & Steinhausen, H. C. (2008). *Ratgeber Psychische Störungen bei geistiger Behinderung: Informationen für Eltern, Lehrer und Erzieher.* Göttingen: Hogrefe.
- Aktuelle Leitlinien zur Intelligenzminderung der Arbeitsgemeinschaft der Wissenschaftlichen Medizinischen Fachgesellschaften e.V. (AWMF) e.V. Verfügbar unter www.awmf.org/leitlinien.html

Materialien zur gezielten Förderung von Menschen mit Intelligenzminderung und Autismus-Spektrum-Störung bieten folgende Manuale:

- Teufel, K., Wilker, C., Valerian, J. & Freitag, C. M. (2017). *A-FFIP – Autismus-spezifische Therapie im Vorschulalter.* Heidelberg: Springer.
- Häußler, A. (2012). *Der TEACCH Ansatz zur Förderung von Menschen mit Autismus: Einführung in Theorie und Praxis.* Dortmund: Borgmann Media.

Auch Bilderbücher zum Thema Emotionen und Emotionsregulation können hilfreich sein. Hier eignet sich insbesondere:

- Kreul, H. (2011). *Ich und meine Gefühle. Emotionale Entwicklung für Kinder ab 5.* Bindlach: Loewe.
- Geisler, D. (2012). *Wohin mit meiner Wut? Emotionale Entwicklung für Kinder ab 5.* Bindlach: Loewe.

2.3.5 Behandlung von Kindern und Jugendlichen ohne Intelligenzminderung

L15 Leitlinie 15: Behandlung von Kindern und Jugendlichen ohne Intelligenzminderung

- Die Behandlung erfolgt immer gemäß eines individuellen Behandlungsplans mit einem Fokus auf klar definierte Therapieziele.
- Der Behandlungsplan muss die Aspekte Alter des Kindes, Symptomatik, Komorbiditäten, kognitive Fertigkeiten des Kindes und familiäre Ressourcen berücksichtigen.
- Die Maßnahmen leiten sich aus der Störungsdiagnostik und der individuellen Problemanalyse anhand von Makro- und Mikroanalyse ab.
- Die Therapieplanung mit Abwägung der Indikation sowie Festlegung der Rahmenbedingungen, Behandlungsziele, Behandlungsdauer und Methodenauswahl begründet sich aus der individuellen Problemanalyse und muss im Therapieverlauf stetig an die Entwicklung angepasst werden.

- Behandlungsoptionen bestehen je nach Indikation und Behandlungsplan in den Möglichkeiten der (Klein-)Gruppentherapie, der Einzeltherapie sowie immer unter Einbezug von Familie und Umfeld.
- Die psychotherapeutische Behandlung bei Kindern und Jugendlichen mit einer Autismus-Spektrum-Störung ist verhaltenstherapeutisch und setzt gute Kenntnisse der autismusspezifischen Symptomatik und Einschränkungen voraus (O-Variable im SORKC-Schema).

Wesentliche Aspekte der Therapie bei Autismus-Spektrum-Störungen im Grundschul- und Jugendalter ohne Intelligenzminderung (IM) decken sich mit der Therapie bei jüngeren Kindern sowie bei Kindern und Jugendlichen mit IM. Es muss immer ein individueller Behandlungsplan entsprechend der Förderdiagnostik gemeinsam mit der Familie erstellt werden. Dabei müssen die zentralen Aspekte des Alters, der Symptomausprägung und Symptomschwere, der komorbiden Erkrankungen, der kognitiven Fertigkeiten und der familiären Ressourcen in der individuellen Zielplanung berücksichtigt werden. Die Maßnahmen leiten sich dabei aus der individuellen Störungs- und Problemdiagnostik ab; wobei hier vor allem möglichst evidenzbasierte Verfahren eingesetzt werden. Zur Diagnostik gehört auch eine Makroanalyse zur Entwicklungsgeschichte der aktuellen Symptomatik sowie eine Mikroanalyse entsprechend des SORKC-Schemas (vgl. hierzu Kapitel 2.3.1.) und die Erfassung von Stärken und Ressourcen. Die anschließende Therapieplanung muss darauf aufbauend die Indikation abwägen (Therapienotwendigkeit), die vorhandenen Rahmenbedingungen berücksichtigen (z. B. Kooperationsbereitschaft, Aufträge, familiäre Ressourcen) und die Behandlungsziele festlegen (Aufbau oder Abbau spezifischer Verhaltensweisen). Hierbei müssen auch prognostische Faktoren berücksichtigt werden. Entsprechend der Behandlungsziele wird ein Behandlungsplan mit den therapeutischen Rahmenbedingungen (Modalität, Setting) und dem Einsatz evidenzbasierter Methoden zum Erreichen der definierten Therapieziele festgelegt. Der Behandlungsplan muss je nach Entwicklungsverlauf des Patienten stetig angepasst und das Erreichen der Therapieziele evaluiert werden. Die Therapie sollte klar zeitlich begrenzt werden, um die Selbstwirksamkeit des Kindes bzw. Jugendlichen und der Familie zu stärken. Falls nötig, können einzelne Katamnesetermine nach Abschluss einer intensiven Therapiephase in einem zeitlichen Abstand von drei bis sechs Monaten angeboten werden.

Förderdiagnostik

Therapieplanung

Nach der Diagnose steht zunächst die Psychoedukation der Eltern bzw. der Familie und des Kindes oder Jugendlichen im Vordergrund (vgl. Kapitel 2.3.2). Im Rahmen der Psychoedukation muss selbstverständlich auch geklärt werden, ob gezielte zusätzliche Maßnahmen (z. B. Psychotherapie, medikamentöse Therapie) notwendig sind. Ab dem Grundschulalter und bei ausreichenden Schreib- und Lesefertigkeiten ist für Kinder und Jugendliche ohne IM insbesondere eine Förderung der Interaktion und Kommunikation gemäß ihrer Kernbeeinträchtigungen indiziert. Dies kann besonders gut in der gruppentherapeutischen Behandlung erfolgen, für die bisher die beste Evidenz vorliegt (vgl. Kapitel 1.8.5). In der Gruppe können sozial-interaktive Aspekte konkret anhand von Rollenspielen und in der Interaktion mit Gleichaltrigen geübt, sowie exekutive Funktionen (Handlungsplanung, Selbstregulation) trainiert werden. Eine Gruppentherapie beinhaltet immer Elternabende, um die Eltern bezüglich der Unterstützung und Umsetzung der Hausaufgaben anzuleiten und sie über die Therapie zu informieren. Bei den meisten Kindern und Jugendlichen ist diese Therapie ausreichend. Bei besonderen, klar definierten Schwierigkeiten oder komorbiden Erkrankungen kann zusätzlich auch eine zeitlich befristete Einzeltherapie unter Einbezug der Eltern durchgeführt werden. Zudem steht bei schwer ausgeprägter Symptomatik mit starker Beeinträchtigung im Alltag (wie z. B. fehlender Schulbesuch oder starke Konflikte zu Hause) auch die teilstationäre oder stationäre Therapie zur Verfügung. Im Rahmen der Einzeltherapie kann die Zusammenarbeit mit der Schule notwendig werden, um die strukturellen Gegebenheiten an die Bedürfnisse des autistischen Kindes bzw. Jugendlichen möglichst gut anpassen zu können. Wenn vorhanden, ist die Beratung der Schule allerdings zentrale Aufgabe von entsprechend ausgebildeten Beratungslehrern, mit denen ggf. bei Notwendigkeit und nach Schweigepflichtentbindung durch die Eltern zusammengearbeitet werden kann.

Gruppentherapeutische Behandlung

Einzeltherapeutische Behandlung

Autismusspezifische Gruppentherapien

Bei autistischen Kindern und Jugendlichen mit unbeeinträchtigter kognitiver Begabung ist der Aufbau sozialer Kompetenzen wesentlich, um das Verständnis sozialer Zusammenhänge zu verbessern und mit den kommunikativ-interaktiven Herausforderungen im regulären Alltag (z. B. in der Schule) angemessener umgehen zu können. Gerade Menschen im hochfunktionalen Bereich zeigen häufig nicht die eindrücklichen Auffälligkeiten von Betroffenen im niedrig-funktionalen Bereich und sind in der Folge mit einer anderen Erwartungshaltung im Alltag konfrontiert. In der Konsequenz erleben sie häufig Frustrationen, da sie den täglichen sozialen Erwartungen kaum gerecht werden können. Das bedeutet, dass ihre fehlenden sozialen Fertigkeiten gravierende Folgen für die Beschulung und berufliche Perspektive haben können, zu einem Mangel an Beziehungen und einem negativen Selbstbild führen können. Um die Patienten im Aufbau sozialer Fertigkeiten zu unterstützen, eignen sich als Therapiemaßnahmen autismusspezifische verhaltenstherapeutische Gruppentherapie-Angebote. Mit sozialen Kompetenzen oder Fertigkeiten ist dabei im Bereich des autistischen Spektrums v.a. der Aufbau von spezifischen verbalen und nonverbalen Verhaltensweisen gemeint, die den Betroffenen befähigen, sich selbst besser zu artikulieren, die eigenen Gefühle wahrzunehmen und darauf adäquat zu reagieren, das Gegenüber besser zu verstehen sowie situationsangemessen zu kommunizieren und zu inter-

Aufbau sozialer Kompetenzen wichtig für Alltag

agieren. Das Üben im Gruppensetting stellt dabei eine gute Möglichkeit des möglichst realitätsnahen Trainings sozialer Fertigkeiten unter gezielter Förderung dar. Zentrale autismusspezifische Therapieprinzipien werden im Kasten 20 dargestellt (angelehnt an Cholemkery & Freitag, 2014):

Kasten 20: Zentrale autismusspezifische Therapieprinzipien

- Therapie im möglichst realitätsnahen Setting.
- Einsatz kognitiv-verhaltenstherapeutischer sowie übender Methoden.
- Visualisierung und Strukturierung als Unterstützung.
- Aufbau und Verstärkung sozialer Motivation.
- Klare Konkretisierung der zu vermittelnden Inhalte.
- Transfer der Förderung in den individuellen Alltag: Einbezug des Umfeldes.
- Multiples Lernumfeld: Explizite Förderung der Generalisierung durch Abwandlung von Übungen, Materialien, Kontext und Übungspartnern.
- Intensives Üben und Wiederholen.
- Vermeiden von Über- aber auch Unterforderung.
- Gruppe von zwei Therapeuten geleitet.

Gruppentherapie ab einem Entwicklungsalter von 8 Jahren

Voraussetzungen und Rahmenbedingungen: Ein gruppentherapeutischer Ansatz ist nicht für alle Kinder und Jugendlichen mit einer Autismus-Spektrum-Störung geeignet, da ein Mindestmaß an verbaler Kommunikationsfähigkeit, sozialer Motivation und Integrationsfähigkeit vorliegen muss. Empfehlenswert ist ein solches Training aufgrund dessen frühestens ab einem Entwicklungsalter von 8 Jahren bei normaler kognitiver Entwicklung. Eine komorbide Aktivitäts- und Aufmerksamkeitsstörung (ADHS) sollte vor Beginn der Gruppentherapie (jedoch auch aller anderen Psychotherapien) adäquat medikamentös behandelt werden (vgl. hierzu Kapitel 1.8.7 und 2.3.6). Sind die Kinder noch mit der Gruppensituation überfordert, eignen sich zunächst Kleingruppen mit zwei Patienten, um die zentralen Fertigkeiten in engmaschigerer Anleitung zu üben und ein langsames Gewöhnen an das Gruppensetting zu ermöglichen. Autismusspezifische soziale Kompetenztrainings sind auch sehr gut für Jugendliche und Erwachsene mit Autismus-Spektrum-Störung geeignet. Insbesondere altershomogene Gruppen bieten gute Möglichkeiten des gruppenorientierten Lernens. Kontraindikationen sind ein hohes Aggressionspotenzial sowie schwere psychische Komorbiditäten, die einer vorrangigen Behandlung bedürfen (z. B. ausgeprägte Zwangssymptome, depressive Störungen oder suizidale Gedanken). Gruppentherapien sollten immer von zwei Therapeuten durchgeführt werden um einerseits intensive Übungsphasen und den individuellen Lerneffekt zu gewährleisten sowie bei schwierigen Gruppensituationen entsprechend handeln zu können (z. B. durch konzentrierte, kurze Einzelgespräche bei starker Anspannung eines Teilnehmers). Durch die auf autismusspezifische Bedürfnisse nach Struktur, Transparenz und Vorhersagbarkeit ausgerichtete Konzeption einer solchen Gruppentherapie kann eine gute Basis zum Aufbau neuer Handlungsoptionen und zum Üben sozial herausfordernder Situationen geschaffen werden.

Therapiemethoden

Wirksame Therapiemethoden beruhen dabei alle auf (kognitiv-)verhaltenstherapeutischen Prinzipien. Dazu gehören u. a. Verhaltensanalysen, Verhaltensmodifikation durch z. B. gezielte Verstärkung von Zielverhaltensweisen, Verhaltensausformung (Shaping), Hilfestellungen durch Prompting beispielsweise im Rollenspiel, Generalisierung durch Kontext- und Übungspartnervariabilität sowie psychoedukative Techniken, Kommunikationstrainings, Selbstregulationstechniken, individuelle Entspannungstechniken, der Einsatz von Rollenspielen und anschließendem Videofeedback sowie Modelllernen. Auch die aktive Gestaltung des Wahrnehmungsprozesses durch Bewusstmachen der eigenen Gefühle und Kognitionen, die Überprüfung und der Aufbau von alternativen Verhaltensweisen (z. B. durch Selbstinstruktionen, Üben von Fragen und Antworten) sind zentral.

Therapeutische Ziele

Als therapeutische Ziele im Rahmen autismusspezifischer Gruppentherapien sind insbesondere die Steigerung der sozialen Motivation, die Verbesserung adäquaten Interaktionsverhaltens, die Steigerung des Handlungsrepertoires in sozialen Situationen und die Generalisierung des Gelernten bedeutsam. Zur Förderung der Motivation sozial zu interagieren ist die Stärkung der Selbstwirksamkeit im sozialen Kontext, aber auch eine positive Gruppenatmosphäre wichtig. Um soziale Interaktion und Kommunikation fördern und üben zu können, müssen zunächst ausgiebig sozial-kognitive Basiskompetenzen wie beispielsweise Emotionserkennung oder ein Verständnis für soziale Signale entwickelt und geübt werden. Darauf aufbauend können Selbstregulationskompetenzen, Lösungsstrategien für soziale Situationen und eine zunehmende Anleitung zum Perspektivwechsel entwickelt werden. Das übergeordnete Ziel ist es, den Betroffenen zu ermöglichen, die eigenen inneren Zustände, Bedürfnisse und Interessen wahrzunehmen, zu äußern, zu vertreten und gleichzeitig diese Zustände und Bedürfnisse auch beim Gegenüber wahrzunehmen und zu berücksichtigen. Dabei spielt auch die Förderung der exekutiven Funktionen, das heißt der spezifischen Zielsetzung, Handlungsplanung, Einkalkulierung von Schwierigkeiten, Entscheidungen treffen, bewusste Aufmerksamkeitsfokussierung und Selbstregulation sowie zielgerichtetes Ausführen und Umsetzen der geplanten Handlungen eine wichtige Rolle. Für einen besseren Einblick in Ablauf und Inhalte eines autismusspezifischen Trainings der sozialen Fertigkeiten wird in Kapitel 3.2 exemplarisch auf einzelne manualisierte Gruppentherapien eingegangen.

Unterstützung durch Eltern

Im Rahmen von Gruppentrainings sind immer auch Elternabende- und Gespräche notwendig, da die Kinder und Jugendlichen die elterliche Unterstützung bei der Umsetzung von Hausaufgaben und Übungen in der Regel brauchen und die Rückmeldung der Eltern in die weitere Therapieplanung einfließen sollte.

Der Einsatz kognitiv-verhaltenstherapeutischer Gruppentherapien ist ebenso bei einer komorbiden Angststörung indiziert. Auch hier sollten die genannten Voraussetzungen, Rahmenbedingungen und Wirkprinzipien berücksichtigt werden. Zusätzlich werden in diesen Gruppentherapien bewährte Methoden der Therapie von Angststörungen wie Expositionsverfahren und kognitive Strategien eingesetzt.

Hilfreiche Materialien:

Eine große Anzahl an Arbeitsmaterialen und konzipierten Gruppentherapiestunden finden Sie in folgenden Therapiemanualen und Sammlungen:

- Cholemkery, H. & Freitag, C. M. (2014). *Soziales Kompetenztraining für Kinder und Jugendliche mit Autismus-Spektrum-Störungen.* Weinheim: Beltz.
- Häußler, A., Happel, C., Tuckermann, A., Altgassen, M. & Adl-Amini, K. (2008). *SOKO Autismus: Gruppenangebote zur Förderung SOzialer KOmpetenzen bei Menschen mit Autismus. Erfahrungsbericht und Praxishilfen.* Dortmund: verlag modernes lernen.
- Jenny, B., Goetschel, P., Isenschmid, M. & Steinhausen, H.-C. (2012). *KOMPASS – Zürcher Kompetenztraining für Jugendliche mit Autismus-Spektrum-Störungen. Ein Praxishandbuch für Gruppen- und Einzelinterventionen.* Stuttgart: Kohlhammer.
- Paschke-Müller, M. S., Biscaldi, M., Rauh, R., Fleischhaker, C. & Schulz, E. (2013). *TOMTASS – Theory-of-Mind-Training bei Autismusspektrumstörungen. Freiburger Therapiemanual für Kinder und Jugendliche.* Heidelberg: Springer.

Einzeltherapeutische Behandlung

Zeitlich begrenzte Unterstützung bei spezifischen Problemen

Einer psychotherapeutischen Behandlung im einzeltherapeutischen Setting müssen ebenfalls eine genaue Diagnostik der aktuellen Schwierigkeiten und eine gezielte Therapieplanung entsprechend der Behandlungsziele vorangehen. Auch hier ist es das Ziel, den Patienten sowie die Familie zeitlich begrenzt bei der Bewältigung ihrer spezifischen Probleme zu unterstützen und zu fördern. Bisher gibt es keinerlei Studien zur Wirksamkeit von Einzeltherapien, sodass im Folgenden aus der aktuellen klinischen Praxis berichtet wird. Bei älteren Kindern und Jugendlichen ohne Intelligenzminderung kann die einzeltherapeutische Behandlung bei folgenden Aspekten indiziert sein:

- *Gezielte Förderung der sozialen Interaktion und Kommunikation.* Oftmals werden im Gruppensetting erst die Schwierigkeiten in der sozialen Interaktion und Kommunikation des Betroffenen deutlich sichtbar. An diesem Punkt eignet sich eine Vertiefung und Wiederholung der Inhalte, um ein besseres Verständnis, individualisierte Zieldefinitionen und Handlungsstrategien erreichen zu können. Hierbei muss immer auch berücksichtigt werden, dass subjektive Wahrnehmungs-,

Informationsverarbeitungs- und Bewertungsprozesse eine zentrale Rolle spielen und auch von dem Therapeuten größtmögliche Bemühungen beim Perspektivwechsel notwendig werden. Therapiemethoden und -inhalte entsprechen dem gruppentherapeutischen Ansatz.

- *Gezielte Förderung der Handlungsplanung, Selbstständigkeit und Selbstregulation.* Neben dem Aufbau exekutiver Funktionen in der Gruppe kann es hilfreich sein, Strategien zur spezifischen Zielsetzung, Handlungsplanung und -umsetzung dezidiert mit dem Patienten im Einzelsetting zu entwickeln, um seine Selbstständigkeit im Alltag zu verbessern. Hierzu gehören beispielsweise Themen wie das morgendliche Zurechtmachen, Einkaufen gehen oder eine Bewerbung vorbereiten. Da eine strukturierte und visualisierte Umgebung bei der Förderung der Selbstständigkeit sehr hilfreich ist, ist es hierzu essenziell, die Eltern bzw. Familien an der Umsetzung der Therapieziele zu beteiligen. Bei sehr reflektierten Patienten mit Autismus-Spektrum-Störung im Jugendalter kann der Aufbau von Selbstkontroll- und Selbstregulationsstrategien im einzeltherapeutischen Setting vertieft werden. Zu berücksichtigende Elemente sind eine sorgfältige Selbstbeobachtung, z.B. bezüglich herausfordernden Situationen (z.B. Lautstärkepegel im Klassenzimmer steigt), die Bewertung des eigenen Verhaltens, der Einsatz der erlernten Strategien (z.B. Beruhigungstechniken) und die anschließende Verstärkung. Dies können nicht alle Patienten mit Autismus-Spektrum-Störung leisten und es ist beim Einsatz solcher Techniken darauf zu achten, dass der Patient diese wirklich verstanden hat, anwenden und umsetzen kann und nicht durch die Anforderungen überfordert ist. Wichtig ist ebenfalls die begleitete Diskrimination von angemessenem und unangemessenem Verhalten. Im Einzelsetting können Situationen vorbesprochen, im Rollenspiel geübt und angeleitet werden, um den Transfer in den Alltag zu erleichtern. Auch der Abbau von Problemverhalten, wie Selbstverletzungen oder ausuferndes stereotypes Verhalten kann durch Selbstregulationsstrategien und dem Aufbau alternativer Handlungsstrategien im Einzelsetting entwickelt und geübt werden. Es ist immer darauf zu achten, ob die Fertigkeiten, die in der Einzeltherapie geübt wurden, auch im Alltag eingesetzt werden, da sie ansonsten nicht wirksam sind. Dies ist eine große Gefahr in der Einzeltherapie bei Patienten mit einer Autismus-Spektrum-Störung. Gegebenenfalls müssen Möglichkeiten der Unterstützung im Alltag durch Eltern, Integrationshelfer oder Beratungslehrer überlegt und umgesetzt werden, wenn das Kind bzw. der Jugendliche Schwierigkeiten hat, das Gelernte in den Alltag zu übertragen.

Einbezug der Umgebung bei Förderung der Selbstständigkeit

Aufbau von Selbstregulationsstrategien

- *Komorbiditäten.* Bestehen komorbide Erkrankungen, so erfolgt eine störungsspezifische und altersadäquate Behandlung der Komorbiditäten. Wie in Kapitel 1.3. bereits erwähnt, besteht bei autistischen Kindern und Jugendlichen ein erhöhtes Risiko, dass mindestens eine Komorbidität vorliegt. In der Behandlung spielen dabei insbesondere

Behandlung von Komorbiditäten

Angststörungen, Zwangsstörungen, ADHS und Ausscheidungsstörungen eine wichtige Rolle. Diese Erkrankungen sollten lege artis psychotherapeutisch und medikamentös behandelt werden. In der psychotherapeutischen Behandlung der Komorbiditäten sind die unter Kapitel 2.3.1 genannten autismusspezifischen Grundlagen und Methoden zu berücksichtigen. Weiter empfehlen sich die Leitfäden zu der entsprechenden Störung. Zur medikamentösen Behandlung siehe Kapitel 2.3.6. Insgesamt sollte berücksichtigt werden, dass Kinder und Jugendliche oftmals erst von einer autismusspezifischen Behandlung profitieren können, wenn die komorbiden Erkrankungen sorgfältig behandelt wurden. So kann beispielsweise eine ausgeprägte Zwangssymptomatik oder ADHS die Teilnahme an einer gruppentherapeutischen Intervention deutlich behindern.

Unterstützung in Krisensituationen

- *Kurzintervention bei Zunahme von aggressiven oder störenden Verhaltensweisen oder bei Übergängen und Krisen, in welchen die Kernsymptomatik das aktuelle Funktionsniveau des Patienten beeinträchtigt.* Im Verlauf kann es immer wieder zu Krisen kommen. Die Krisenintervention und Unterstützung der betroffenen Familien gehört zur Behandlung dazu. Durch eine zeitnahe Intervention kann die Situation direkt analysiert und Veränderungsmaßnahmen entwickelt und empfohlen werden. Der Therapeut muss dabei auf das ganze Spektrum der genannten Behandlungsmaßnahmen von Wiederaufnahme psychotherapeutischer/medikamentöser Therapie über (teil-)stationäre Behandlungsmaßnahmen oder auch familiäre Hilfen zurückgreifen können. Oftmals hilft jedoch bereits eine kurzfristige professionelle Beratung in der Krisensituation, um die Situation zu entschärfen und Handlungsoptionen zu generieren.
- Zuletzt gilt die gezielte einzeltherapeutische Behandlung immer auch als Modalität der Wahl bei jeglichen behandlungsbedürftigen Problemkonstellationen, die nicht in der Gruppentherapie verbessert werden können. Insgesamt muss dabei immer berücksichtigt werden, dass die konkrete Umsetzung von Therapieinhalten und theoretisch verstandenen Zusammenhängen bei Kindern und Jugendlichen mit einer Autismus-Spektrum-Störung aufgrund ihrer Defizite im Bereich exekutiver Funktionen deutlich erschwert ist. Es muss also stark auf die tatsächliche Wirksamkeit der Therapie im Alltag und auf die Generalisierung der Fertigkeiten geachtet werden.

Eltern- und familienorientierte Therapie

Wie oben beschrieben, ist der Einbezug der Eltern bei einer psychotherapeutischen oder medikamentösen Behandlung des Kindes oder auch die separate Elternberatung immer fester Bestandteil jeglicher Behandlung. Insbesondere nach der Diagnose muss eine Beratung der Eltern über die Symptomatik, Ursachen, Prognose und Behandlungsmöglichkeiten erfolgen. Zusätzlich bietet sich die Teilnahme an einem autismusspezifischen Elterntraining zum Aufbau von störungsspezifischem Wissen und Erziehungskompetenzen an. Auch der Einbezug des Umfeldes (Erzieher, Lehrer, Geschwisterkinder, Angehörige) kann ein wichtiger Bestandteil sein, um die Rahmenbedingungen für das betroffene Kind zu verbessern. Wie oben beschrieben, müssen Inhalte jeder verhaltenstherapeutischen Intervention in das häusliche Umfeld eingebracht werden, um den Transfer der gelernten Verhaltensweisen zu steigern. Die Eltern sind immer an der Entwicklung des Behandlungsplans und dessen Umsetzung in den persönlichen Alltag einzubeziehen. Zudem sind die Eltern wichtige Ansprechpartner in der Rückmeldung von Entwicklungsfort- oder Rückschritten, die in den Behandlungsplan integriert werden müssen.

Elternberatung und -trainings hilfreich

Grenzen: Es ist zu klären, wie stark die Familie belastet ist und welche familiären Ressourcen zur Verfügung stehen. Wenn der Bedarf besteht, sollte an familienunterstützende Maßnahmen oder (teil-)stationäre Therapie gedacht werden. Es gibt direkte Unterstützungsmöglichkeiten für die Familie über das Jugendamt (z.B. Erziehungsbeistand). Die Indikation für eine (teil-)stationäre Therapie besteht bei schweren komorbiden Erkrankungen und deutlicher Einschränkung im Alltag, wie z.B. bei komorbider Zwangsstörung, ADHS oder Angststörung, wenn durch ambulante Maßnahmen keine Verbesserung zu erreichen ist oder der Schulbesuch leidet. Weitere Indikationen können die Zuspitzung von oppositionellem, aggressivem und stereotypem Verhalten darstellen. Die Indikation muss auf der Grundlage der Schwere der Symptomatik und der vorhandenen familiären und therapeutischen Ressourcen getroffen werden. Wenn langfristig die Reintegration in die Familie nicht möglich erscheint, kann auch eine Wohngruppe oder ein Internat als Lebensort überlegt werden, die teilweise oder ganz über das Jugendamt finanziert werden. Die jeweiligen Einrichtungen müssen allerdings autismusspezifisch arbeiten, sonst erfolgt in der Regel keine Verbesserung der Alltagsschwierigkeiten oder der krankheitsspezifischen Symptomatik.

Unterstützung der Familie

Zusammenarbeit mit der Schule

Gelegentlich muss der Therapeut auch die Schule oder den Ausbildungsplatz – unter der Voraussetzung des Einverständnisses und Wunsches der Familie – hinsichtlich autismusspezifischer Besonderheiten beraten. Idealerweise ist das die Aufgabe von Beratungslehrern, mit denen der Therapeut – nach Einverständnis der Eltern und des Kindes bzw. Jugendlichen – eng zusammenarbeiten muss. Wenn keine entsprechenden Beratungslehrer zur Verfügung stehen, kann eine Beratung durch den Therapeuten notwendig werden. Gerade Kinder und Jugendliche ohne IM wirken zunächst wenig beeinträchtigt und sind aufgrund dessen täglich Überforderungen durch den sozialen Alltag ausgesetzt. Um ein best-

Bei Einverständnis der Eltern Schulberatung möglich

mögliches Lern- und soziales Integrationsumfeld zu schaffen, können bestimmte Rahmenbedingungen geschaffen werden. Diese bestehen zunächst in der Aufklärung und Psychoedukation der Lehrkräfte sowie – bei Wunsch und Einverständnis des Betroffenen – auch der Klasse, um ein Verständnis für die autismusspezifischen Verhaltensweisen zu schaffen. Themen sind hier neben der Kernsymptomatik auch sensorische Empfindlichkeiten und emotionale Stressfaktoren (z. B. Reaktion auf Veränderungen oder soziale Kontaktangebote). Weitere individuelle Vorkehrungen können das Erstellen von Orientierungshilfen für Zeiten, Räume und Wege (z. B. Markierung der Räume, Piktogramme, Gebäudeplan, Einsatz von Ablaufplänen) sein, die idealerweise durch den Integrationshelfer oder die Beratungslehrerin erfolgen. Ebenfalls unterstützend können Orientierungshilfen für freie Pausen- oder Wartezeiten sein, die meist eine besondere Herausforderung für autistische Kinder und Jugendliche darstellen. Auch das Schaffen oder die Identifikation von Rückzugs- oder Ruheräumen wird oftmals als sehr entlastend erlebt. Zusätzlich können gemeinsam Konzepte für den Umgang mit Veränderungen (personell, räumlich, zeitlich) entwickelt und vorbesprochen werden. Um dem Betroffenen den Umgang im sozialen Kontakt mit den Mitschülern zu erleichtern, können Klassenregeln visualisiert und gegebenenfalls Konsequenzpläne für schwierige soziale Situationen erstellt werden. Es ist hilfreich, wenn bereits im Vorfeld Zeichen vereinbart werden, die es dem Patienten ermöglichen, sich bei Überforderung oder Anspannung Unterstützung oder auch kurze Auszeiten zu holen.

Etablierung von Orientierungshilfen in Schule

Ein Überblick über spezifische Unterstützungsangebote in der schulischen und beruflichen Förderung finden Sie im Kapitel 2.3.7. Eine ausführliche Darstellung der Rahmenbedingungen inklusiver Beschulung findet sich bei Autismus Deutschland e.V. (Leitlinien zur inklusiven Beschulung von Schülern mit einer Autismus-Spektrum-Störung).

Hilfreiche Materialien:

Praktische Tipps und gezielte Fördermöglichkeiten für den schulischen Alltag finden sich bei:

- Tuckermann A., Häußler, A. & Lausmann, E. (2014). *Praxis TEACCH: Herausforderung Regelschule. Unterstützungsmöglichkeiten für Schüler mit Autismus-Spektrum-Störungen im lernzielgleichen Unterricht* (2. Aufl.). Dortmund: Borgmann-Media.

2.3.6 Pharmakotherapie

In Ergänzung zu den o. g. verhaltenstherapeutischen Verfahren, die jeweils indiziert und an spezifischen Therapiezielen orientiert gezielt und über eine umschriebene Zeit eingesetzt werden sollten, ist auch die Pharmakotherapie ab dem Vorschulalter für bestimmte Indikationen sinnvoll (siehe auch Kapitel 1.8.7). Die Medikation sollte durch einen mit Autismus-Spektrum-Störungen vertrauten Facharzt für Kinder- und Jugendpsychiatrie und -psychotherapie verordnet werden. Zielsymptome aller aktuell existierenden Pharmakotherapien sind die häufig auftretenden komorbiden psychischen Störungen sowie das störungsimmanente stereotype, rigide und repetitive Verhalten bei Autismus-Spektrum-Störungen.

Medikation durch Facharzt

L16 Leitlinie 16: Pharmakotherapie

- Es stehen zahlreiche gut wirksame Medikamente für die Behandlung stereotyper, aggressiver, hyperaktiver und unaufmerksamer Verhaltensweisen sowie Schlafstörungen bei Autismus-Spektrum-Störungen zur Verfügung.
- Medikamente können ab dem Vorschulalter sinnvoll bei gezielter Indikation zusätzlich zur zielgerichteten autismusspezifischen verhaltenstherapeutischen Förderung eingesetzt werden.
- Je nach Indikation besteht primär (komorbide ADHS) oder erst sekundär (nach/parallel zur verhaltenstherapeutischen Förderung) eine Indikation zur Pharmakotherapie.
- Psychopharmaka müssen von einem mit Autismus-Spektrum-Störungen erfahrenen Facharzt für Kinder- und Jugendpsychiatrie und -psychotherapie verschrieben und kontrolliert werden.
- Für die zentralen autismusspezifischen Symptome der sozialen Interaktions- und Kommunikationsprobleme sowie zur Behandlung von Intelligenzminderung gibt es aktuell keine effektive Medikation.

Zielsymptomatik stereotypes, rigides und repetitives Verhalten, komorbide Zwangsstörung

Erweiterung des Spielinteresses

Im Rahmen der Frühintervention ist stereotypes Spielverhalten zunächst durch die Erweiterung des Interesses des Kindes sowie das Lernen von funktionellem und symbolischem Spiel, möglichst auch in Interaktion mit anderen Kindern, zu behandeln. Zudem sollte bei stark stereotypem und rigidem Verhalten immer eine Verhaltensanalyse erfolgen, um mögliche Belastungsfaktoren zu erfassen und ggf. zu eliminieren. Des Weiteren kann durch Strukturierungsmaßnahmen das Umfeld des Kindes überschaubarer gemacht werden, was teilweise auch zu einer Reduktion dieses Verhaltens führt. Allerdings gibt es eine Subgruppe von Kindern und Jugendlichen mit Autismus-Spektrum-Störungen, die trotz adäquater Verhaltenstherapie stark stereotypes, rigides und repetitives Verhalten zeigt. Bei diesen Kindern ist ab dem späten Vorschulalter Risperidon oder Aripiprazol wirksam einsetzbar. Auch bei einer komorbiden Zwangsstörung ab dem Grundschulalter sollte Risperidon in Kombination mit einem selektiven Serotonin-Wiederaufnahmehemmer zusätzlich zur lege artis

Medikamentöse Unterstützung

durchgeführten Verhaltenstherapie (einschließlich Exposition mit Reaktionsverhinderung) eingesetzt werden.

Zielsymptomatik Hyperaktivität, Aufmerksamkeitsprobleme sowie komorbide Diagnose einer Aktivitäts- und Aufmerksamkeitsstörung (ADHS, F90.0/F98.8)

Ab dem späten Vorschulalter, in den Monaten, die der Einschulung vorausgehen, sollte bei stark ausgeprägter Hyperaktivität sowie der komorbiden Diagnose einer ADHS bei Kindern ohne Intelligenzminderung ein Versuch einer Methylphenidatbehandlung erfolgen. Bei Kindern mit Intelligenzminderung kann dies auch versucht werden; hier ist Methylphenidat aber häufig nicht wirksam, sodass hier eher Risperidon oder Aripiprazol eingesetzt werden sollte. Eltern wünschen eine Therapie mit Methylphenidat häufig nicht vor der Einschulung. Der Vorteil eines Therapiebeginns vor der Einschulung (nach Ausschöpfen der verhaltenstherapeutischen Maßnahmen) ist jedoch, dass die Wirksamkeit und die unerwünschten Wirkungen des Medikaments ohne schulischen Druck getestet werden können und dem Kind bei Wirksamkeit ein besserer schulischer Start ermöglicht wird. Spätestens ab dem Grundschulalter sollte bei Komorbidität mit ADHS bei Kindern ohne Intelligenzminderung eine Methylphenidattherapie begonnen werden. Die Dauer dieser Therapie hängt in der Regel vom klinischen Verlauf ab. Es sollten regelmäßig Auslassversuche durchgeführt werden. Atomoxetin und Guanfacin sind Medikamente, die bei Unwirksamkeit oder starken unerwünschten Wirkungen von Methylphenidat alternativ eingesetzt werden können; Guanfacin ist besonders wirksam bei Komorbidität von Autismus-Spektrum-Störungen, ADHS und Tic-Störungen.

Medikamentöse Behandlung des ADHS empfohlen

Zielsymptomatik aggressives Verhalten und Reizbarkeit/Impulsivität

Verhaltenstherapeutische Interventionen

Hier sollte zunächst eine Verhaltensanalyse erfolgen, auf deren Ergebnissen basierend eine entsprechende verhaltenstherapeutische Intervention geplant wird (z. B. Stimuluskontrolle, Trainieren von alternativen Reaktionen, Kontingenzmanagement). Ein gezieltes Elterntraining zur Anwendung positiver Verstärkung sowie Kontingenzmanagement durch die Eltern ist in der Regel ebenfalls indiziert. Wenn das aggressive Verhalten des Kindes bzw. Jugendlichen durch diese Maßnahmen nicht zurückgeht, sind Risperidon oder Aripiprazol oder auch niedrig-potente Neuroleptika wie Pipamperon als zusätzliche Therapie ab dem Vorschulalter möglich und sinnvoll.

Zielsymptomatik Schlafstörungen

Melatonin zeigt einen ausgezeichneten Effekt bei Ein- und Durchschlafstörungen bei Kindern und Jugendlichen mit einer Autismus-Spektrum-Störung und kann schon ab dem Alter von ca. drei bis vier Jahren eingesetzt werden, da es kaum unerwünschte Wirkungen aufweist.

Andere komorbide psychische Störungen

SSRI bei schweren Angst- und depressiven Störungen

Bei schwer ausgeprägten Angst- und depressiven Störungen, einschließlich des selektiven Mutismus sollten ab dem Grundschulalter selektive Serotoninwiederaufnahmehemmer (SSRI) zum Einsatz kommen (Freitag & Jarczok, 2016). Weitere häufige komorbide psychische Störungen, wie z. B. Ausscheidungsstörungen oder oppositionelle Sozialverhaltensstörungen, sollten primär verhaltenstherapeutisch behandelt werden.

Neurologische Erkrankungen

Komorbide körperliche, insbesondere neurologische Erkrankungen, wie z. B. Epilepsie, müssen natürlich evidenzbasiert ebenfalls medikamentös behandelt werden. Dies sollte durch einen Facharzt für Kinder- und Jugendmedizin, ggf. mit dem Schwerpunkt Neuropädiatrie/Epileptologie, erfolgen.

2.3.7 Schulische und berufliche Förderung

L17 | Leitlinie 16: Schulische und berufliche Förderung

- Integrationshelfer bzw. -assistenten für den Kindergarten, die Schule oder auch zur Unterstützung am Arbeitsplatz stehen Personen mit Autismus-Spektrum-Störungen bei entsprechender Notwendigkeit zu und können über das zuständige Sozial- oder Jugendamt beantragt werden.
- Zur beruflichen Förderung stehen ebenfalls zahlreiche Möglichkeiten zur Verfügung, die je nach kognitiver Begabung z. B. über Berufsbildungswerke, spezielle Integrationsangebote oder Werkstätten für behinderte Menschen erfolgen kann.
- Autismus-Spektrum-Störungen werden sozialrechtlich als Behinderungen definiert, weshalb die gesetzlich geregelte Eingliederungshilfe sowie die Versorgungsmedizinverordnung gültig sind.

Integrationshelfer

Für Kindergarten- und Schulkinder können von den Erziehungsberechtigten Integrationshelfer beantragt werden. Gerade im Rahmen der fortschreitenden Inklusion ist dies für viele Kinder und Jugendliche mit einer Autismus-Spektrum-Störung sowohl für Unterrichtszeiten als auch für die unstrukturierten Pausensituationen hilfreich. Integrationshelfer sollten immer in Absprache mit Schule oder Kindergarten beim zuständigen Sozial- oder Jugendamt beantragt werden. Um die Integrationshilfe effektiv zu gestalten, müssen die Aufgaben des Integrationshelfers klar abgesprochen und im Rahmen eines Hilfeplangesprächs auch schriftlich fixiert werden. Eine regelmäßige Überprüfung des Effekts der Maßnahme (in der Regel alle sechs Monate) muss erfolgen. Die Integrationshelfer selbst müssen bezüglich Autismus-Spektrum-Störungen gut geschult sein und sollten idealerweise sowohl mit Beratungslehrern als auch Therapeuten eng zusammenarbeiten, um die Arbeit an denselben Zielen gewährleisten zu können.

Beratungslehrer

In zahlreichen Bundesländern stehen den Klassenlehrern auch über das Schulamt Beratungslehrer für Autismus-Spektrum-Störungen zur Verfügung. Diese Beratungslehrer können gezielt angefordert werden, hospitieren in der Regel im Unterricht und beraten beim Einsatz von Fördermethoden in der Schule.

Leider gibt es aktuell weder zum Einsatz von Integrationshelfern noch bezüglich der sonderpädagogischen Beratung bzw. eingesetzten Methoden empirische Studien. In Ländern mit Ganztagsschulen und zusätzlich vorhandenem pädagogischen Personal werden teilweise individuelles Coaching und Gruppentherapien auch im Rahmen der Schule angeboten. Dies ist in Deutschland aktuell aufgrund der schulischen Organisation und Ausstattung nicht möglich.

Job-Coach und Alltags-Assistenz

Für die Zeit nach dem Schulabschluss gibt es (äquivalent zum Integrationshelfer in der Schule) die Möglichkeit, einen sogenannten Job-Coach als Unterstützung in einem Arbeitsverhältnis auf dem ersten Arbeitsmarkt oder eine sogenannte Alltags-Assistenz zu beantragen. Des Weiteren gibt es für hochfunktionale Personen mit einer Autismus-Spektrum-Störung zahlreiche Möglichkeiten der beruflichen Förderung über Berufsbildungswerke, christliche Jugenddörfer oder spezielle weitere Angebote, wie z. B. „Auticon" oder das „ProjektRouter". Auch für Personen mit einer Autismus-Spektrum-Störung und zusätzlicher Intelligenzminderung stehen zahlreiche Werkstätten für geistig behinderte Personen zur Verfügung. In der Regel muss frühzeitig eine Anfrage beim zuständigen Versorgungs- oder Arbeitsamt erfolgen, zudem müssen Eltern und Jugendliche bzw. junge Erwachsene mit Autismus-Spektrum-Störung in der Regel selbst lokale Recherchen betreiben.

Hilfreiche Materialien:

- Informationen z. B. zu den Themen Schule, Wohnen, Arbeiten, Steuern und Recht sowie Unterstützung und Beratung für Eltern behinderter Kinder und behinderter Menschen: *Bundesverband für körper- und mehrfachbehinderte Menschen e. V.* (www.bvkm.de), *Bundesverband Autismus e. V.* (www.autismus.de), *Bundesarbeitsgemeinschaft der Integrationsämter und Hauptfürsorgestellen* (https://www.integrationsaemter.de).

- Gesetzliche Regelungen sind umfassend hier zusammengefasst: http://www.autismus.de/fileadmin/user_upload/Rechte_von_Menschen_mit_Autismus_01._Juni_2014_final.pdf
- Die Broschüre *Das trägerübergreifende Persönliche Budget* ist kostenfrei über das Bundesministerium für Arbeit und Soziales erhältlich (www.bmas.de).

3 Verfahren zur Diagnostik und Therapie

Tabelle 10 gibt einen Überblick über aktuelle Verfahren zum Screening und zur Diagnostik von Autismus-Spektrum-Störungen, weiterhin über Programm zur autismusspezifischen Frühförderung, über Programme zum Training sozialer Kompetenzen sowie über Elterntrainings. Die aufgelisteten Verfahren und Interventionsprogramme werden im Folgenden genauer vorgestellt.

Tabelle 10: Verfahren zum Screening, zur Diagnostik, zur Frühförderung und Behandlung von Autismus-Spektrum-Störungen sowie Elterntrainings

Screeninginstrumente	– Fragebogen zur Sozialen Kommunikation (FSK) – Skala zur Erfassung sozialer Reaktivität (SRS) – Marburger Beurteilungsskala zum Asperger-Syndrom (MBAS) – Skala zur Erfassung von Autismus-Spektrum-Störungen bei Minderbegabten (SEAS-M)
Verfahren zur Diagnostik	– Diagnostische Interview für Autismus – Revidiert (ADI-R) – Diagnostische Beobachtungsskala für Autistische Störungen-2 (ADOS-2)
Elterntrainings	– Elterntraining zur Anbahnung sozialer Kommunikation bei Kindern mit Autismus-Spektrum-Störung (T-ASK) – Freiburger Elterntraining für Eltern von Kindern mit Autismus-Spektrum-Störungen (FETASS) – Frankfurter Autismus-Elterntraining (FAUT-E)
Programme zur autismusspezifischen Frühförderung	– Early Start Denver Model (ESDM) – Frankfurter Frühinterventionsprogramm für Kinder mit Autismus-Spektrum-Störungen (A-FFIP)
Soziale Kompetenztrainings	– Gruppenangebote auf der Basis des TEACCH Ansatzes zur Förderung SOzialer KOmpetenzen bei Menschen mit Autismus (SOKO Autismus) – Zürcher Kompetenztraining für Jugendliche mit Autismus-Spektrum-Störungen (KOMPASS) – Theory-of-mind-Training bei Autismusspektrumstörungen (TOMTASS) – Soziales Kompetenztraining für Kinder und Jugendliche mit Autismus-Spektrum-Störungen (SOSTA-FRA)

3.1 Screening- und Diagnostikinstrumente

3.1.1 Screeninginstrumente

Testtheoretisch gut überprüfte Screeninginstrumente sind der *Fragebogen zur Sozialen Kommunikation* (FSK; deutsche Version von Bölte & Poustka, 2006), die *Skala zur Erfassung sozialer Reaktivität* (SRS; deutsche Version von Bölte & Poustka, 2008) sowie die *Marburger Beurteilungsskala zum Asperger-Syndrom*, (MBAS; Kamp-Becker, Mattejat, Wolf-Ostermann & Remschmidt, 2005). Kinder und Jugendliche mit einer Intelligenzminderung können mit der *Skala zur Erfassung von Autismus-Spektrum-Störungen bei Minderbegabten* (SEAS-M; Kraijer & Melchers, 2003) gescreent werden. Eine Übersicht zum adäquaten Einsatz der Instrumente findet sich in Tabelle 15.

Fragebogen zur Sozialen Kommunikation (FSK)

Tabelle 11: Kurzbeschreibung FSK

Beurteiler	Fragebogen für Bezugspersonen; Eltern
Spezifität	Screeninginstrument für Autismus-Spektrum-Störung
Altersbereich	Ab 4 Jahren
Quelle	Bölte und Poustka (2006)
Bezug	Hogrefe Testzentrale

Der FSK ist ein 40 Items („ja/nein"-Beurteilung) umfassendes Screeninginstrument, welches der Erfassung von abnormen sozialen Interaktions- und Kommunikationsmustern und stereotypen Verhaltensweisen dient und von Eltern oder nahen Bezugspersonen ausgefüllt werden kann. Die „Lebenszeit"-Version ist ab 4 Jahren geeignet, für jüngere Kinder kann die „Aktuell"-Version verwendet werden. Die Bearbeitungsdauer liegt bei etwa 10 Minuten. Für den FSK existieren mehrere Cut-Off-Werte. Er kann bei Vorschul- und Grundschulkindern bezüglich aller Autismus-Spektrum-Störungen mit einem Cut-Off-Wert von 11 (höhere Sensitivität, niedrigere Spezifität) eingesetzt werden, insbesondere wenn es um die Differenzialdiagnose ADHS geht. Der Cut-Off-Wert von 15 zeigt bei Schulkindern und Jugendlichen eine etwas ausgeglichenere Sensitivität und Spezifität, die aber insgesamt als mäßig zu beurteilen ist.

Skala zur Erfassung sozialer Reaktivität (SRS)

Tabelle 12: Kurzbeschreibung SRS

Beurteiler	Fragebogen für Bezugspersonen; Eltern
Spezifität	Dimensionale Erfassung von Autismus-Eigenschaften
Altersbereich	4 bis 18 Jahre
Quelle	Bölte und Poustka (2008)
Bezug	Hogrefe Testzentrale

Die SRS ist ein 65 Items umfassender Elternfragebogen zur Beurteilung sozialer, kommunikativer und rigider Verhaltensweisen bei Kindern und Jugendlichen im Alter von 4 bis 18 Jahren und misst im Sinne einer dimensionalen Erfassung Autismus-Eigenschaften. Die Einschätzung erfolgt auf einer 4-stufigen Likert-Skala von „trifft nicht zu“ bis „trifft fast immer zu“. Alle Items können jeweils einer der fünf Subskalen *Soziale Bewusstheit, Soziale Kognition, Soziale Kommunikation, Soziale Motivation* und *Autistische Manierismen* zugeordnet werden. Die Durchführungsdauer liegt bei 15 bis 20 Minuten.

Marburger Beurteilungsskala zum Asperger-Syndrom (MBAS)

Tabelle 13: Kurzbeschreibung MBAS

Beurteiler	Fragebogen für Bezugspersonen; Eltern
Spezifität	Screeninginstrument für das Asperger-Syndrom
Altersbereich	6 bis 24 Jahre
Quelle	Kamp-Becker et al. (2005)
Bezug	Springer; online frei verfügbar unter www.extras.springer.com/2006/978-3-540-35072-9/daten/2-fragebogen.pdf

Die MBAS ist konzipiert für Kinder und Jugendliche mit durchschnittlichen kognitiven Fertigkeiten im Alter von 6 bis 24 Jahren. Neben der Gesamtsumme lassen sich durch die Beantwortung von insgesamt 57 Items auch Summenwerte bilden (*Theory of Mind, Kontakt & Spielverhalten; Geteilte Aufmerksamkeit & Freude, Mimik, Gestik; Stereotypes und situations-inadäquates Verhalten; Auffälliger Sprachstil, Sonderinteressen & Motorik*). Die Bearbeitungsdauer liegt bei ca. 15 bis 20 Minuten. Der Cut-Off-Wert von 60 zeigt eine hohe Sensitivität, aber eine niedrige Spezifität. Der Cut-Off-Wert von 75 führt zu einer ausgeglicheneren Sensitivität und Spezifität (beide ≥ 80) und trennt hochfunktionale Autismus-Spektrum-Störungen auch relativ gut gegen ADHS, Störungen des Sozialverhaltens, Soziale Phobie und selektiven Mutismus.

Skala zur Erfassung von Autismus-Spektrum-Störungen bei Minderbegabten (SEAS-M)

Tabelle 14: Kurzbeschreibung SEAS-M

Beurteiler	Fragebogen für Bezugspersonen; Eltern
Spezifität	Screeninginstrument für Autismus-Spektrum-Störung bei Personen mit Intelligenzminderung
Altersbereich	2 bis 70 Jahre
Quelle	Kraijer und Melchers (2003)
Bezug	Hogrefe Testzentrale

Bei dem SEAS-M werden in Alltagssituationen zwölf autismusspezifische Verhaltensweisen als vorhanden oder nicht vorhanden bewertet. Werden Werte zwischen 7 und 9 erreicht, entspricht das der Zuordnung „klinischer Grenzbereich", 10 Punkte und höher weisen auf das Vorliegen einer Autismus-Spektrum-Störung hin. In beiden Fällen sollte eine weiterführende Diagnostik erfolgen. Da in der Kontrollgruppe der Normierungsstichprobe keine Diagnostik erfolgte, können keine Aussagen zur Sensitivität und Spezifität gemacht werden. Die Bearbeitungsdauer beträgt 10 bis 25 Minuten.

Tabelle 15: Relevante Cut-Off-Werte empfohlener Screeninginstrumente

Verfahren	Anwendung	Alter	Cut-Off
FSK (alle Autismus-Spektrum-Störungen)	Elternfragebogen Aktuell- und Lebenszeitfassung	Ab 4 Jahre	DD ADHS sowie Vor- und Grundschule: 11 Schulkinder- und Jugendliche: 15
SRS (alle Autismus-Spektrum-Störungen)	Elternfragebogen (Lehrerfragebogen vorhanden, wenig untersucht)	4 bis 18 Jahre	60 bis 75
MBAS (Verdacht auf hochfunktionale Autismus-Spektrum-Störung)	Elternfragebogen	6 bis 24 Jahre	104
SEAS-M (bei Patienten mit Intelligenzminderung)	Beobachtung in Alltagssituationen	2 bis 70 Jahre	7 bis 9 klinischer Grenzbereich ≥ 10

3.1.2 Diagnostikinstrumente

Anamneseverfahren: Diagnostisches Interview für Autismus – Revidiert (ADI-R)

Tabelle 16: Kurzbeschreibung ADI-R

Beurteiler	Standardisiertes Interview mit den Eltern
Spezifität	Diagnostik von Autismus-Spektrum-Störungen
Altersbereich	Ab kindlichem Entwicklungsalter von 2 Jahren
Quelle	Bölte et al. (2006)
Bezug	Hogrefe Testzentrale

Das *Diagnostische Interview für Autismus – Revidiert* (ADI-R; Bölte, Poustka, Rühl & Schmötzer, 2006) beinhaltet 93 Items zur frühkindlichen Entwicklung, zu Spracherwerb und möglichem Verlust von sprachlichen Fertigkeiten, verbalen und nonverbalen kommunikativen Fertigkeiten, Spiel- und sozialem Interaktionsverhalten, stereotypen Interessen und Aktivitäten, sowie komorbiden Diagnosen. Das standardisierte Interview erfolgt mit den Bezugspersonen des Kindes und nimmt ca. 1,5 bis 3 Stunden in Anspruch. Die Auswertung und Interpretation erfolgt über eine Auswahl der abgefragten Items entsprechend eines Algorithmus', der an den Richtlinien der diagnostischen Kriterien von ICD-10 und DSM-IV-TR orientiert ist. Im Rahmen des Algorithmus können zudem vier Subskalen mit jeweiligen Cut-Off-Werten erfasst werden: *Soziale Interaktion*, *Kommunikation*, *Stereotypien* und *abnorme Entwicklung*.

Beobachtungsinstrument: Diagnostische Beobachtungsskala für Autistische Störungen – 2 (ADOS-2)

Tabelle 17: Kurzbeschreibung ADOS-2

Beurteiler	Strukturiertes Beobachtungsverfahren
Spezifität	Diagnostik von Autismus-Spektrum-Störungen
Altersbereich	Ab kindlichem Entwicklungsalter von 12 Monaten
Quelle	Poustka et al. (2015)
Bezug	Hogrefe Testzentrale

Die *Diagnostische Beobachtungsskala für Autistische Störungen – 2* (ADOS-2; Poustka, Rühl, Feineis-Matthews, Poustka, Hartung & Bölte, 2015) ist ein strukturiertes Verfahren, in dem anhand von gezielt inszenierten spielerischen Elementen, Aktivitäten und Gesprächen für die Diagnose einer Autismus-Spektrum-Störung relevante Sachverhalte und Symptome gezielt provoziert und überprüft werden. Entsprechend des Alters und des sprachlichen Niveaus kann zwischen 5 Modulen mit den passenden Untersuchungsstrategien gewählt werden, hierdurch ist das gesamte Altersspektrum abgedeckt (vgl. Tabelle 18).

Bei der Durchführung des Kleinkind-Moduls, bei Modul 1 und Modul 2 sollte ein Elternteil oder eine Bezugsperson des Patienten anwesend sein. Die Dauer der Untersuchung nimmt ca. 40 bis 60 Minuten in Anspruch. Mittels eines vorgegebenen Algorithmus' kann für jedes Modul eine ADOS-2-Diagnose gestellt werden. Zudem kann über einen ADOS-2-Vergleichswert eine Schweregradeinteilung der Symptomatik erfolgen.

Sowohl ADI-R als auch ADOS-2 stellen sehr hohe Ansprüche an die Kompetenz des Untersuchers. Ein Training durch erfahrene (Autismus-Diagnostik-)Experten und eine gründliche Einarbeitung sind vor einer Durchführung unerlässlich (vgl. Kapitel 2.1.2).

Tabelle 18: Übersicht ADOS-2-Module

Modul	Alter	Expressives Sprachniveau	Cut-Off	
			Autismus	**Autismus-Spektrum-Störung**
Kleinkind (Toddler) – Modul	12 bis 20 Monate	Weniger als 5 Wörter oder Wortannäherungen	0 bis 9: geringer bis kein Verdacht 10 bis 13: leichter bis mäßiger Verdacht ≥ 14: mäßiger bis deutlicher Verdacht	
	21 bis 30 Monate	5 Wörter oder Wortannäherungen	0 bis 7: geringer bis kein Verdacht 8 bis 11: leichter bis mäßiger Verdacht ≥ 12: mäßiger bis deutlicher Verdacht	
Modul 1	ab 31 Monate	Wenige bis keine Worte	16	11
		Einige Worte	12	8
Modul 2	Unter 5 Jahre	Sprache in Sätzen, aber nicht fließend	10	7
	5 Jahre und älter		9	8
Modul 3	Kinder/junge Jugendliche	Fließende Sprache	9	7
Modul 4	Ältere Jugendliche/ Erwachsene	Fließende Sprache	10	7

3.2 Elterntrainings

Im deutschsprachigen Raum sind bisher nur wenige Manuale für Elterntrainings erschienen. Es existieren zwei psychoedukative Elterntrainings (FAUT-E, FETASS) sowie ein Training mit dem Fokus auf die Förderung von Sprache und Kommunikation (T-ASK). Gemeinsam ist ihnen, dass grundlegendes Wissen über Autismus-Spektrum-Störungen vermittelt werden soll und die Eltern adäquate Erziehungsmethoden kennenlernen, um den Alltag mit ihrem Kind stressfreier gestalten zu können.

3.2.1 Elterntraining zur Anbahnung sozialer Kommunikation bei Kindern mit Autismus-Spektrum-Störung (T-ASK)

Tabelle 19: Kurzbeschreibung T-ASK

Spezifität	Elterntraining zur Anbahnung sozialer Kommunikation bei Kindern mit Autismus-Spektrum-Störung
Altersbereich	Für Eltern von Kindern im Alter von 3 bis 6 Jahren
Quelle	Fröhlich et al. (2013)
Bezug	Buchhandel

Das *Elterntraining zur Anbahnung sozialer Kommunikation bei Kindern mit Autismus-Spektrum-Störung, Training Autismus Sprache Kommunikation* (T-ASK; Fröhlich et al., 2013) wurde in Anlehnung an das *Heidelberger Elterntraining zur frühen Sprachförderung* (Buschmann, 2011) entwickelt und ist für Eltern von Kindern im Alter von drei bis sechs Jahren konzipiert. Innerhalb von vier Monaten finden acht Elterngruppensitzungen sowie eine Einzelberatung der Eltern mit dem Kind statt. Ziel des Trainings dabei ist, die Sensibilität der Eltern sowohl für das eigene als auch das Kommunikationsverhalten des Kindes zu verbessern, um zu erreichen, dass sich Eltern und Kind in der Kommunikation und Interaktion synchroner verhalten. Es wurde in einer kontrollierten Studie evaluiert (vgl. Kapitel 1.8.1).

3.2.2 Freiburger Elterntraining für Eltern von Kindern mit Autismus-Spektrum-Störungen (FETASS)

Tabelle 20: Kurzbeschreibung FETASS

Spezifität	Elterntraining für Eltern von Kindern mit Autismus-Spektrum-Störungen
Altersbereich	Für Eltern von Kindern im Alter von 5 bis 13 Jahren
Quelle	Brehm et al. (2015)
Bezug	Buchhandel

Das *Freiburger Elterntraining für Eltern von Kindern mit Autismus-Spektrum-Störungen* (FETASS; Brehm et al., 2015) ist aktuell noch nicht evaluiert. Es soll Eltern, deren Kinder die Diagnosekriterien einer „hochfunktionalen" Autismus-Spektrum-Störung erfüllen und zwischen 5 und 13 Jahren alt sind, in lerntheoretischen und verhaltenstherapeutischen Erziehungsstrategien schulen und Ressourcen der Familien aktivieren. Dazu wurde auch ein Elternarbeitsbuch entwickelt. Das Elterntraining soll über zwei Monate einmal wöchentlich à 90 Minuten in einer geschlossenen Elterngruppe stattfinden. Einzelne Stundenthemen sind z. B. Alltagsstrukturierung, verhaltenstherapeutische Lernprinzipien, Umgang mit autismusspezifischen herausfordernden Verhaltensweisen. Grundlegendes Ziel ist, die Autismus-Spektrum-Störung-Symptomatik bei den Kindern sowie deren Anpassungsleistung zu verbessern und die Lebensqualität der Familien zu steigern.

3.2.3 Frankfurter Autismus-Elterntraining (FAUT-E)

Tabelle 21: Kurzbeschreibung FAUT-E

Spezifität	Elterntraining für Eltern von Kindern mit Autismus-Spektrum-Störungen
Altersbereich	Für Eltern von Kindern vom (Vor-)Schul- bis Jugendalter
Quelle	Schlitt et al. (2015)
Bezug	Buchhandel

Um einen erweiterten Einblick in die Inhalte eines Autismus-Spektrum-Störung-Elterntrainings zu erhalten, soll an dieser Stelle exemplarisch das 2015 erschienene *Frankfurter Autismus-Elterntraining* (FAUT-E): *Psychoedukation, Beratung und therapeutische Unterstützung* (Schlitt et al., 2015) vorgestellt werden. Das Training ist für Elterngruppen (empfohlene Gruppengröße zwischen fünf und acht Personen) von Kindern bzw. Jugendlichen mit Autismus-Spektrum-Störung vom (Vor-)Schul- bis zum Jugendalter geeignet. Die Zusammenstellung in homogene Elterngruppen erfolgt anhand des kognitiven/sprachlichen Niveaus sowie des Alters der Kinder. Das Training umfasst acht Sitzungen von jeweils ca. 120 Minuten. Die Inhalte der Gruppentherapie umfassen Basismodule und Erweiterungsmodule (frei wählbare, alters- und fertigkeitenspezifische Inhalte), die flexibel eingesetzt werden können. Das FAUT-E basiert auf dem „Empowerment"-Ansatz (mit Fokus auf ressourcenorientierte Interventionen) und soll die Eltern demnach dazu befähigen, anhand der im Training vermittelten Strategien und Techniken mit den autismusspezifischen und individuellen Herausforderungen im Alltag besser umzugehen und das Kind in seiner Entwicklung bestmöglich zu unterstützen. Das Selbstwirksamkeitserleben der Eltern soll durch den Aufbau störungsspezifischer Erziehungskompetenzen gestärkt werden. Zudem soll den Teilnehmerinnen und Teilnehmern auf sozialer und emotionaler Ebene Hilfe angeboten werden, ihr autismusspezifisches Wissen soll erweitert und das Verständnis für die Symptomatik des Kindes erhöht werden.

In dem Manual werden in Teil I des FAUT-E zunächst grundlegende Informationen zu Autismus-Spektrum-Störungen sowie zu eltern- und geschwisterspezifischen Themen dargelegt. In Teil II wird das eigentliche Elterntraining vorgestellt, das knapp 100 Seiten umfasst. Beginnend mit einer Einleitung („Aufbau, Ziele und Rahmenbedingungen") werden für die durchführenden Therapeuten allgemeine Hinweise zur Zusammenstellung der Teilnehmer, zur Auswahl der angebotenen Trainingsmodule, der Gestaltung der einzelnen Einheiten sowie eine Übersicht des gesamten Trainings bereitgestellt.

Im Anschluss erfolgt die genaue Darstellung der sechs Basismodule (Dauer bis zu 120 Minuten) zu den Themen:

- Kennenlernen der Gruppe und Informationen über Autismus-Spektrum-Störungen.
- Positive Seiten sehen und gemeinsame schöne Zeit.
- Verständnis für die Verhaltensweisen des Kindes entwickeln.
- Problematische Verhaltensweisen ändern I und II.
- Selbstfürsorge und Unterstützung der Eltern im Alltag.

Individuell können je nach Wunsch der Teilnehmerinnen und Teilnehmer weitere Einheiten (Dauer zwischen 20 und 70 Minuten) für alle Elterngruppen aus vier themenspezifischen Erweiterungsmodulen ausgewählt werden:

- Informationen zu unterschiedlichen Therapieformen bei Autismus-Spektrum-Störungen.
- Unterstützung des Kindes in Kindergarten/Schule.
- Rechtliche Grundlagen.
- Geschwisterkinder.

Je nach Alter und kognitivem Niveau der Kinder mit einer Autismus-Spektrum-Störung, deren Eltern das Training besuchen, werden weitere Erweiterungsmodule durchgeführt (Dauer zwischen 40 und 90 Minuten). Vorgestellt werden im Manual zwei Erweiterungsmodule für Eltern von Kleinkindern und Kindern mit geistiger Behinderung zu Sprachentwicklung und Sauberkeitsentwicklung sowie drei Erweiterungsmodule für Eltern von (Vor-)Schulkindern ohne geistige Behinderung: Besseres Verständnis des Kindes für soziale Situationen, dem Kind seine Besonderheiten erklären und Pubertät. Jedes Modul wird zunächst in einer Übersicht mit Stichpunkten zu Zielen, Inhalten, Methoden, Materialien sowie Transferaufgaben (Hausaufgaben) und anschließend ausführlich mit einem konkreten Ablauf erklärt. Enthaltene Methoden sind z. B. eine Anfangsrunde, Kurzvorträge, Kleingruppenarbeit, Rollenspiele und Bearbeiten von Arbeitsblättern, die für die Therapeuten als Online-Material zur Verfügung stehen.

3.3 Programme zur autismusspezifischen Frühintervention

3.3.1 Das Early Start Denver Model

Tabelle 22: Kurzbeschreibung ESDM

Spezifität	Hochfrequentes Frühfördermanual für Kleinkinder mit Autismus-Spektrum-Störungen
Altersbereich	12 bis 36 Monate
Quelle	Rogers et al. (2014)
Bezug	Buchhandel

Das *Early Start Denver Model* (ESDM; Rogers et al., 2014) ist ein auf lerntheoretischen Prinzipien, dem diskreten Lernformat und positiven Verhaltensansätzen basierendes sowie die Förderung aller Entwicklungsdomänen berücksichtigendes Förderprogramm. Es legt den Schwerpunkt auf einen positiven Affekt und die kindliche Motivation zur Auswahl der Unterrichtseinheiten, die möglichst in Spielsituationen stattfinden sollen. Über den Tag verteilt sollen möglichst viele Situationen zur sozialen Interaktion geschaffen werden, in denen das Kind dauerhaft gefördert werden kann und Möglichkeiten zum Lernen erfährt. Das ESDM wurde als hochfrequentes (20 bis 40 Wochenstunden) Interventions- und Frühförderprogramm für Kleinkinder mit Autismus-Spektrum-Störung im Alter von 12 bis 36 Monaten entwickelt und kann einzeltherapeutisch ambulant sowie im häuslichen Kontext (durch ein intensives Training der Eltern und Familienangehörigen) oder im Gruppenkontext umgesetzt werden. Mithilfe der ESDM-Checkliste wird der individuelle Entwicklungstand der Kinder anhand von vier aufeinander aufbauenden Leistungsstufen in acht Entwicklungsdomänen beurteilt:

- Rezeptive und expressive Kommunikation,
- soziale Fertigkeiten,
- Imitation,
- Kognition,
- Spielverhalten,
- Fein- und Grobmotorik,
- adaptive Fertigkeiten.

Für jeden Entwicklungsbereich sollen zwei bis drei Förderziele innerhalb von 12 Wochen intensiv geübt und möglichst häufig (möglichst alle 15 Minuten) hochstrukturiert und systematisch evaluiert werden. Der Einsatz des ESDM im deutschen Kontext ist bisher nicht evaluiert worden.

3.3.2 Das Frankfurter Frühinterventionsprogramm für Kinder mit Autismus-Spektrum-Störungen (A-FFIP)

Tabelle 23: Kurzbeschreibung A-FFIP

Spezifität	Frühfördermanual für Autismus-Spektrum-Störungen
Altersbereich	Vorschulalter
Quelle	Teufel et al. (2017)
Bezug	Buchhandel

Das *Frankfurter Frühinterventionsprogramm für Kinder mit Autismus-Spektrum-Störungen* (A-FFIP) von Teufel et al. (2017) wurde basierend auf empirisch untersuchten Fördermethoden für Klein- und Vorschulkinder sowie neuesten entwicklungspsychologischen Erkenntnissen entwickelt. Grundlegende Voraussetzung des Programms ist das umfassende Wissen um die normtypischen Verläufe kindlicher Entwicklungsprozesse. Entwicklungsaspekte, die wiederholt als spezifisch eingeschränkt bei Autismus-Spektrum-Störungen beschrieben wurden, werden im A-FFIP gezielt aufgegriffen und systematisch geübt. Derzeit beinhaltet das A-FFIP 31 Förderziele, welche fünf Entwicklungsbereichen zugeordnet werden können:

- Kommunikation und Sprache,
- Interaktion und Spielverhalten,
- Emotionen,
- kognitive Fertigkeiten und
- alltagspraktische Fertigkeiten.

Das Manual bietet für jedes Förderziel drei Beispielübungen unterschiedlicher Schwere, welche entsprechend des aktuellen individuellen Entwicklungsstands des Kindes durchgeführt werden können. Hierbei liegt ein besonderer Schwerpunkt darauf, fortlaufend zu überprüfen, ob das Kind die spezifischen und jeweils nötigen Vorläuferfertigkeiten eines Förderziels beherrscht. Zudem werden im A-FFIP insbesondere sechs Grundfertigkeiten in die Interventionsplanung aufgenommen:

- Aufmerksamkeitskontrolle,
- Blickfolgeverhalten,
- Imitation,
- Repräsentationsfähigkeit,
- Handlungsplanung,
- Selbstwahrnehmung.

Die Übungen der Grundfertigkeiten dienen dazu, Entwicklungsdynamiken zu beachten und Fertigkeiten aufeinander aufbauend und autismusspezifisch zu fördern, indem die Voraussetzungen für das Erreichen von Entwicklungsmeilensteinen beachtet werden. Für die individualisierte Interventionsplanung stehen eine ausführliche Checkliste und verschiedene Fragebögen zur Verfügung. Interventionsplanung und Therapieverlauf sind gekennzeichnet durch einen engen Einbezug der Eltern und einen regelmäßigen Austausch mit den Erzieherinnen des Kindergartens, um einen möglichst hohen Transfer in den Alltag des Kindes leisten zu können. Ein zentrales Ziel des Programms besteht darin, die unterschiedlichen Fertigkeiten durch selbstmotiviertes und soziales Lernen zu fördern. Aus diesem Grund werden im A-FFIP verhaltens- und lerntherapeutische Methoden eingesetzt, welche die soziale Motivation, die Selbstregulation und die Eigeninitiative des Kindes fördern. So wird im A-FFIP meist mit einem zusätzlichen Co-Therapeuten gearbeitet, welcher dem Kind von hinten, insbesondere bei neuen Förderzielen, Hilfestellungen geben kann (Prompting). Es wird in einem fördernden, positiven und wertschätzenden Lernumfeld, vorwiegend im natürlichen Setting unter gezieltem Einsatz von Verstärkern, einer großen Übersichtlichkeit und deutlicher Strukturierung von Abläufen gearbeitet. Da inhaltlich vor allem die Förderung sozialer Interaktion und Kommunikation im Zentrum des A-FFIP stehen, ist ein weiteres wesentliches Grundprinzip das soziale Lernen im Rahmen der Interaktion mit (zunächst) Erwachsenen und (später) Kindern, insbesondere über das gemeinsame Spiel.

Das A-FFIP wurde unter den hessischen Rahmenbedingungen einer finanzierbaren autismusspezifischen Frühförderung konzipiert und ist darauf ausgelegt, ambulant mit zwei Stunden in der Woche über etwa drei Jahre umgesetzt zu werden. Ergebnisse zur bisherigen Evaluation finden sich in Kapitel 1.8.2.

3.4 Soziale Kompetenztrainings

3.4.1 Auswahl sozialer Kompetenztrainings mit deutschem Manual

Im deutschen Sprachraum gab es in den letzten 15 Jahren zahlreiche Bemühungen zur Entwicklung und Publikation sozialer Kompetenztrainings für Kinder und Jugendliche mit Autismus-Spektrum-Störungen.

SOKO Autismus

Tabelle 24: Kurzbeschreibung SOKO Autismus

Spezifität	Gruppenpädagogischer Ansatz zur Förderung sozialer Kompetenzen bei Menschen mit Autismus
Altersbereich	Kinder und Jugendliche
Quelle	Häußler et al. (2016)
Bezug	Buchhandel

Häußler, Happel, Tuckermann, Altgassen und Adl-Amini (2016) publizierten mit SOKO Autismus eine Sammlung von Arbeitsmaterialien und Spielen für Kinder- und Erwachsenengruppen *(SOKO Autismus: Gruppenangebote auf der Basis des TEACCH Ansatzes zur Förderung SOzialer KOmpetenzen bei Menschen mit Autismus).* Das Konzept beruht auf einem gruppenpädagogischen Ansatz und enthält viele Anregungen zur Gestaltung von Gruppenangeboten in Form einer Ideen-/Materialsammlung. Einer Evaluation wurde das Konzept bisher noch nicht unterzogen.

KOMPASS – Zürcher Kompetenztraining für Jugendliche mit Autismus-Spektrum-Störungen

Tabelle 25: Kurzbeschreibung KOMPASS

Spezifität	Praxishandbuch für Gruppen- und Einzelinterventionen
Altersbereich	Jugendalter
Quelle	Jenny et al. (2012)
Bezug	Buchhandel

An manualisierten Gruppentherapieprogrammen, welche in Prä-/Post-Studien evaluiert worden sind, ist zum einen das *Zürcher Kompetenztraining für Jugendliche mit*

Autismus-Spektrum-Störungen (KOMPASS) von Jenny, Goetschel, Isenschmid und Steinhausen (2012) zu nennen. Das Therapieprogramm richtet sich vor allem an Jugendliche mit durchschnittlicher Intelligenz und wird in einer Gruppe von etwa sechs bis acht Jugendlichen über mindestens ein Jahr lang wöchentlich durchgeführt. Der Trainingsablauf ist dabei nicht festgelegt. Das Manual bietet zahlreiche Ideen und Materialien zur Vermittlung sozialer Kompetenzen. Erste, vorläufige Evaluationen zeigen einen Abbau der autistischen Symptomatik und einen Zuwachs an sozialen Kompetenzen.

TOMTASS – Theory-of-mind-Training bei Autismus-Spektrum-Störungen

Tabelle 26: Kurzbeschreibung TOMTASS

Spezifität	Gruppentherapie für autistische Kinder und Jugendliche
Altersbereich	Kinder und Jugendliche
Quelle	Paschke-Müller et al. (2013)
Bezug	Buchhandel

Ein weiteres Trainingskonzept bieten Paschke-Müller, Biscaldi, Rauh, Fleischhaker und Schulz (2013) mit dem Therapieprogramm *Theory-of-mind-Training bei Autismusspektrumstörungen* (TOMTASS) an. Dieses Programm basiert auf dem Theory of Mind-Konzept und wird ebenfalls zur Verbesserung interaktiver Fertigkeiten in 24 Gruppensitzungen à 75 Minuten eingesetzt. Der Aufbau der Sitzungen entspricht dem unten vorgestellten SOSTA-FRA-Konzept aus Frankfurt. Erste Prä-post-Evaluationen zeigen einen positiven Trend, der Vergleich zu einer Kontrollgruppe hinsichtlich der Wirksamkeit steht jedoch noch aus.

3.4.2 Soziales Kompetenztraining für Kinder und Jugendliche mit Autismus-Spektrum-Störungen (SOSTA-FRA)

Tabelle 27: Kurzbeschreibung SOSTA-FRA

Spezifität	Gruppentherapie für Kinder und Jugendliche mit Autismus-Spektrum-Störungen
Altersbereich	Ab 8 Jahre
Quelle	Cholemkery und Freitag (2014)
Bezug	Buchhandel

In Frankfurt wurde das *Soziale Kompetenztraining für Kinder und Jugendliche mit Autismus-Spektrum-Störungen* (SOSTA-FRA) aufbauend auf dem langjährigen Einsatz des KONTAKT-Manuals (Herbrecht, Bölte & Poustka, 2008) entwickelt und als bisher einziges deutsches Therapiemanual im Rahmen einer randomisiert-kontrollierten Studie an sechs verschiedenen Universitätskliniken evaluiert (Freitag et al., 2013; Freitag et al., 2016). Ergebnisse zur Wirksamkeit des Konzepts werden in Kapitel 1.8.2 vorgestellt. Zudem ist es das einzige Therapiekonzept, welches nicht nur zur Behandlung von Jugendlichen, sondern auch zur Behandlung von Kindern im Grundschulalter entwickelt wurde. Exemplarisch soll deshalb hier das Frankfurter Programm SOSTA-FRA (Cholemkery & Freitag, 2014) genauer beschrieben werden.

Im Therapiekonzept von Cholemkery und Freitag (2014) werden 12 klar strukturierte Sitzungen dargestellt, die von sechs variablen Sitzungen zur Vertiefung der Inhalte oder zur Aufnahme individuell unterschiedlicher Therapieinhalte umrahmt werden. Begleitet werden die gruppentherapeutischen Sitzungen von drei Elternabenden. Das Therapieprogramm ist zur Behandlung von Patienten zwischen 9 und 18 Jahren geeignet. Inhaltliche Ziele des Gruppentrainings sind:

- Verbesserung der Erkennung, Einordnung und des Umgangs mit Emotionen,
- Förderung von Selbstregulationsstrategien,
- Steigerung der sozialen Motivation,
- Förderung der sozialen Kontaktaufnahme und -gestaltung,
- Stärkung der Selbstständigkeit und des Selbstwirksamkeitserlebens in sozialen Gruppen.

Jede Sitzung weist eine gleichbleibende Grundstruktur auf, welche mit einer kurzen Einführung zur Orientierung durch die Präsentation von Ablauf und Struktur beginnt, gefolgt von gemeinsam erarbeiteten Gruppenregeln zum Umgang im sozialen Kontext und der Eingangsrunde, in welcher ein persönlicher Bezug zum Einzelnen hergestellt wird („Wie geht es mir heute?“ „Was habe ich diese Woche erlebt?“), ein erstes Training von Kommunikationsstrategien (z. B. Zuhören, Fragen stellen) erfolgt und ein persönliches Übungsziel für die folgende Sitzung festgelegt wird. Anschließend folgt der spezifische Themenblock (vgl. den Überblick zu den Gruppentherapieinhalten im Kasten) in einem ansteigenden Curriculum durch Einführung, Übung und Vertiefung. Die Sitzungen schließen immer mit einem gemeinsamen Gruppenspiel zum spielerischen Üben der erlernten Inhalte und einer Abschlussrunde samt Feedback und Wochenaufträgen zum Transfer des Gelernten in den individuellen Alltag der Teilnehmer.

Die 12 Sitzungen werden anschaulich und transparent anhand einer „Miteinander-in-Kontakt-kommen-Treppe“ dargestellt. Für jede der 12 Sitzungen werden von den Autorinnen Arbeitsmaterialien und Unterlagen für die Hausaufgaben zur Steigerung des Transfers in den Alltag bereitgestellt. Je nach Entwicklungsstand kommen unterschiedliche Übungen zum Einsatz. Die Themen der 12 Sitzungen sind im folgenden Kasten kurz dargestellt.

Miteinander-in-Kontakt-kommen – Treppe

1. Kennenlernen und Einführung: „Was kommt auf mich zu?“
2. Kommunikation: „Ich sage etwas aus durch…“
3. Gefühle I: „Ich spüre was, das du nicht siehst – Gefühle erkennen“
4. Gefühle II: „Meine Gefühle ausdrücken, deine Gefühle erkennen“
5. Gefühle III: „Welches Gefühl passt zur Situation?“
6. Impulskontrolle und Selbstregulation: „Ich kann mit meiner Wut gut umgehen!“
7. Soziale Interaktion und Problemlösen I: „Wann ist ein Fehler wirklich schlimm?“
8. Soziale Interaktion und Problemlösen II: „So komme ich in Kontakt!“
9. Soziale Wahrnehmung: „Heute trau ich mich, selbstbewusst zu sein!“
10. Selbst- und Fremdwahrnehmung I: „Das kann ich gut – das kannst du gut!“
11. Selbst- und Fremdwahrnehmung II: „Perspektivwechsel – so komme ich ins Gespräch!“
12. Abschluss und Abschiednehmen: „Das vergesse ich nicht!“

+ 6 aktive Nachmittage: „Wiederholung, Vertiefung, Transfer!“

An therapeutischen Methoden werden Verstärkerpläne zum Aufbau erwünschter Verhaltensweisen eingesetzt. Für jede Sitzung wurden Arbeitsblätter und Wochenaufträge konzipiert (vgl. M01 und M02 im Kapitel 4). Die Eltern erhalten im Anschluss an jede Stunde ein begleitendes Informationsblatt, um ihnen einen Einblick in die therapeutischen Inhalte zu ermöglichen. Zur Unterstützung des Transfers und als Gedächtnisstütze werden sogenannte Cue-Cards eingesetzt. Einführungen in eine Thematik können frei durch die Gruppenleiter oder anhand von Fallbeispielen vorgenommen werden. Verhaltensweisen in vielfältigen alltäglichen Situationen werden durch gezieltes Üben in Rollenspielen mit anschließendem Videofeedback modifiziert. Computergestützt wird die (kontextgebundene) Emotionserkennung trainiert. Auch der Einsatz sozialer Skripts ermöglicht es den Teilnehmern, verschiedene Handlungsmöglichkeiten zu generieren. Zum spielerischen Training werden zahlreiche Gruppenspiele (z. B. Gefühlspantomime) im Manual beschrieben und wenn möglich am Ende jeder Sitzung angewendet. Schwierige Themen und persönliche Erfahrungen werden anhand von geleiteten Gruppendiskussionen erarbeitet.

Um individuelle Schwierigkeiten und Bedürfnisse im Rahmen des manualisierten Gruppensettings noch besser einbeziehen zu können, werden in jeder Sitzung persönliche Ziele definiert, geübt und im Rahmen eines Verstärkerkonzepts gefördert. Über die variablen Sitzungen sollen Themen, die von Gruppe zu Gruppe sehr unterschiedlich sein können, Raum finden. Die variablen Sitzungen dienen außerdem der Vertiefung des bereits Gelernten und zur Förderung der Generalisierung anhand von aktiv gestalteten Gruppennachmittagen.

4 Materialien

Übersicht	
M01	Arbeitsblatt „Ich sage etwas aus durch…“
M02	Arbeitsblatt: Wochenauftrag – „Meine Gefühle ausdrücken, deine erkennen.“
M03	Methoden zur visuellen Strukturierung
M04	Beispielhafter Regelplan für Kinder mit Symbolverständnis
M05	SORKC-Schema

M01 Merkblatt „Ich sage etwas aus durch…“[2]

Wenn ich mit jemandem spreche, dann drücken auch mein Körper und meine Stimme etwas aus. Sie helfen mir zu betonen, was ich meine.
Tipp: „Beobachtungs-Experte“: Wenn du mit jemandem redest, achte auch auf sein Gesicht, seinen Körper und seine Stimme!

Beim Reden sagt man auch etwas durch:
den Körper

- *Gesichtsausdruck.* Zum Beispiel: Wenn wir die Mundwinkel nach oben ziehen, dann lächeln wir. Das bedeutet, dass wir etwas schön finden oder uns über etwas freuen.
- *Blickkontakt.* Wenn wir mit jemandem reden, dann schauen wir ihm in die Augen. Das bedeutet, dass wir uns für den anderen interessieren und unsere Aufmerksamkeit auf ihn richten.
- *Blickrichtung.* Wohin wir schauen, zeigt, wofür wir uns interessieren. Wenn wir im Gespräch auf unsere Füße schauen, sieht das so aus, als würden wir uns gar nicht für unseren Gesprächspartner interessieren.
- *Gesten.* Mit unserer Körperbewegung betonen wir, was wir sagen wollen. Kopfnicken bedeutet zum Beispiel, dass wir zustimmen. Andere Gesten sind zum Beispiel: Arme verschränken, Kopfschütteln oder Klatschen.
- *Körperhaltung.* Das bedeutet, dass wir unseren Körper in eine Position zu unserem Gesprächspartner bringen. Wenn wir uns demjenigen zuwenden, ist das höflich und signalisiert Interesse. Eine gerade Körperhaltung zeigt zum Beispiel Selbstsicherheit.
- *Körperliche Nähe/Abstand.* Tipp: Wenn ich mit jemandem rede, halte ich etwa eine Armlänge Abstand. Das ist für die meisten Menschen am angenehmsten. Wenn ich ein Gespräch beenden möchte, kann ich etwas zurückgehen. Will ich ein Gespräch anfangen, gehe ich auf den anderen zu.

die Sprache

- *Lautstärke.* Wenn ich mit jemandem spreche, sollte der andere mich verstehen können (also nicht flüstern). Eine zu laute Stimme kann allerdings bedeuten, dass man wütend ist. Tipp: Orientiere dich an der Lautstärke deines Gegenübers!
- *Tempo.* Wenn ich zu schnell spreche, ist es für andere oft schwer, mich zu verstehen. Wenn ich zu langsam spreche, kann das bedeuten, dass ich mich langweile. Tipp: Stell dir nach jedem Satz einen Punkt vor oder orientiere dich an deinem Gegenüber.
- *Stimmlage.* Eine Stimme kann ruhig, schrill, zittrig oder kräftig sein. Ängstliche Menschen sprechen oft mit einer zittrigen, leisen Stimme. Menschen, die selbstbewusst sind, sprechen mit kräftiger, klarer Stimme.
- *Akzent.* Ein Akzent kann ein Hinweis darauf sein, woher jemand kommt.
- *Pausen im Gespräch.* Pausen im Gespräch sind vollkommen ok. Es ist wichtig, damit du gut atmen kannst und dein Gegenüber leichter zuhören und Fragen stellen kann. Zu viele Pausen können bedeuten, dass man unsicher ist.
- *Fragen stellen und Antworten.* Wenn du in einem Gespräch Fragen stellst, zeigt das, du bist interessiert und aufmerksam. Wenn dir jemand eine Frage stellt, ist es freundlich zu antworten. So bleibst du im Gespräch!
- *Bitte und Danke.* Wenn ich etwas bekomme, dann sage ich „Danke“. Wenn sich jemand bei mir bedankt, sage ich „Bitte“. Das ist höflich.

[2] Aus Cholemkery und Freitag (2014): Gruppentherapie für Kinder und Jugendliche mit Autismus-Spektrum-Störungen. © Beltz Verlag, Weinheim. Abdruck erfolgt mit freundlicher Genehmigung.

M02 Arbeitsblatt: Wochenauftrag – „Meine Gefühle ausdrücken, deine erkennen."[3]

Wochenauftrag „Gefühle erkennen – so verstehen wir uns besser!"

Jetzt bist du dran! Denke gut nach:

1. Worüber hat sich jemand aus deiner Familie oder einfach jemand, den du kennst, in der letzten Woche gefreut?

____

____

____

2. Woran hast du das erkannt?

____

____

____

3. Worüber hat sich jemand, den du kennst, in der letzten Woche geärgert?

____

____

____

4. Woran hast du das erkannt?

____

____

____

[3] Aus Cholemkery und Freitag (2014): Gruppentherapie für Kinder und Jugendliche mit Autismus-Spektrum-Störungen. © Beltz Verlag, Weinheim. Abdruck erfolgt mit freundlicher Genehmigung.

M03 Methoden zur visuellen Strukturierung[4]

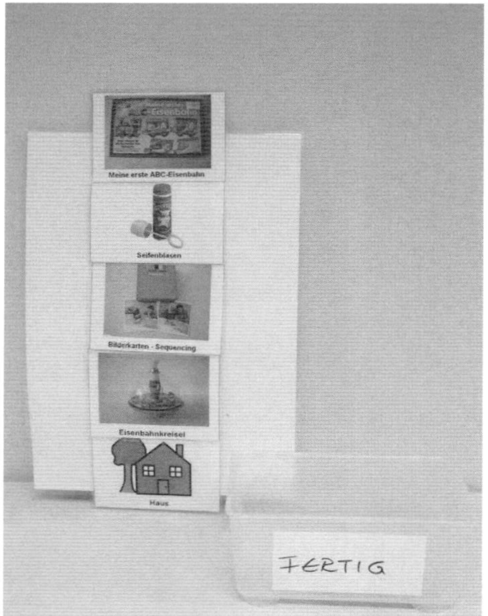

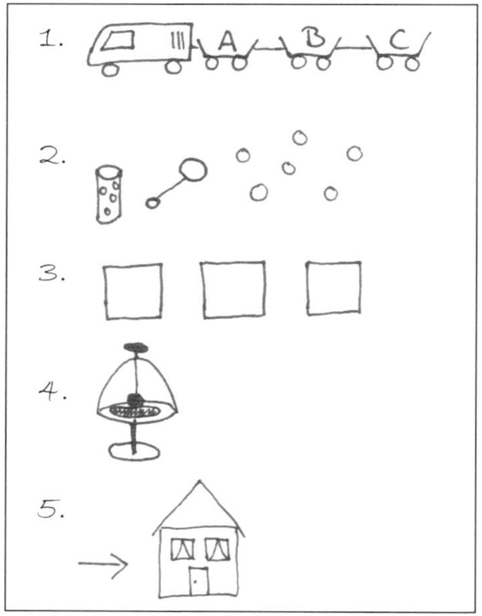

1. Buchstaben-Zug
2. Seifenblasen
3. Bilderkarten
4. Kreisel
5. Nach Hause gehen

4 In Anlehnung an A-FFIP – Autismusspezifische Therapie im Vorschulalter von Teufel, Wilker, Valerian und Freitag (2017).

M04 **Beispielhafter Regelplan für Kinder mit Symbolverständnis**[5]

Foto des
Kindes
einfügen

Regeln

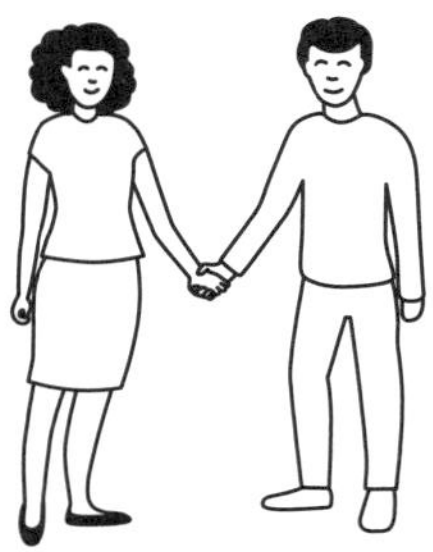

Mitmachen

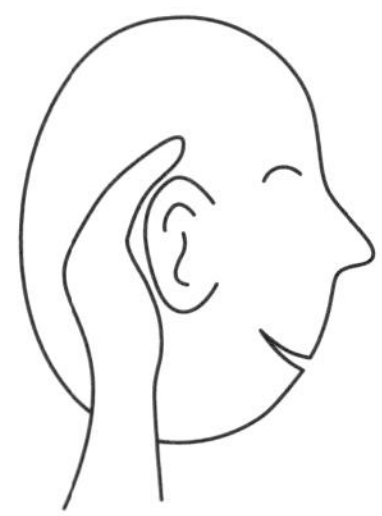

Zuhören

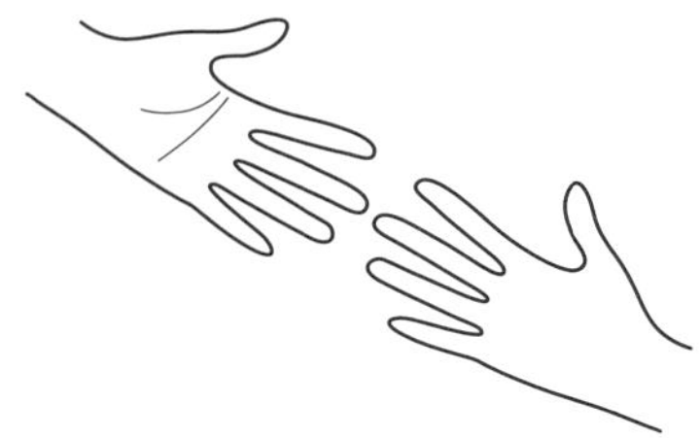

Hilfe holen

5 In Anlehnung an A-FFIP – Autismusspezifische Therapie im Vorschulalter von Teufel, Wilker, Valerian und Freitag (2017).

M05		SORKC-Schema[6]		
S	**O**	**R**	**K**	**C**
Situation	**O**rganismus	**R**eaktion	**K**ontingenz	**K**onsequenz
In welcher Situation tritt das Verhalten auf? (Kontext und Motivation)	Welche Stärken und Schwächen bringt mein Kind mit?	Gezeigtes Verhalten	Wie häufig reagiert das Umfeld so?	Wie reagiert das Umfeld?
Beeinflussbar	Überwiegend gegeben, jedoch förderbar	Darauf wollen wir Einfluss nehmen	Beeinflussbar	Beeinflussbar
VORHER →		**Ziel: Angemessenes Verhalten**	← NACHHER	

Vorher	**Verhalten**	**Nachher**
____________	____________	____________
____________	____________	____________
____________	____________	____________
____________	____________	____________
____________	____________	____________
____________	____________	____________
____________	____________	____________
____________	____________	____________
____________	____________	____________
____________	____________	____________

6 In Anlehnung an A-FFIP – Autismusspezifische Therapie im Vorschulalter von Teufel et al. (2017).

5 Fallbeispiele

5.1 Fallbeispiel Frühkindlicher Autismus: Eric

Angaben zur spontan berichteten und erfragten Symptomatik

Die Eltern stellten den 4;1-jährigen Patienten Eric mit dem Wunsch nach einer autismusspezifischen Diagnostik und Behandlung in der Institutsambulanz vor. Besondere Sorge bereite den Eltern, dass Eric erst seit ca. drei Monaten einzelne Worte und erst seit wenigen Wochen in kurzen Sätzen spreche, die er häufig vorher irgendwo aufgeschnappt habe und nachspreche. Er zeige zudem deutliche Schwierigkeiten, sprachliche Anforderungen der Eltern zu verstehen. Des Weiteren spiele Eric nicht mit anderen Kindern, sondern beschäftige sich viel alleine, z. B. mit Einzelteilen von Puzzles und dem Aufreihen von Gegenständen. Eric suche nur selten aktiv Kontakt zu anderen Personen. Er begrüße andere Personen nicht und zeige keinen Blickkontakt. Als Therapieziel gaben die Eltern den Wunsch an, eine Verbesserung von Erics sprachlichen Fähigkeiten und eine Erweiterung seiner sozialen Kontakte erreichen zu wollen.

Lebensgeschichtliche Entwicklung und Krankheitsanamnese

Schwangerschaft und Geburt: Unauffälliger Schwangerschaftsverlauf, spontane Geburt zum errechneten Geburtstermin, unauffällige postnatale Adaptation.

Meilensteine der frühkindlichen Entwicklung: Zeitgerechte motorische Entwicklung. Eric zeige bis heute meist echolalischen Sprachgebrauch und verfüge insgesamt über einen eingeschränkten Wortschatz. Erste Wörter seit einigen Monaten, Zweiwortsätze erst seit kurzer Zeit. Die Sauberkeitserziehung sei noch nicht abgeschlossen.

Kindergarten: Eric besuche einen Regelkindergarten mit Integrationskraft seit dem 3. Lebensjahr. Mit deren Unterstützung beteilige Eric sich an Aktivitäten, nehme aber keinen Kontakt zu Gleichaltrigen auf. Nach Angaben der Integrationshelferin spiele er gern für sich und zeige großes Interesse an Teilobjekten. Bei lebenspraktischen Tätigkeiten, wie z. B. Geschirr wegräumen, benötige er deutliche Unterstützung. Gelegentlich komme es vor, dass Eric Wutanfälle zeige, sich auf den Boden werfe und schreie. Keine bisherigen therapeutischen Interventionen.

Eric sei der jüngere von zwei Söhnen einer zum Zeitpunkt der Geburt 28-jährigen Mutter (Hausfrau) und eines 35-jährigen Ingenieurs. Bei Erics älterem Bruder sei bereits eine Autismus-Spektrum-Störung diagnostiziert worden. In der Familie seien keine psychiatrischen Erkrankungen bekannt.

Psychopathologischer Befund

Der Patient ist wach und bewusstseinsklar. Der Kontakt ist eingeschränkt herstellbar. Er sucht zu Beginn die Nähe seines Vaters, spielt dann mit einem Puzzle. Eric lautiert in der

Untersuchungssituation ungerichtet und äußert nur wenige Einwortsätze, die schwer verständlich sind. Er zeigt keinen sozial modulierten Blickkontakt. Erics Stimmungslage wirkt ruhig und ausgeglichen bei reduzierter Schwingungsfähigkeit. Keine Hinweise auf erhöhte motorische Unruhe, kein oppositionelles oder aggressives Verhalten. Anamnestisch berichtete Ängstlichkeit vor neuen Situationen und unbekannten Geräuschen.

Testpsychologischer Befund

In der Entwicklungsdiagnostik (Bayley Scales of Infant Development, zweite Version [BSID-II], kognitive Skala) erreichte Eric bei einem chronologischen Alter von 49 Monaten (4;1 Jahren) ein Entwicklungsalter von 22 Monaten. In der autismusspezifischen Diagnostik (Diagnostisches Interview für Autismus – Revidiert [ADI-R], Diagnostische Beobachtungsskala für Autistische Störungen [ADOS]) zeigten sich bei Eric deutliche Auffälligkeiten in den diagnoserelevanten Bereichen. Sein Sprachentwicklungsalter (Sprachentwicklungstest für zweijährige Kinder [SETK-2]) lag zu Therapiebeginn bei 24 bis 26 Monaten.

Somatischer Befund und weitere organische Diagnostik

Internistisch-neurologische Untersuchung unauffällig bis auf leichte fein- und grobmotorische Schwierigkeiten.

Ein MRT sowie ein EEG ergaben jeweils keinen wegweisenden Befund. Das Vorliegen eines Fragilen-X-Syndroms konnte ausgeschlossen werden.

Verhaltens-(Mikro-) und Makroanalyse

S	Beim gemeinsamen Frühstück möchte Eric das Nutella-Glas aus dem Regal haben.
O	Frühkindlicher Autismus mit rezeptiver und expressiver Sprachstörung, niedriges kognitives Entwicklungsalter.
R (kognitiv)	(vermutlich) „Ich möchte Nutella essen!“
R (emotional)	Freude
R (motorisch)	Holt sich einen Stuhl, klettert drauf und kann sich so das Glas nehmen
R (physiologisch)	Anspannung, Erregung
C^{+}_{kurz}	Hat das Nutella-Glas bekommen.
C^{+}_{lang}	Lernt, dass er mit einem Stuhl das Nutella-Glas (und andere Dinge) erreichen kann.
C^{-}_{kurz}	Bringt sich in Gefahr.
$\not{C}^{-}_{kurz}$	Anspannungsreduktion.
$\not{C}^{+}_{lang}$	Kein Zuwachs adäquater Problemlösekompetenzen (z. B. um Hilfe bitten), weniger sprachliche Fortschritte, weniger Kommunikation.

Für die Genese der autistischen Symptomatik kann die Ursache nicht eindeutig geklärt werden; die Schwere der Intelligenzminderung und die dadurch seit frühester Kindheit bestehenden Schwierigkeiten deuten jedoch auf eine genetisch bedingte Entwicklungsstörung hin. Umweltrisikofaktoren werden nicht als ursächlich angenommen.

Multiaxiale Diagnosestellung nach MAS/ICD-10
Achse I: F84.0 Frühkindlicher Autismus
Achse II: –
Achse III: F71 Mittelgradige Intelligenzminderung (EQ=45)
Achse IV: –
Achse V: Z63.7 Behinderung eines Geschwisterkindes
Achse VI: 5 Ernsthafte und durchgängige soziale Beeinträchtigung

Therapieziele und Prognose

1. Aufbau der rezeptiven und expressiven Sprache, Reduktion des echolalischen Sprachgebrauchs.
2. Spontaner Einsatz sozial-kommunikativer Fähigkeiten.
3. Erweiterung kognitiver Fähigkeiten (Aufmerksamkeits- und Konzentrationsspanne, Kategorienbildung, Orientierung).
4. Erweiterung der Frustrationstoleranz, Reduktion der Wutanfälle.
5. Vermittlung von Tagesroutinen und lebenspraktischen Fähigkeiten.
6. Information und Beratung der Eltern und weiterer Bezugspersonen (Vermittlung von Informationen zum Störungsbild und Therapieinhalten, Umgang mit akuten Problemen).

Behandlungsplan

Grundlage bildet das Manual des Frankfurter Frühinterventionsprogramms (A-FFIP; Teufel et al., 2017). Die Therapie soll zweimal pro Woche (ab dem Schulalter einmal) für jeweils 50 Minuten stattfinden.

Zu (1): Der Aufbau des Wortschatzes soll z. B. durch das Benennen von Gegenständen erfolgen, zunächst mithilfe verbaler Prompts (konkrete Hilfestellungen zum Verhaltensaufbau); anschließend Erweiterung auf Mehrwortebene. Das Äußern von Wünschen und das Einfordern von Hilfe werden in motivierenden Situationen geübt.

Zu (2): Förderung des Blickkontakts und Begrüßung bzw. Verabschiedung von bekannten Personen („Hallo XY!“, zuwinken); zunächst durch verbale und physische Prompts und im Verlauf durch Modellprompts. Zur Stärkung der sozialen Wechselseitigkeit wird in motivierenden Situationen geübt, sich abzuwechseln sowie Freude und Interesse mit anderen zu teilen.

Zu (3): Bearbeitung klar strukturierter Übungen im reizarmen Arbeitsumfeld, sodass die Konzentration und Ausdauer gestärkt werden. Erweiterung der Aufmerksamkeits- und Konzentrationsspanne durch schrittweise längere Konzentrationsaktivitäten (z. B. Malen).

Zu (4): Anhand von Strukturierungshilfen (Bilderkarten) sollen der Therapieablauf sowie einzelne Arbeitsschritte erkennbar visualisiert werden, um eine Orientierung über den geplanten Ablauf zu ermöglichen. Eric soll so lernen, sich auf klar umgrenzte Anforderungen einzulassen und somit seine Frustrationstoleranz zu erweitern.

Zu (5): Durch den Einsatz von verbalen und physischen Prompts soll Eric in der selbstständigen Durchführung einfacher Alltagsaktivitäten gefördert werden (z. B. Organisation von Spielsachen, Kleidung an- und ausziehen).

Zu (6): Zur Generalisierung der Therapieziele soll eine enge Zusammenarbeit mit den Eltern, dem Kindergarten (später der Schule) stattfinden. Vermittlung von störungsrelevantem Wissen, regelmäßige Besprechung von Förderschwerpunkten und deren Umsetzung. Bei herausfordernden Verhaltensweisen intensive Beratung.

Behandlungsverlauf

Die Intervention begann, als Eric 4;8 Jahre alt war und umfasste über drei Jahre zwei Stunden pro Woche mit Eric (ab der Einschulung eine Stunde pro Woche in einer Kleingruppe mit einem anderen Jungen). Regelmäßige Elterngespräche sowie runde Tische mit den Erzieherinnen und später den Lehrerinnen wurden zusätzlich durchgeführt. Die Therapie mit Eric wurde von einer Therapeutin geleitet und von einer Co-Therapeutin, die als Prompterin zumeist hinter Eric saß, begleitet. Die Prompterin gab dabei so viel Hilfestellung wie nötig, aber so wenig wie möglich. Zu Beginn wurden mit Eric einige Einheiten durchgeführt, in der beliebte Tätigkeiten und Spielsachen ermittelt wurden, um diese später gezielt als Verstärker einsetzen zu können (Ursache-Wirkung-Spielzeug, Kreisel, Brezeln). Der Beziehungs- und Vertrauensaufbau gelang problemlos. Die einzelnen Aktivitäten in den Therapiestunden wurden jeweils zu Beginn mit Bilderkarten visuell geplant, was Eric von Beginn an gut erfasste und nutzen konnte. Im Verlauf konnte die Dauer bzw. Anzahl der Anforderungen problemlos gesteigert werden. Insgesamt waren bei Eric über den gesamten Behandlungsverlauf eine hohe Motivation und eine gute Merkfähigkeit beobachtbar. Auch bei klar strukturierten Übungen am Tisch zeigte er zunehmend eine gute Ausdauer. Dadurch gelang es, seinen rezeptiven und expressiven Wortschatz rasch zu erweitern. Dies wurde zunächst anhand realer Gegenstände und im Verlauf durch verschiedene Puzzles, Bücher sowie Bilderkarten geübt und in natürlichen Situationen wiederholt. Nach und nach wurden Verben und Präpositionen eingeführt, sodass Eric zügig lernte, Mehrwortsätze funktional einzusetzen. Er konnte über den Erwerb neuer sprachlicher Kompetenzen die echolalische Verwendung von Sprache zunehmend abbauen und seine Wünsche und Bedürfnisse besser spontan äußern („Ich möchte schaukeln!“). Auch die Eltern, Erzieherinnen und die Integrationskraft wurden angeleitet, die Verwendung von Mehrwortsätzen einzufordern, sodass situationsübergreifend gute Fortschritte zu erkennen waren. Durch den Aufbau seiner sprachlichen Fähigkeiten konnte er im Verlauf Aufforderungen besser verstehen und nachkommen. Dies führte im Verbund mit Erics Selbstwirksamkeitserleben und Autonomieentwicklung zu einer deutlichen Reduktion der Wutanfälle. Erics kognitive Fähigkeiten, wie z. B. die Etablierung motorischer/verbaler Imitation als grundlegendes Lernprinzip (zunächst mithilfe von physischen und verbalen Prompts), sowie die zeitliche und räumliche Orientierung (visuelle Strukturierung) wurden explizit geübt. Aktivitäten zur Förderung der gemeinsamen Freude (Seifenblasen, Ballspiele) wurden regelmäßig in die Therapiestunden eingeplant. Mit einfachen Regelspielen konnte Eric lernen, abzuwarten und sich mit anderen abzuwechseln (besonders im Gruppensetting). Im Verlauf konnte er spontan die Mitspieler auffordern, weiterzuspielen („Du bist dran!"). Erwünschte Verhaltensweisen dieser Art wurden positiv durch soziale Verstärker, wie z. B. Kitzeln und Klatschen, verstärkt. Eric zeigte zunehmend Fähigkeiten zur sozialen Wechselseitigkeit, indem er beispielsweise der Therapeutin Spielsachen brachte oder zeigte. Im Verlauf war es Eric möglich, sich länger und öfter auf Interaktionen einzulassen und diese teilweise mitzugestalten. Die selbstständige Initiierung gelang ihm meist jedoch noch nicht. Es wurde auch darauf geachtet, dass Eric die Therapeutinnen angemessen mit Namen begrüßte und verabschiedete und dabei Blickkontakt aufbaute. Seine Jacke und Schuhe sollte er möglichst selbstständig an- und ausziehen. Zunächst wurde dies mit deutlichen verbalen und physischen Prompts eingeübt, die nach und nach ausgeblendet wurden. Gelang ihm etwas nicht, wurde er angeleitet, Unterstützung einzufordern („Ich möchte Hilfe!"). Der spontane Einsatz neu erlernter Selbsthilfestrategien gelang Eric gut. Eric wurde im Alter von 6;7 Jahren regulär in eine Grundschule (mit Integrationskraft) eingeschult und zeigte dort nach einer Eingewöhnungsphase besonders im sozial-kommunikativen Bereich beachtliche Fortschritte. Eric zeigte großes Interesse an anderen Kindern, beobachtete diese häufig jedoch nur. Nach Aufforderung und mit Hilfestellungen beteiligte er sich jedoch im Rahmen seiner Möglichkeiten an Spielen auf dem Pausenhof (Nachlaufen). In der Schule bereiteten Eric das Schreiben von Wörtern und einfache Rechenaufgaben große Freude. In der Therapie konnte Eric im Verlauf auf Nachfrage in ganzen Sätzen von einzelnen Erlebnissen berichten („Ich war in der Sporthalle", „Ich habe mit dem Ball gespielt"). In der Therapie mit einem gleichaltrigen Jungen zeigte Eric sichtliche Freude beim gemeinsamen Spiel und ebenfalls deutlich verbesserte soziale Kompetenzen. Die Arbeit mit den Eltern gestaltete sich positiv. Es fanden regelmäßige Bezugspersonenstunden statt. Zunächst wurde eine Einheit zur Psychoedukation zum Störungsbild durchgeführt, die mit individuellen Gegebenheiten anschaulich gestaltet wurde. Erics Symptome wurden der Störungstrias zugeordnet, sodass die Eltern Erics Verhaltensweisen in einem individuellen Störungsmodell wiederfinden konnten. So konnte ein größeres Verständnis für Erics Besonderheiten auf Elternseite entwickelt werden. Im Anschluss wurden wiederholt verhaltenstherapeutische Grundlagen (z. B. Methoden der Verstärkung) anhand von vereinfachten SORKC-Schemata erläutert. Problematische Verhaltensweisen konnten auf diese Weise anschaulich analysiert werden. Es wurden neue Verhaltensstrategien für die Eltern vermittelt (z. B. Strukturierung geplanter Aktivitäten durch Bilderkarten), was im häuslichen Rahmen zu einer Reduktion der Wutanfälle beitrug. Die Eltern nahmen auch an den Therapiestunden teil und wurden in einzelnen Übungen (z. B. zum Sprachaufbau), die sie mit Eric durchführten, angeleitet. Ein konsequenteres Erziehungsverhalten konnte als günstig besprochen und von beiden Elternteilen umgesetzt werden. Ausführlich besprochen wurde mit den Eltern auch das Sauberkeitstraining und im Verlauf wurde Eric tags und nachts sauber und trocken. Der Kontakt mit den Erzieherinnen und später den Lehrerinnen sowie der Integrationskraft gestaltete sich ebenso positiv. Durch hilfreiche Strategien, wie z. B. die visuelle Strukturierung von Abläufen, gelang es Eric, den Übergang in die Schule sowie weitere neue Situationen gut zu meistern.

Evaluation

1. Kognitive Entwicklung (BSID-II, kognitive Skala): Zu Therapiebeginn (chronologisches Alter = 56 Monate) erreichte Eric ein Entwicklungsalter von 25 Monaten; nach 12 Monaten Therapie erreichte er ein Entwicklungsalter von 33 Monaten. Nach 2 Jahren war ein nonverbaler IQ-Test (SON-R 2½–7) möglich. Hier erreichte Eric einen IQ-Wert von 50, was bei einem chronologischen Alter von 6;10 einem Entwicklungsalter von 47 Monaten entspricht.

2. Symptomentwicklung Autismus (ADOS): Mit Eric wurde zu Therapiebeginn das Modul 1 für nicht sprechende Kinder durchgeführt und er zeigte Auffälligkeiten in den Bereichen der Kommunikation und sozialen Interaktion (Gesamtwert: 19, Schweregrad [nach Gotham]: 9).

Nach 12 Monaten Therapie konnte Modul 2 (für Kinder mit Sprache in Sätzen) angewendet werden. Auch hier zeigte er Auffälligkeiten in den Bereichen der Kommunikation und sozialen Interaktion (Gesamtwert: 17, Schweregrad: 7).

Nach 24 Monaten zeigte er weiterhin Auffälligkeiten in beiden Bereichen, jedoch niedriger als zuvor (Gesamtwert: 9, Schweregrad: 6).

3. Sprachentwicklung (SET-K): Zu Therapiebeginn erreichte Eric ein produktives/expressives Sprachentwicklungsalter (SETK-2) von 24 bis 26 Monaten. Nach 25 Monaten Therapie lag das Sprachentwicklungsalter (SETK 3–5) bei 3 bis 3;5 Jahren.

5.2 Fallbeispiel Asperger-Syndrom: Simon

Vorstellungsanlass sowie Angaben zur spontan berichteten und erfragten Symptomatik

Beim Erstgespräch schildern die Eltern, dass der 10-jährige Simon in der Schule häufig geärgert werde, insbesondere in Situationen, in denen die Aufsicht durch eine erwachsene Person eingeschränkt sei (z. B. beim Umziehen vor dem Sportunterricht, in der Pause). Für bestimmte Themen (z. B. Lego) zeige Simon ein ausgiebiges Interesse und könne sich stundenlang damit beschäftigen. Leider könne er diese Interessen nicht teilen. Freundschaften habe er bisher noch keine gehabt. Im Kontakt mit Gleichaltrigen sei er rasch frustriert, weil er das Verhalten der anderen Kinder nicht verstehe, falsch bewerte und sehr nachtragend sei. Oftmals sei Simon sehr traurig über die schwierigen sozialen Situationen in der Schule, die er kaum adäquat bewältigen könne. Seine Frustration richte er in selbstverletzenden Verhaltensweisen gegen sich (z. B. durch Aufkratzen des Handrückens). Simon selbst beschreibt ein deutliches Gefühl der Freudlosigkeit folgendermaßen: „Selbst, wenn Sie mir die köstlichste Praline anbieten würden, ich könnte den Verzehr nicht genießen."

Eigenanamnese

Schwangerschaft und Geburt: Komplikationslose Schwangerschaft, Geburt termingerecht und spontan, Geburtsgewicht 3.200 g, Geburtslänge 51 cm, unauffällige postnatale Adaptation.

Meilensteine der Entwicklung: Die motorische Entwicklung sei zeitgerecht erfolgt. Schwierigkeiten in Koordination, Grob- und Feinmotorik. Bilinguale Erziehung. Erste Wörter zeitgerecht. Keine Echolalien oder Pronominalumkehr. Sauberkeitserziehung unauffällig.

Kindergarten und Schule: Regelhafter Besuch des Kindergartens ab dem 3. Lebensjahr. Dort seien bereits deutliche Kontaktschwierigkeiten zu Gleichaltrigen aufgefallen, Simon habe immer für sich alleine gespielt. An Regeln habe er sich starr gehalten und auch vehement auf die Regeleinhaltung bei anderen bestanden. Auch der Schulbesuch erfolgte regelrecht, derzeit besuche Simon die vierte Klasse mit guten Schulleistungen. In der Schule falle auf, dass Simon viel Unterstützung bei der Organisation von schulischen Abläufen benötige. Zu seinen Mitschülern habe er ein sehr distanziertes Verhältnis, in den Pausen sei er stets für sich alleine. Die Lehrerin beschreibt Simon als „eigenbrötlerisch".

Hobbys und Freundschaften: Die Eltern berichten von sehr ausgiebigem Interesse rund um die Themen Dinosaurier und Lego. Simon zeige hierbei ein deutlich spezialisiertes, beinahe lexikalisches, eng umgrenztes Wissen. Es bestehen keine medizinischen Vorerkrankungen. Bisherige therapeutische Maßnahmen: Bereits im Kindergartenalter sei der Verdacht auf ein Asperger-Syndrom vom Kinderarzt gestellt worden, keine therapeutischen Maßnahmen.

Familienanamnese: Simon ist das einzige Kind seiner 43-jährigen Mutter und seines 54-jährigen Vaters. Die Kindseltern seien seit dem Studium als Berufsmusiker tätig. An psychiatrischen Vorerkrankungen werden autistische Züge und eine mutmaßliche Zwangserkrankung beim Großvater mütterlicherseits, schwere depressive Episoden bei beiden Großmüttern, sowie Panikattacken beim Vater beschrieben.

Untersuchungsbefunde

Internistische und neurologische Untersuchung unauffällig.

Psychopathologischer Befund bei Beginn der Therapie. Simon ist ein gepflegter, altersentsprechend entwickelter, etwas altmodisch gekleideter Junge. Er ist zu allen

Modalitäten orientiert, die Qualität der Kontaktaufnahme ist höflich, jedoch durch eine reduzierte soziale Modulation des Blickkontakts, eingeschränkte Mimik und Gestik auffällig. Es fällt eine deutlich förmliche Ausdrucksweise mit monotoner Sprechstimme auf. Tendenz zum Monologisieren. Der wechselseitige Austausch ist eingeschränkt. Keine Hinweise auf erhöhte Ängstlichkeit. Die Stimmung wirkt in Bezug auf seine Schwierigkeiten teils dysphorisch, die Schwingungsfähigkeit ist reduziert. Leichte Hand- und Fingermanierismen beobachtbar. Keine Zwangsgedanken oder -handlungen eruierbar. Der formale Gedankengang wirkt umständlich. Keine inhaltlichen Denkstörungen im Sinne von wahnhaften Ideen oder Störungen des Ich-Erlebens oder der Wahrnehmung. Es bestehen keine vegetativen Störungen oder Schmerzempfindungen. Kein Anhalt für akute Fremd- oder Eigengefahr.

Testpsychologische Befunde. Im Rahmen der Diagnostik zeigte Simon im WISC-IV eine durchschnittliche kognitive Begabung. Im Autismus-Screening (FSK, Fragebogen zur Sozialen Kommunikation) beurteilten die Eltern Simon deutlich auffällig. In der ausführlichen Autismus-Diagnostik anhand von ADOS (Diagnostische Beobachtungsskala für Autistische Störungen) und ADI-R (Diagnostisches Interview für Autismus – Revidiert) zeigten sich ebenfalls deutliche Auffälligkeiten in den Bereichen der wechselseitigen, sozialen Interaktion, sowie den stereotypen, restriktiven und repetitiven Verhaltensweisen, wie sie im Rahmen einer Autismus-Spektrum-Störung zu erwarten sind. Zudem ergeben sich aus anamnestischen Informationen und in der weiteren Fragebogendiagnostik (CBCL, Child Behavior Checklist; DIKJ, Depressionsinventar für Kinder und Jugendliche) Hinweise auf eine komorbide mittelgradige depressive Episode.

Diagnose nach MAS/ICD-10. Bei Fehlen einer Sprachentwicklungsverzögerung, motorischer Ungeschicklichkeit und durchschnittlichen kognitiven Fähigkeiten ist die vorliegende autistische Symptomatik nach ICD-10 dem Asperger-Syndrom (F84.5) zuzuordnen. Komorbid erfüllt Simon die Kriterien einer mittelgradigen depressiven Episode (F32.1). Umschriebene Entwicklungsstörungen oder eine körperliche Symptomatik bestehen nicht. An assoziierten, psychosozialen Umständen imponieren die chronische zwischenmenschliche Belastung und das hohe Stresserleben im schulischen Kontext. In der Globalbeurteilung ergibt sich eine ernsthafte soziale Beeinträchtigung mit erheblichem Mangel an Freundschaften, keinen tragfähigen Beziehungen außerhalb des familiären Umfeldes, geringen Kompetenzen, sich effektiv mit sozialen Situationen auseinanderzusetzen, deutliche Defizite mit Frustrationen und Enttäuschungen sowie neuen oder unstrukturierten Situationen funktional umzugehen.

Problemanalyse, Therapieziele und Behandlungsplanung

Makroanalyse. Autismus-Spektrum-Störungen sind überwiegend genetisch bedingt, sodass Umweltfaktoren eine eher untergeordnete Rolle in der Genese spielen. Die genetische Disposition scheint sich in der Beschreibung spezifischer Verhaltensmuster des Großvaters mütterlicherseits wiederzufinden. Bezüglich der Problemgenese besteht eine auffällige Entwicklung seit der frühen Kindheit, wobei die Schwierigkeiten erst mit dem Eintritt in den Kindergarten und den damit entstandenen Anforderungen an Simons soziale Eingliederungsfähigkeit deutlich belastend wurden. Individuell aufrechterhaltende Faktoren hinsichtlich Beeinträchtigungen in der sozialen Interaktion mit Gleichaltrigen sind in der Hauptsache Defizite der sozialen Kompetenzen, eine daraus resultierende Unsicherheit, gefolgt von Frustrationen und dysfunktionalen Problemlösekompetenzen (autoaggressive Handlungen, Rückzug, Vermeidung). Die depressive Episode kann in Reaktion auf das zunehmende Bewusstsein der eigenen Andersartigkeit und die sozial-interaktiven Frustrationen gesehen werden. Die andauernde psychische Belastung und das alltägliche Bemühen, die sozialen Defizite zu kompensieren, gipfeln in depressiver Erschöpfung.

Therapieziele. Folgende Therapieziele wurden festgelegt:
1. Entwicklung eines Störungsmodells und Störungsverständnisses.
2. Aufbau sozialer Kompetenzen.
3. Abbau von dysfunktionalem Verhalten (selbstverletzendes Verhalten).
4. Reduktion der depressiven Symptomatik.
5. Rückfallprophylaxe.

Behandlungsplan. Entsprechend der beschriebenen Schwierigkeiten soll die ambulante Behandlung im Rahmen einer kombinierten verhaltenstherapeutischen Gruppen- und Einzeltherapie stattfinden. Die autismusspezifische Gruppentherapie umfasst drei Monate und wird von Einzelgesprächen und Bezugspersonenstunden begleitet. Sie soll vor allem den Aufbau sozialer Kompetenzen zum Ziel haben. Dabei sollen zunächst grundlegende Bausteine wie Gefühlserkennung und Kommunikationsgrundlagen (z. B. Blickkontakt oder Gesprächslautstärke) entwickelt und trainiert werden. Zunehmend sollen schwierigere Themen wie soziale (Konflikt-)Situationen (z. B. eigene Bedürfnisse adäquat äußern, Umgang mit Mobbing) sowie die Stärkung der Selbst- und Fremdwahrnehmung behandelt werden. Der Schwerpunkt dieser Gruppentherapie soll auf dem Aufbau und direkten Üben verschiedener sozialer Fertigkeiten (insbesondere Entwicklung von Umgangsstrategien und Handlungsalternativen für verschiedene soziale Situationen) liegen. Anschließend an die gruppentherapeutische Behandlung erfolgt die einzeltherapeutische Weiterbehandlung, begleitet von Beratungsgesprächen mit den Eltern im regulären Verhältnis von 4:1. Bei Bedarf werden Beratungsgespräche mit der Schule angeboten. Folgende Behandlungsschritte wurden geplant: Gemeinsame Entwicklung eines Störungsmodells mit Eltern, Kind und Lehrern; Aufbau sozialer Kompetenzen und hierdurch Reduktion von Unsicherheit, Anspannung und Frustration im sozialen Kontext; Aufbau alternativer Emotionsregulationsstrategien zur Reduktion des selbstverletzenden Verhaltens; Reduktion der depressiven Symptomatik durch Aufbau von Handlungskompetenzen im als hoch belastend erlebten sozialen Kontext Schule sowie Erkennen auslösender und aufrechterhaltender Faktoren und kognitive Umstrukturierung; Installation einer Integrationshilfe zur Reduktion des hohen situativen Stresserlebens in der Schule; Umfeldberatung Schule zur Entwicklung eines Störungsverständnisses, Reduktion von Reizüberflutung (z. B. Ruhe-Räume) und Installation klarer Abläufe.

Therapieverlauf

Die Kombination aus Einzel- und Gruppentherapie konnte bei Simon zu einem erfolgreichen Therapieverlauf im Sinne der zuvor definierten Therapieziele führen. Zunächst zeigten sich Eltern, Lehrer und Simon selbst durch die zu Beginn durchgeführte, ausführliche Psychoedukation entlastet. Ein störungsspezifischer Umgang hinsichtlich angemessener Anforderungen und Überforderungen konnte aufbauend auf dem gemeinsam entwickelten Störungsmodell gut erarbeitet werden. Der Aufbau einer vertrauensvollen Beziehung gestaltete sich zu Simon zunehmend stabil. Er zeigte von Beginn an infolge seines ausgeprägten Leidensdrucks eine gute Motivation, seine Schwierigkeiten zu besprechen und im Spiel Lösungsstrategien und Handlungsalternativen zu entwickeln. Dabei wirkte bereits das Berichten und Ausagieren negativer Gefühle (Enttäuschung, Wut, Trauer) deutlich entlastend.

Im Rahmen der gruppentherapeutischen Behandlung erfolgte der Aufbau autismusspezifischer sozialer Kompetenzen. Soziale Fertigkeiten wurden zunächst gemeinsam erarbeitet (u. a. durch Gruppendiskussionen, Fallbeispiele, Instruktionen, Videos) und anschließend in der Gruppe geübt (u. a. durch Rollenspiele, Gruppenspiele, Computerprogramme und Videoanalysen). Der Transfer in den persönlichen Alltag erfolgte anhand von Hausaufgaben. Durch den Kompetenzaufbau konnten bereits Unsicherheit, Anspannung und Frustrationen im sozialen Kontext reduziert und Selbstsicherheit durch positive Verstärkung und das direkte Erleben von Selbstwirksamkeit gefördert werden. Für schwierige Situationen wurden soziale Skripts erstellt, um Handlungsalternativen zu generieren, welche von Simon teils akribisch angewendet wurden. Auffallend zeigte sich Simons negatives Selbstbild durch den Fokus auf scheinbar erfolglos verlaufende soziale Interaktionen in der Schule. Im Rahmen der Therapie wurde aufgrund dessen ein Schwerpunkt auf positive Verstärkung adäquaten Verhaltens und Ressourcenanalyse gelegt. Simon reagierte im Verlauf mit zunehmender Akzeptanz der eigenen Andersartigkeit und lernte, auch positive Seiten dieses „Andersseins" wahrzunehmen. In der Gruppe teilte er erstmals in seinem Leben sein Interesse (Lego) auf die gleiche Art und Weise mit einem Gleichaltrigen. Weiterhin konnte er Erfahrungen mit Hänseln in der Schule mit den anderen Kindern teilen, was ihn entlastete und das Erarbeiten von Umgangsstrategien ermöglichte. Verhaltensmodulationen wurden anhand von Rollenspielen mit anschließender Videoanalyse vorgenommen.

Im Einzelsetting wurde die Anwendung von Emotionsregulationsstrategien weiter vertieft und individuell angepasst. In Anspannungssituationen konnte der selbstverletzende Handlungsimpuls durch nicht schädigende Verhaltensweisen (z. B. Beruhigung durch Gedanken an Spezialinteresse wie Lego, Auszeiten in der Schule aktiv aufsuchen, Notfallkoffer: u. a. Einsatz von Ingwer-Bonbons und beruhigenden Lego-Heftchen) ersetzt werden. Dysfunktionale Kognitionen wurden beständig identifiziert, reflektiert, hinterfragt und durch hilfreichere Bewertungen ersetzt. Durch die Kombination aus zunehmendem Störungsverständnis, Kompetenzaufbau, Reduktion dysfunktionaler Verhaltensweisen und dem Erleben sozialer Selbstwirksamkeit, konnte die zuvor erlebte Hilflosigkeit in sozialen Kontexten und hierüber die depressive Symptomatik vollständig reduziert werden. Eine medikamentöse Behandlung war nicht notwendig.

Parallel führte die Installation einer Integrationskraft zu einer deutlichen Reduktion des situativen Stresserlebens im Alltag. Die Integrationskraft konnte Simon bei der Organisation seiner Arbeitsabläufe, der Einrichtung von „Ruhe-Zeiten" (Pausen in der Bibliothek) und durch Moderation der konflikthaften Interaktionen mit den Klassenkameraden deutlich unterstützen und ihn hinsichtlich seiner Handlungskompetenzen bei gleichzeitiger Entlastung durch Reizreduktion stärken.

Der positive Therapieverlauf wurde auch durch die Unterstützung im Alltag durch die Eltern und in der Schule durch die Integrationskraft wesentlich geprägt.

Im Rahmen der Rückfallprophylaxe wurden alle erarbeiteten Strategien mit Simon auf einem Plakat festgehalten und Handlungsoptionen im Sinne frühzeitiger Gegenmaßnahmen und Wiedervorstellungstermine mit Simon und seinen Eltern vorbesprochen. Weitere Katamnese-Termine zur Verlaufskontrolle wurden einmal pro Quartal vereinbart.

6 Literatur

Aman, M. G., Mcdougle, C. J., Scahill, L., Handen, B., Arnold, L. E., Johnson, C. et al. (2009). Medication and parent training in children with pervasive developmental disorders and serious behavior problems: results from a randomized clinical trial. *Journal of the American Academy of Child & Adolescent Psychiatry, 48*, 1143–1154. http://doi.org/10.1097/CHI.0b013e3181bfd669

American Psychiatric Association. (1968). *Diagnostic and statistical manual of mental disorders* (2nd ed.). Washington, DC: American Psychiatric Association.

American Psychiatric Association. (1980). *Diagnostic and statistical manual of mental disorders* (3rd ed.). Washington, DC: American Psychiatric Association.

American Psychiatric Association. (2000). *Diagnostic and statistical manual of mental disorders* (4th ed., text rev.). Washington, DC: Author.

American Psychiatric Association. (2013). *Diagnostic and statistical manual of mental disorders* (5th ed.). Arlington, VA: American Psychiatric Publishing.

American Psychiatric Association. (2015). *Diagnostisches und Statistisches Manual Psychischer Störungen – DSM-5* (Deutsche Ausgabe herausgegeben von Peter Falkai und Hans-Ulrich Wittchen, mitherausgegeben von Manfred Döpfner et al.). Göttingen: Hogrefe.

Arbeitsgemeinschaft der Wissenschaftlichen Medizinischen Fachgesellschaften e.V. (AWMF). (2016). *Autismus-Spektrum-Störungen im Kindes-, Jugend- und Erwachsenenalter: Teil 1: Diagnostik. Interdisziplinäre S3-Leitlinie 028/018. Stand 02.2016.* Verfügbar unter http://www.awmf.org/uploads/tx_szleitlinien/028-018l_S3_Autismus-Spektrum-Stoerungen_ASS-Diagnostik_2016-05.pdf

Arbeitsgemeinschaft für Methodik und Dokumentation in der Psychiatrie (AMDP) (Hrsg.). (2016). *Das AMDP-System: Manual zur Dokumentation psychiatrischer Befunde* (9., überarb. u. erw. Aufl.). Göttingen: Hogrefe.

Asperger, H. (1944). Die „Autistischen Psychopathen" im Kindesalter. *Archiv für Psychiatrie und Nervenkrankheiten, 117*, 76–136. http://doi.org/10.1007/BF01837709

Baird, G., Simonoff, E., Pickles, A., Chandler, S., Loucas, T., Meldrum, D. & Charman, T. (2006). Prevalence of disorders of the autism spectrum in a population cohort of children in South Thames: the special needs and autism project (SNAP). *Lancet, 368* (9531), 210–215. http://doi.org/10.1016/S0140-6736(06)69041-7

Barger, B. D., Campbell, J. M. & McDonough, J. D. (2013). Prevalence and onset of regression within autism spectrum disorders: a meta-analytic review. *Journal of Autism and Developmental Disorders, 43* (4), 817–828. http://doi.org/10.1007/s10803-012-1621-x

Barton, M. L., Robins, D. L., Jashar, D., Brennan, L. & Fein, D. (2013). Sensitivity and specificity of proposed DSM-5 criteria for autism spectrum disorder in toddlers. *Journal of Autism and Developmental Disorders, 43* (5), 1184–1195. http://doi.org/10.1007/s10803-013-1817-8

Baxter, A. J., Brugha, T. S., Erskine, H. E., Scheurer, R. W., Vos, T. & Scott, J. G. (2015). The epidemiology and global burden of autism spectrum disorders. *Psychological Medicine, 45* (3), 601–613. http://doi.org/10.1017/S003329171400172X

Bertrand, J., Mars, A., Boyle, C., Bove, F., Yeargin-Allsopp, M. & Decoufle, P. (2001). Prevalence of autism in a United States population: the Brick Township, New Jersey, investigation. *Pediatrics, 108* (5), 1155–1161. http://doi.org/10.1542/peds.108.5.1155

Bundesinstitut für Risikobewertung (BfR). (2012). *BfR rät von der Einnahme des Produkts „Miracle Mineral Supplement" („MMS") ab. Stellungnahme Nr. 025/2012 des BfR vom 2. Juli 2012.* Verfügbar unter http://www.bfr.bund.de/cm/343/bfr-raet-von-der-einnahme-des-produkts-miracle-mineral-supplement-mms-ab.pdf

Billstedt, E., Gillberg, I.C. & Gillberg, C. (2011). Aspects of quality of life in adults diagnosed with autism in childhood: a population-based study. *Autism, 15* (1), 7–20. http://doi.org/10.1177/1362361309346066

Bleuler, E. (1911). Dementia praecox oder Gruppe der Schizophrenen. In G. Aschaffenburg (Hrsg.), *Handbuch der Psychiatrie* (Spezieller Teil B: 4/1). Leipzig: Deuticke.

Bölte, S. (2014). Is autism curable? *Developmental medicine and child neurology, 56* (10), 927–931. http://doi.org/10.1111/dmcn.12495

Bölte, S. & Poustka, F. (2006). *FSK: Fragebogen zur Sozialen Kommunikation – Autismus-Screening. Deutschsprachige Adaptation des Social Communication Questionnaire (SCQ) von Michael Rutter, Anthony Bailey, Sibel Kazak Berument, Catherine Lord und Andrew Pickles*. Bern: Huber.

Bölte, S. & Poustka, F. (2008). *Skala zur Erfassung sozialer Reaktivität: Dimensionale Autismus-Diagnostik. Deutsche Fassung der Social Responsiveness Scale (SRS) von John N. Constantino und Christian P. Gruber*. Bern: Huber.

Bölte, S., Poustka, F., Rühl, D. & Schmötzer, G. (2006). *ADI-R : diagnostisches Interview für Autismus – Revidiert. Deutsche Fassung des Autism Diagnostic Interview – Revised (ADI-R) von Michael Rutter, Ann Le Couteur und Catherine Lord.* Bern: Huber.

Brehm, B., Schill, J.E., Biscaldi, M. & Fleischhaker, C. (2015). *FETASS Freiburger Elterntraining für Autismus-Spektrum-Störungen*. Berlin: Springer. http://doi.org/10.1007/978-3-662-46188-4

Brugha, T.S., McManus, S., Bankart, J., Scott, F., Purdon, S., Smith, J. et al. (2011). Epidemiology of autism spectrum disorders in adults in the community in England. *Archives of General Psychiatry, 68* (5), 459–465. http://doi.org/10.1001/archgenpsychiatry.2011.38

Buschmann, A. (2011). *Heidelberger Elterntraining zur frühen Sprachförderung: Trainermanual* (2., überarb. und erw. Aufl.). München: Elsevier Urban & Fischer.

Carter, M.T. & Scherer, S.W. (2013). Autism spectrum disorder in the genetics clinic: a review. *Clinical Genetics, 83*, 399–407. http://doi.org/10.1111/cge.12101

Cederlund, M., Hagberg, B., Billstedt, E., Gillberg, I.C. & Gillberg, C. (2008). Asperger-Syndrome and autism: a comparative longitudinal follow-up study more than 5 years after original diagnosis. *Journal of Autism and Developmental Disorders, 38*, 72–85. http://doi.org/10.1007/s10803-007-0364-6

Centers for Disease Control and Prevention (CDC). (2014). Prevalence of autism spectrum disorder among children aged 8 years – autism and developmental disabilities monitoring network, 11 sites, United States, 2010. Morbidity and Mortality Weekly Report. *Surveillance Summaries, 63*, 1–21.

Chakrabarti, S. & Fombonne, E. (2001). Pervasive developmental disorders in preschool children. *Journal of the American Medical Association, 285* (24), 3093–3099. http://doi.org/10.1001/jama.285.24.3093

Cholemkery, H., Kitzerow, J., Rohrmann, S. & Freitag, C.M. (2014). Validity of the social responsiveness scale to differentiate between autism spectrum disorders and disruptive behaviour disorders. *European Child & Adolescent Psychiatry, 23*, 81–93. http://doi.org/10.1007/s00787-013-0427-5

Cholemkery, H., Kitzerow, J., Soll, S. & Freitag, C.M. (2017). *Ratgeber Autismus-Spektrum-Störungen. Informationen für Betroffene, Eltern, Lehrer und Erzieher* (Ratgeber Kinder- und Jugendpsychotherapie, Band 24). Göttingen: Hogrefe.

Cholemkery, H., Mojica, L., Rohrmann, S., Gensthaler, A. & Freitag, C.M. (2014). Can autism spectrum disorders and social anxiety disorders be differentiated by the social responsiveness scale in children and adolescents? *Journal of Autism and Developmental Disorders, 44*, 1168–1182. http://doi.org/10.1007/s10803-013-1979-4

Cholemkery, H. & Freitag, C. M. (2014). *Soziales Kompetenztraining für Kinder und Jugendliche mit Autismus-Spektrum-Störungen*. Weinheim: Beltz.

Christensen, J., Grønborg, T. K., Sørensen, M. J., Schendel, D., Parner, E. T., Pedersen, L. H. & Vestergaard, M. (2013). Prenatal valproate exposure and risk of autism spectrum disorders and childhood autism. *Journal of the American Medical Association, 309* (16), 1696–1703. http://doi.org/10.1001/jama.2013.2270

Chuthapisith, J., Taycharpipranai, P., Ruangdaraganon, N., Warrington, R. & Skuse, D. (2012). Translation and validation of the developmental, dimensional and diagnostic interview (3Di) for diagnosis of autism spectrum disorder in Thai children. *Autism, 16*, 350–356. http://doi.org/10.1177/1362361311433770

Corsello, C., Hus, V., Pickles, A., Risi, S., Cook, E. H., JR, Leventhal, B. L. & Lord, C. (2007). Between a ROC and a hard place: decision making and making decisions about using the SCQ. *Journal of Child Psychology and Psychiatry, and allied Disciplines, 48* (9), 932–940. http://doi.org/10.1111/j.1469-7610.2007.01762.x

Dadds, M. R., MacDonald, E., Cauchi, A., Williams, K., Levy, F. & Brennan, J. (2014). Nasal oxytocin for social deficits in childhood autism: a randomized controlled trial. *Journal of Autism and Developmental Disorders, 44* (3), 521–531. http://doi.org/10.1007/s10803-013-1899-3

Dawson, G., Rogers, S., Munson, J., Smith, M., Winter, J., Greenson, J. et al. (2010). Randomized, controlled trial of an intervention for toddlers with autism: the Early Start Denver Model. *Pediatrics, 125* (1), e17–23. http://doi.org/10.1542/peds.2009-0958

Döpfner, M., Berner, W., Flechtner, H., Lehmkuhl, G. & Steinhausen, H.-C. (1999). *Psychopathologisches Befund-System für Kinder und Jugendliche (CASCAP-D): Befundbogen, Glossar und Explorationsleitfaden*. Göttingen: Hogrefe.

Döpfner, M., Görtz-Dorten, A. & Lehmkuhl, G. (2008). *DISYPS-II. Diagnostik-System für psychische Störungen nach ICD-10 und DSM-IV für Kinder und Jugendliche – II*. Bern: Huber.

Döpfner, M. & Petermann, F. (2012). *Diagnostik psychischer Störungen im Kindes- und Jugendalter* (Leitfaden Kinder- und Jugendpsychotherapie, Bd. 2, 3., überarb. Aufl.). Göttingen: Hogrefe.

Döpfner, M., Plück, J. & Kinnen, C. für die Arbeitsgruppe Deutsche Child Behavior Checklist. (2014). *CBCL/6-18R, TRF/6-18R, YSR/11-18R. Deutsche Schulalter-Formen der Child Behavior Checklist von Thomas M. Achenbach. Elternfragebogen über das Verhalten von Kindern und Jugendlichen (CBCL/6-18R), Lehrerfragebogen über das Verhalten von Kindern und Jugendlichen (TRF/6-18R), Fragebogen für Jugendliche (YSR/11-18R)*. Göttingen: Hogrefe.

Dworzynski, K., Ronald, A., Bolton, P. & Happe, F. (2012). How different are girls and boys above and below the diagnostic threshold for autism spectrum disorders? *Journal of the American Academy of Child and Adolescent Psychiatry, 51* (8), 788–797. http://doi.org/10.1016/j.jaac.2012.05.018

Elsabbagh, M., Divan, G., Koh, Y.-J., Kim, Y. S., Kauchali, S., Marcin, C. et al. (2012). Global prevalence of autism and other pervasive developmental disorders. *Autism research, 5* (3), 160–179. http://doi.org/10.1002/aur.239

Esser, G. & Wyschkon, A. (2010). *P-ITPA: Potsdam-Illinois Test für Psycholinguistische Fähigkeiten*. Göttingen: Hogrefe.

Falkmer, T., Anderson, K., Falkmer, M. & Horlin, C. (2013). Diagnostic procedures in autism spectrum disorders: a systematic literature review. *European Child & Adolescent Psychiatry, 22* (6), 329–340. http://doi.org/10.1007/s00787-013-0375-0

Farley, M.A., McMahon, W. M., Fombonne, E., Jenson, W. R., Miller, J., Gardner, M. et al. (2009). Twenty-year outcome for individuals with autism and average or near-average cognitive abilities. *Autism Research, 2* (2), 109–118. http://doi.org/10.1002/aur.69

Fein, D., Barton, M., Eigsti, I.-M., Kelley, E., Naigles, L., Schultz, R.T. et al. (2013). Optimal outcome in individuals with a history of autism. *Journal of Child Psychology and Psychiatry, 54* (2), 195–205. http://doi.org/10.1111/jcpp.12037

Feinberg, E., Augustyn, M., Fitzgerald, E., Sandler, J., Ferreira-Cesar Suarez, Z., Chen, N. et al. (2014). Improving maternal mental health after a child's diagnosis of autism spectrum disorder: results from a randomized clinical trial. *JAMA Pediatrics, 168* (1), 40–46. http://doi.org/10.1001/jamapediatrics.2013.3445

Fernell, E., Hedvall, A., Westerlund, J., Hoglund Carlsson, L., Eriksson, M., Barnevik Olsson, M. et al. (2011). Early intervention in 208 Swedish preschoolers with autism spectrum disorder. A prospective naturalistic study. *Research in Developmental Disabilities, 32* (6), 2092–2101. http://doi.org/10.1016/j.ridd.2011.08.002

Folstein, S. & Rutter, M. (1977). Infantile autism: a genetic study of 21 twin pais. *Journal of Child Psychology and Psychiatry, 18* (4), 297–321. http://doi.org/10.1111/j.1469-7610.1977.tb00443.x

Fombonne, E. (2005). Epidemiology of autistic disorder and other pervasive developmental disorders. *Journal of Clinical Psychiatry, 66* (Suppl. 10), 3–8.

Fombonne, E. & Du Mazaubrun, C. (1992). Prevalence of infantile autism in four French regions. *Social Psychiatry and Psychiatric Epidemiology, 27* (4), 203–210. http://doi.org/10.1007/BF00789007

Frankel, F., Myatt, R., Sugar, C., Whitham, C., Gorospe, C.M. & Laugeson, E. (2010). A randomized controlled study of parent-assisted children's friendship training with children having autism spectrum disorders. *Journal of Autism and Developmental Disorders, 40* (7), 827–842. http://doi.org/10.1007/s10803-010-1016-9

Frazier, T.W., Youngstrom, E.A., Speer, L., Embacher, R., Law, P., Constantino, J. et al. (2012). Validation of proposed DSM-5 criteria for autism spectrum disorder. *Journal of the American Academy of Child and Adolescent Psychiatry, 51* (1), 28–40. http://doi.org/10.1016/j.jaac.2011.09.021

Freitag, C.M. (2008). *Autismus-Spektrum-Störungen* München: Reinhardt.

Freitag, C.M. (2010). Empirisch überprüfte Frühfördermethoden bei autistischen Störungen. *Zeitschrift fur Kinder- und Jugendpsychiatrie und Psychotherapie, 38* (4), 247–256. http://doi.org/10.1024/1422-4917/a000043

Freitag, C.M. (2012). Autistische Störungen – State-of-the-Art und neuere Entwicklungen [Autistic disorders – the state of the art and recent findings: epidemiology, aetiology, diagnostic criteria, and therapeutic interventions]. *Zeitschrift für Kinder- und Jugendpsychiatrie und Psychotherapie, 40*, 139–149. http://doi.org/10.1024/1422-4917/a000164

Freitag, C.M. (2014). Autismus-Spektrum Störung nach DSM-5. *Zeitschrift für Kinder- und Jugendpsychiatrie und Psychotherapie, 42*, 185–192. http://doi.org/10.1024/1422-4917/a000288

Freitag, C.M., Cholemkery, H. & Elsuni, L. (2014). Das Autismus-spezifische soziale Kompetenztraining SOSTA-FRA für Kinder und Jugendliche mit Autismus-Spektrum-Störung – prä-post-Effekte. *Kindheit und Entwicklung, 23* (1), 52–60. http://doi.org/10.1026/0942-5403/a000124

Freitag, C.M., Cholemkery, H., Elsuni, L., Kroeger, A.K., Bender, S., Kunz, C.U. & Kieser, M. (2013). The group-based social skills training SOSTA-FRA in child and adolescents with high functioning autism spectrum disorder – study protocol of the randomised, multicentre controlled SOSTA-net trial. *Trials, 14* (6). http://doi.org/10.1186/1745-6215-14-6

Freitag, C.M., Feineis-Matthews, S., Valerian, J., Teufel, K. & Wilker, C. (2012). The Frankfurt early intervention program FFIP for preschool aged children with autism spectrum disorder: a pilot study. *Journal of Neural Transmission, 119* (9), 1011–1021. http://doi.org/10.1007/s00702-012-0792-0

Freitag, C. & Jarczok, T. (2016). Autismus-Spektrum-Störungen. In M. Gerlach, C. Mehler-Wex, S. Walitza, A. Warnke & C. Wewetzer (Hrsg.), *Neuro-Psychopharmaka im Kindes- und Jugendalter. Grundlagen und Therapie* (S. 429–452). Heidelberg: Springer.

Freitag, C.M., Jensen, K., Elsuni, L., Sachse, M., Herpertz-Dahlmann, B., Schulte-Rüther, M. et al. (2016). Group-based cognitive behavioural psychotherapy for children and adolescents with ASD: The randomized, multicentre, controlled SOSTA – net trial. *Journal of Child Psychology and Psychiatry, 57* (5), 596–605. http://doi.org/10.1111/jcpp.12509

Fröhlich, U., Noterdaeme, M., Jooss, B. & Buschmann, A. (2013). *Elterntraining zur Anbahnung sozialer Kommunikation bei Kindern mit Autismus-Spektrum-Störungen: Training Autismus – Sprache – Kommunikation (TASK).* München: Urban & Fischer in Elsevier.

Gardener, H., Spiegelman, D. & Buka, S.L. (2011). Perinatal and neonatal risk factors for autism: a comprehensive meta-analysis. *Pediatrics, 128* (2), 344–355. http://doi.org/10.1542/peds.2010-1036

Geretsegger, M., Elefant, C., Mossler, K.A. & Gold, C. (2014). Music therapy for people with autism spectrum disorder. *Cochrane Database of Systematic Reviews, 2014* (6), [CD004381]. http://doi.org/10.1002/14651858.CD004381.pub3

Gernsbacher, M.A., Sauer, E.A., Geye, H.M., Schweigert, E.K. & Hill Goldsmith, H. (2008). Infant and toddler oral- and manual-motor skills predict later speech fluency in autism. *Journal of Child Psychology and Psychiatry, 49*, 43–50. http://doi.org/10.1111/j.1469-7610.2007.01820.x

Gibson, J., Adams, C., Lockton, E. & Green, J. (2013). Social communication disorder outside autism? A diagnostic classification approach to delineating pragmatic language impairment, high functioning autism and specific language impairment. *Journal of Child Psychology and Psychiatry, 54*, 1186–1197. http://doi.org/10.1111/jcpp.12079

Gillespie-Lynch, K., Sepeta, L., Wang, Y., Marshall, S., Gomez, L., Sigman, M. & Hutman, T. (2012). Early childhood predictors of the social competence of adults with autism. *Journal of Autism and Developmental Disorders, 42*, 161–174. http://doi.org/10.1007/s10803-011-1222-0

Gliga, T., Jones, E., Bedford, R., Charman, T. & Johnson, M.H. (2014). From early markers to neuro-developmental mechanisms of autism. *Developmental Review, 34*, 189–207. http://doi.org/10.1016/j.dr.2014.05.003

Goodman, A. & Goodman, R. (2009). Strengths and difficulties questionnaire as a dimensional measure of child mental health. *Journal of the American Academy of Child and Adolescent Psychiatry, 48*, 400–403. http://doi.org/10.1097/CHI.0b013e3181985068

Gray, K., Keating, C., Taffe, J., Brereton, A., Einfeld, S. & Tonge, B. (2012). Trajectory of behavior and emotional problems in autism. *American Journal on Intellectual and Developmental Disabilities, 117*, 121–133. http://doi.org/10.1352/1944-7588-117-2.121

Grimm, H. (2015). *SETK 3-5: Sprachentwicklungstest für drei- bis fünfjährige Kinder (3;0-5;11 Jahre). Diagnose von Sprachverarbeitungsfähigkeiten und auditiven Gedächtnisleistungen* (3., überarb. u. neu norm. Aufl.). Göttingen: Hogrefe.

Grimm, H. (2016). *SETK-2. Sprachentwicklungstest für zweijährige Kinder (2;0-2;11 Jahre). Diagnose rezeptiver und produktiver Sprachverarbeitungsfähigkeiten* (2., überarb. u. neu norm. Aufl.). Göttingen: Hogrefe.

Grimm, H. & Doil, H. (2006). *ELFRA. Elternfragebögen für die Früherkennung von Risikokindern. Manual* (2., überarb. u. erw. Aufl.). Göttingen: Hogrefe.

Gruber, K., Fröhlich, U. & Noterdaeme, M. (2014). Effekt eines Elterntrainingsprogramms zur sozial-kommunikativen Förderung bei Kindern mit Autismus-Spektrum-Störungen. *Kindheit und Entwicklung, 23*, 42–51. http://doi.org/10.1026/0942-5403/a000123

Grzadzinski, R., Huerta, M. & Lord, C. (2013). DSM-5 and autism spectrum disorders (ASDs): an opportunity for identifying ASD subtypes. *Molecular Autism, 4* (12). http://doi.org/10.1186/2040-2392-4-12

Guastella, A. J., Gray, K. M., Rinehart, N. J., Alvares, G. A., Tonge, B. J., Hickie, I. B. et al. (2015). The effects of a course of intranasal oxytocin on social behaviors in youth diagnosed with autism spectrum disorders: a randomized controlled trial. *Journal of Child Psychology and Psychiatry, 56* (4), 444–452. http://doi.org/10.1111/jcpp.12305

Hächler, P., Tschirren, B. & Mambourg, M. (2014). *Ich bin Loris. Kindern Autismus erklären.* Köln: Balance Buch + Medien.

Hampel, O. A., Hasmann, S. E., Schaadt, A.-K., Holl, R., Petermann, F. & Hasmann, R. (2010). Effekte des Stepping Stones Elterngruppentrainings für Familien mit behinderten Kindern. *Kindheit und Entwicklung, 19*, 36–46. http://doi.org/10.1026/0942-5403/a000007

Häußler, A. (2012). *Der TEACCH Ansatz zur Förderung von Menschen mit Autismus: Einführung in Theorie und Praxis.* Dortmund: Borgmann Media.

Häußler, A., Happel, C., Tuckermann, A., Altgassen, M. & Adl-Amini, K. (2016). *SOKO Autismus. Gruppenangebote zur Förderung sozialer Kompetenzen bei Menschen mit Autismus. Erfahrungsbericht und Praxishilfen.* Dortmund: verlag modernes lernen.

Helt, M., Kelley, E., Kinsbourne, M., Pandey, J., Boorstein, H., Herbert, M. & Fein, D. (2008). Can children with autism recover? If so, how? *Neuropsychology Review, 18*, 339–366. http://doi.org/10.1007/s11065-008-9075-9

Herbrecht, E., Bölte, S. & Poustka, F. (2008). *Kontakt. Frankfurter Kommunikations- und soziales Interaktions-Gruppentraining bei Autismus-Spektrum-Störungen.* Göttingen: Hogrefe.

Hollis, C., Pennant, M., Cuenca, J., Glazebrook, C., Kendall, T., Whittington, C. et al. (2016). Clinical effectiveness and patient perspectives of different treatment strategies for tics in children and adolescents with tourette syndrome: a systematic review and qualitative analysis. *Health Technology Assessment, 20* (4). http://doi.org/10.3310/hta20040

Howlin, P., Alcock, J. & Burkin, C. (2005). An 8 year follow-up of a specialist supported employment service for high-ability adults with autism or Asperger-Syndrome. *Autism, 9* (5), 533–549. http://doi.org/10.1177/1362361305057871

Howlin, P., Gordon, R. K., Pasco, G., Wade, A. & Charman, T. (2007). The effectiveness of Picture Exchange Communication System (PECS) training for teachers of children with autism: a pragmatic, group randomised controlled trial. *Journal of Child Psychology and Psychiatry, 48* (5), 473–481.

Howlin, P., Moss, P., Savage, S. & Rutter, M. (2013). Social outcomes in mid- to later adulthood among individuals diagnosed with autism and average nonverbal IQ as children. *Journal of the American Academy of Child and Adolescent Psychiatry, 52* (6), 572–581. http://doi.org/10.1016/j.jaac.2013.02.017

Huerta, M., Bishop, S. L., Duncan, A., Hus, V. & Lord, C. (2012). Application of DSM-5 criteria for autism spectrum disorder to three samples of children with DSM-IV diagnoses of pervasive developmental disorders. *American Journal of Psychiatry, 169* (10), 1056–1064. http://doi.org/10.1176/appi.ajp.2012.12020276

Hultman, C. M., Sandin, S., Levine, S. Z., Lichtenstein, P. & Reichenberg, A. (2011). Advancing paternal age and risk of autism: new evidence from a population-based study and a meta-analysis of epidemiological studies. *Molecular Psychiatry, 16* (12), 1203–1212. http://doi.org/10.1038/mp.2010.121

Idring, S., Rai, D., Dal, H., Dalman, C., Sturm, H., Zander, E. et al. (2012). Autism spectrum disorders in the Stockholm Youth Cohort: design, prevalence and validity. *PloS One, 7* (7), e41280. http://doi.org/10.1371/journal.pone.0041280

Ingersoll, B. (2010). Pilot randomized controlled trial of Reciprocal Imitation Training for teaching elicited and spontaneous imitation to children with autism. *Journal of Autism and Developmental Disorders, 40*(9), 1154–1160. http://doi.org/10.1007/s10803-010-0966-2

Ingersoll, B. (2012). Brief report: effect of a focused imitation intervention on social functioning in children with autism. *Journal of Autism and Developmental Disorders, 42* (8), 1768–1773. http://doi.org/10.1007/s10803-011-1423-6

Jenny, B., Goetschel, P., Isenschmid, M. & Steinhausen, H. C. (2012). *KOMPASS. Zürcher Kompetenztraining für Jugendliche mit Autismus-Spektrum-Störungen. Ein Praxishandbuch für Gruppen- und Einzelinterventionen*. Stuttgart: Kohlhammer.

Kamp-Becker, I. & Bölte, S. (2011). *Autismus* München: Reinhardt.

Kamp-Becker, I., Mattejat, F., Wolf-Ostermann, K. & Remschmidt, H. (2005). Die Marburger Beurteilungsskala zum Asperger-Syndrom (MBAS) – ein Screening-Verfahren für autistische Störungen auf hohem Funktionsniveau. *Zeitschrift fur Kinder- und Jugendpsychiatrie und Psychotherapie, 33* (1), 15–26.

Kanner, L. (1943). Autistic disturbances of affective contact. *Nervous Child, 2* (3), 217–250.

Kasari, C., Freeman, S. & Paparella, T. (2006). Joint attention and symbolic play in young children with autism: a randomized controlled intervention study. *Journal of Child Psychology and Psychiatry, 47* (6), 611–620. http://doi.org/10.1111/j.1469-7610.2005.01567.x

Kasari, C., Gulsrud, A., Paparella, T., Hellemann, G. & Berry, K. (2015). Randomized comparative efficacy study of parent-mediated interventions for toddlers with autism. *Journal of Consulting and Clinical Psychology, 83* (3), 554–563. http://doi.org/10.1037/a0039080

Kasari, C., Kaiser, A., Goods, K., Nietfeld, J., Mathy, P., Landa, R. et al. (2014). Communication interventions for minimally verbal children with autism: a sequential multiple assignment randomized trial. *Journal of the American Academy of Child and Adolescent Psychiatry, 53* (6), 635–646. http://doi.org/10.1016/j.jaac.2014.01.019

Kasari, C., Paparella, T., Freeman, S. & Jahromi, L. B. (2008). Language outcome in autism: randomized comparison of joint attention and play interventions. *Journal of Consulting and Clinical Psychology, 76*, 125–137. http://doi.org/10.1037/0022-006X.76.1.125

Kim, S. H. & Lord, C. (2012). Combining information from multiple sources for the diagnosis of autism spectrum disorders for toddlers and young preschoolers from 12 to 47 months of age. *Journal of Child Psychology and Psychiatry, 53*, 143–151. http://doi.org/10.1111/j.1469-7610.2011.02458.x

Kim, S. H., Thurm, A., Shumway, S. & Lord, C. (2013). Multisite study of new autism diagnostic interview-revised (ADI-R) algorithms for toddlers and young preschoolers. *Journal of Autism and Developmental Disorders, 43*, 1527–1538. http://doi.org/10.1007/s10803-012-1696-4

Kim, T.-H., Lee, M. S., Choi, J. & Ernst, E. (2014). Complementary and alternative medicine for autism. In V. B. Patel, V. R. Preedy & C. R. Martin (Eds.), *Comprehensive guide to autism* (pp. 2191–2202). New York: Springer.

Kitzerow, J., Wilker, C., Teufel, K., Soll, S., Schneider, M., Westerwald, E. et al. (2014). Das Frankfurter Frühinterventionsprogramm (FFIP) für Vorschulkinder mit Autismus-Spektrum-Störungen (Autismus-Spektrum-Störung). *Kindheit und Entwicklung, 23*, 34–41.

Kraijer, D. W. & Melchers, P. (2003). *SEAS-M. Skala zur Erfassung von Autismusspektrumsstörungen bei Minderbegabten*. Leiden: PITS.

Lai, M. C., Lombardo, M. V. & Baron-Cohen, S. (2014). Autism. *Lancet, 383* (9920), 896–910. http://doi.org/10.1016/S0140-6736(13)61539-1

Lawton, K. & Kasari, C. (2012). Teacher-implemented joint attention intervention: pilot randomized controlled study for preschoolers with autism. *Journal of Consulting and Clinical Psychology, 80* (4), 687–693. http://doi.org/10.1037/a0028506

Lord, C., Rutter, M., DiLavore, P. S., Risi, S., Gotham, K. & Bishop, S. (2012). *Autism Diagnostic Observation Schedule, Second Edition (ADOS- 2). Manual (Part 1). Modules 1-4* (2nd ed.). Torrance, CA: wps.

Lovaas, O. I. (1981). *Teaching developmentally disabled children: The me book.* Austin, TX: Pro-Ed.

Magiati, I., Tay, X. W. & Howlin, P. (2014). Cognitive, language, social and behavioural outcomes in adults with autism spectrum disorders: a systematic review of longitudinal follow-up studies in adulthood. *Clinical Psychology Review, 34* (1), 73–86. http://doi.org/10.1016/j.cpr.2013.11.002

Mahoney, W. J., Szatmari, P., MacLean, J. E., Bryson, S. E., Bartolucci, G., Walter, S. D. et al. (1998). Reliability and accuracy of differentiating pervasive developmental disorder subtypes. *Journal of the American Academy of Child and Adolescent Psychiatry, 37* (3), 278–285. http://doi.org/10.1097/00004583-199803000-00012

Maljaars, J., Noens, I., Scholte, E. & van Berckelaer-Onnes, I. (2012). Evaluation of the criterion and convergent validity of the Diagnostic Interview for Social and Communication Disorders in young and low-functioning children. *Autism, 16* (5), 487–497. http://doi.org/10.1177/1362361311402857

Mattila, M.-L., Kielinen, M., Linna, S.-L., Jussila, K., Ebeling, H., Bloigu, R. et al. (2011). Autism spectrum disorders according to DSM-IV-TR and comparison with DSM-5 draft criteria: an epidemiological study. *Journal of the American Academy of Child and Adolescent Psychiatry, 50* (6), 583–592, e11. http://doi.org/10.1016/j.jaac.2011.04.001

McKee, D. (2004). *Elmar.* Stuttgart: Thienemann.

Melchers, P. & Melchers, M. (2015). *Kaufman Assessment Battery for Children – 2. Handbuch der deutschsprachigen Fassung.* Frankfurt/Main: Pearson.

Mercer, J. (2014). International concerns about holding therapy. *Research on Social Work Practice, 24* (2), 188–191. http://doi.org/10.1177/1049731513497518

Mohammadzaheri, F., Koegel, L. K., Rezaee, M. & Rafiee, S. M. (2014). A randomized clinical trial comparison between pivotal response treatment (PRT) and structured applied behavior analysis (ABA) intervention for children with autism. *Journal of Autism and Developmental Disorders, 44* (11), 2769–2777. http://doi.org/10.1007/s10803-014-2137-3

National Institute for Health and Care Excellence (NICE). (2011). *Autism diagnosis in children and young people: Recognition, referral and diagnosis of children and young people on the autism spectrum. Clinical Guideline no. 128.* London: National Institute for Health and Clinical Excellence.

National Institute for Health and Care Excellence (NICE). (2013). *Autism spectrum disorder in under 19s: support and management. Clinical guideline (CG170).* Retrieved from https://www.nice.org.uk/guidance/cg170

Noterdaeme, M. & Hutzelmeyer-Nickels, A. (2010). Early symptoms and recognition of pervasive developmental disorders in Germany. *Autism, 14* (6), 575–588. http://doi.org/10.1177/1362361310371951

Oono, I. P., Honey, E. J. & McConachie, H. (2013). Parent-mediated early intervention for young children with autism spectrum disorders (ASD). *Evidence-Based Child Health: A Cochrane Review Journal, 8,* 2380–2479. http://doi.org/10.1002/ebch.1952

Panerai, S., Zingale, M., Trubia, G., Finocchiaro, M., Zuccarello, R., Ferri, R. & Elia, M. (2009). Special education versus inclusive education: the role of the TEACCH program. *Journal of Autism and Developmental Disorders, 39,* 874–882. http://doi.org/10.1007/s10803-009-0696-5

Paschke-Müller, M. S., Biscaldi, M., Rauh, R., Fleischhaker, C. & Schulz, E. (2013). *TOMTASS – Theory-of-Mind-Training bei Autismusspektrumstörungen. Freiburger Therapiemanual für Kinder und Jugendliche*. Heidelberg: Springer. http://doi.org/10.1007/978-3-642-20064-9

Petermann, F. (2012a). *SET 5-10. Sprachstandserhebungstest für Kinder im Alter zwischen 5 und 10 Jahren* (2., überarb. Aufl.). Göttingen: Hogrefe.

Petermann, F. (Hrsg.). (2012b). *WAIS-IV: Wechsler Adult Intelligence Scale – Fourth Edition. Manual 1: Grundlagen, Testauswertung und Interpretation*. Deutschsprachige Adaptation der WAIS-IV von D. Wechsler. Frankfurt/Main: Pearson.

Petermann, F. (Hrsg.). (2014). *WPPSI-III. Wechsler Preschool and Primary Scale of Intelligence – Third Edition*. Deutsche Version (3., überarb. u. erw. Aufl.). Frankfurt/Main: Pearson.

Petermann, F. & Petermann, U. (Hrsg.). (2011). *WISC-IV. Wechsler Intelligence Scale for Children – Fourth Edition*. Deutsche Version. Frankfurt/Main: Pearson.

Poustka, L., Rühl, D., Feineis-Matthews, S., Poustka, F., Hartung, M. & Bölte, S. (2015). *ADOS-2. Diagnostische Beobachtungsskala für autistische Störungen – 2. Manual. Deutschsprachige Fassung der Autism Diagnostic Observation Schedule – 2 von C. Lord, M. Rutter, P. C. DiLavore, S. Risi, K. Gotham und S. L. Bishop (Module 1-4) und C. Lord, R. J. Luyster, K. Gotham und W. Guthrie (Kleinkind-Modul)*. Bern: Huber.

Probst, P. & Leppert, T. (2008). Brief report: outcomes of a teacher training program for autism spectrum disorders. *Journal of Autism and Developmental Disorders, 38* (9), 1791–1796. http://doi.org/10.1007/s10803-008-0561-y

Rao, P. A., Beidel, D. C. & Murray, M. J. (2008). Social skills interventions for children with Asperger's syndrome or high-functioning autism: a review and recommendations. *Journal of Autism and Developmental Disorders, 38* (2), 353–361. http://doi.org/10.1007/s10803-007-0402-4

Reaven, J., Blakeley-Smith, A., Culhane-Shelburne, K. & Hepburn, S. (2012). Group cognitive behavior therapy for children with high-functioning autism spectrum disorders and anxiety: A randomized trial. *Journal of Child Psychology and Psychiatry, 53* (4), 410–419. http://doi.org/10.1111/j.1469-7610.2011.02486.x

Reichow, B., Barton, E. E., Boyd, B. A. & Hume, K. (2012). Early intensive behavioral intervention (EIBI) for young children with autism spectrum disorders (ASD). *Cochrane Database of Systematic Reviews, 2012* (10), [CD009260]. http://doi.org/10.1002/14651858.CD009260.pub2

Reichow, B., Steiner, A. M. & Volkmar, F. (2012). Social skills groups for people aged 6 to 21 with autism spectrum disorders (ASD). *Cochrane Database of Systematic Reviews, 2012* (7), [CD008511]. http://doi.org/10.1002/14651858.CD008511.pub2

Remschmidt, H., Schmidt, M. & Poustka, F. (Hrsg.). (2006). *Multiaxiales Klassifikationsschema für psychische Störungen des Kindes- und Jugendalters nach ICD-10 der WHO. Mit einem synoptischen Vergleich von ICD-10 mit DSM-IV* (5., vollst. überarb. u. erw. Aufl.). Bern: Huber.

Reuner, G. & Rosenkranz, J. (Hrsg.). (2014). *BAYLEY-III. Bayley Scales of Infant and Toddler Development – Third Edition*. Frankfurt/Main: Pearson.

Risch, N., Hoffmann, T. J., Anderson, M., Croen, L. A., Grether, J. K. & Windham, G. C. (2014). Familial recurrence of autism spectrum disorder: evaluating genetic and environmental contributions. *American Journal of Psychiatry, 171* (11), 1206–1213. http://doi.org/10.1176/appi.ajp.2014.13101359

Risi, S., Lord, C., Gotham, K., Corsello, C., Chrysler, C., Szatmari, P. et al. (2006). Combining information from multiple sources in the diagnosis of autism spectrum disorders. *Jour-*

nal of the American Academy of Child and Adolescent Psychiatry, 45 (9), 1094–1103. http://doi.org/10.1097/01.chi.0000227880.42780.0e

Rogers, S.J., Dawson, G., Holzinger, D. & Schatz, M. (2014). *Frühintervention für Kinder mit Autismus: Das Early Start Denver Model*. Bern: Huber.

Rogers, S.J. & Vismara, L.A. (2008). Evidence-based comprehensive treatments for early autism. *Journal of Clinical Child and Adolescent Psychology, 37* (1), 8–38. http://doi.org/10.1080/15374410701817808

Rosen, B.N., Lee, B.K., Lee, N.L., Yang, Y. & Burstyn, I. (2015). Maternal smoking and autism spectrum disorder: A meta-analysis. *Journal of Autism and Developmental Disorders, 45*(6), 1689–1698. http://doi.org/10.1007/s10803-014-2327-z

Rühl, D., Bölte, S., Feineis-Matthews, S. & Poustka, F. (2004). *ADOS. Diagnostische Beobachtungsskala für Autistische Störungen: Manual. Deutsche Fassung des Autism Diagnostic Observation Schedule (ADOS) von C. Lord, M. Rutter, P. C. DiLavore und S. Risi*. Bern: Huber.

Ruzzano, L., Borsboom, D. & Geurts, H.M. (2015). Repetitive behaviors in autism and obsessive-compulsive disorder: new perspectives from a network analysis. *Journal of Autism and Developmental Disorders, 45* (1), 192–202. http://doi.org/10.1007/s10803-014-2204-9

Saemundsen, E., Magnusson, P., Georgsdottir, I., Egilsson, E. & Rafnsson, V. (2013). Prevalence of autism spectrum disorders in an Icelandic birth cohort. *BMJ Open, 3* (6), e002748. http://doi.org/10.1136/bmjopen-2013-002748

Salomone, E., Beranova, S., Bonnet-Brilhault, F., Briciet Lauritsen, M., Budisteanu, M., Buitelaar, J. et al. (2016). Use of early intervention for young children with autism spectrum disorder across Europe. *Autism, 20*, 233–249. http://doi.org/10.1177/1362361315577218

Sanders, M.R., Mazzucchelli, T.G. & Studman, L.J. (2004). Stepping stones triple P: The theoretical basis and development of an evidence-based positive parenting program for families with a child who has a disability. *Journal of Intellectual and Developmental Disability, 29*, 265–283. http://doi.org/10.1080/13668250412331285127

Sandin, S., Hultman, C.M., Kolevzon, A., Gross, R., MacCabe, J.H. & Reichenberg, A. (2012). Advancing maternal age is associated with increasing risk for autism: a review and meta-analysis. *Journal of the American Academy of Child & Adolescent Psychiatry, 51*, 477–486. http://doi.org/10.1016/j.jaac.2012.02.018

Santosh, P.J., Mandy, W.P.L., Puura, K., Kaartinen, M., Warrington, R. & Skuse, D.H. (2009). The construction and validation of a short form of the developmental, diagnostic and dimensional interview. *European Child & Adolescent Psychiatry, 18*, 521–524. http://doi.org/10.1007/s00787-009-0004-0

Scahill, L., McCracken, J.T., King, B.H., Rockhill, C., Shah, B., Politte, L. et al. (2015). Extended-release guanfacine for hyperactivity in children with autism spectrum disorder. *American Journal of Psychiatry, 172*, 1197–1206. http://doi.org/10.1176/appi.ajp.2015.15010055

Schlitt, S., Berndt, K. & Freitag, C.M. (2015). *Das Frankfurter Autismus-Elterntraining (FAUT-E). Psychoedukation, Beratung und therapeutische Unterstützung*. Stuttgart: Kohlhammer.

Schlosser, R.W., Balandin, S., Hemsley, B., Iacono, T., Probst, P. & Tetzchner, S. von (2014). Facilitated communication and authorship: a systematic review. *Augmentative and Alternative Communication, 30*, 359–368. http://doi.org/10.3109/07434618.2014.971490

Schneider, S., Unnewehr, S. & Margraf, J. (2008). *Kinder-DIPS. Diagnostisches Interview bei psychischen Störungen im Kindes- und Jugendalter* (2., aktual. u. erw. Aufl.). Heidelberg: Springer.

Schopler, E., Reichler, J. & Renner, B. (1988). *The Childhood Autism Rating Scale (CARS)*. Los Angeles, CA: Western Psychological Services.

Schopler, E., Van Bourgondien, M., Wellman, J. & Love, S. (2010). *Childhood autism rating scale (CARS2): Manual* (2nd ed.). Los Angeles: Western Psychological Services.

Schreck, K.A., Williams, K. & Smith, A.F. (2004). A comparison of eating behaviors between children with and without autism. *Journal of Autism and Developmental Disorders, 34*, 433–438. http://doi.org/10.1023/B:JADD.0000037419.78531.86

Schreibman, L., Dawson, G., Stahmer, A.C., Landa, R., Rogers, S.J., McGee, G.G. et al. (2015). Naturalistic developmental behavioral interventions: Empirically validated treatments for autism spectrum disorder. *Journal of Autism and Developmental Disorders, 45*, 2411–2428. http://doi.org/10.1007/s10803-015-2407-8

Schreiter, D. (2014). *Schattenspringer: Wie es ist, anders zu sein*. Stuttgart: Panini.

Schwenck, C., Gensthaler, A., Romanos, M., Freitag, C.M., Schneider, W. & Taurines, R. (2014). Emotion recognition in girls with conduct problems. *European Child & Adolescent Psychiatry, 23* (1), 13–22. http://doi.org/10.1007/s00787-013-0416-8

Seger, B. (2011). *Was ist mit Tom? Geschichten zur Aufklärung über Autismus (Asperger-Syndrom) in Kindergarten und Grundschule*. Viersen: Kater.

Simonoff, E., Pickles, A., Charman, T., Chandler, S., Loucas, T. & Baird, G. (2008). Psychiatric disorders in children with autism spectrum disorders: Prevalence, comorbidity, and associated factors in a population-derived sample. *Journal of the American Academy of Child and Adolescent Psychiatry, 47*, 921–929. http://doi.org/10.1097/CHI.0b013e318179964f

Skuse, D., Warrington, R., Bishop, D., Chowdhury, U., Lau, J., Mandy, W. & Place, M. (2004). The developmental, dimensional and diagnostic interview (3di): a novel computerized assessment for autism spectrum disorders. *Journal of the American Academy of Child and Adolescent Psychiatry, 43*(5), 548–558.

Smith, T., Eikeseth, S., Klevstrand, M. & Lovaas, O.I. (1997). Intensive behavioral treatment for preschoolers with severe mental retardation and pervasive developmental disorder. *American Journal on Mental Retardation, 102* (3), 238–249. http://doi.org/10.1352/0895-8017(1997)102<0238:IBTFPW>2.0.CO;2

Snippe, K. (2013). *Autismus: Wege in die Sprache* (Das Gesundheitsforum). Idstein: Schulz-Kirchner.

Sparrow, S.S., Cicchetti, D.V. & Balla, D.A. (2005). *Vineland-II Adaptive Behavior Scales: Survey Forms Manual*. Circle Pines, MN: AGS Publishing.

Sprenger, L., Becker, K., Heinzel-Gutenbrunner, M., Mingebach, T., Otterbach, S., Peters, M. & Kamp-Becker, I. (2015). Ist das „Stepping-Stones/Triple P"-Elterntraining eine sinnvolle, ergänzende Intervention in der Behandlung von Kindern mit Autismus-Spektrum-Störungen? *Kindheit und Entwicklung, 24*, 28–36. http://doi.org/10.1026/0942-5403/a000156

Steinhausen, H.-C. (1996). *Psychische Störungen bei Kindern und Jugendlichen: Lehrbuch der Kinder-und Jugendpsychiatrie* (3. Aufl.). München: Urban & Fischer.

Steinhausen, H.-C., Mohr Jensen, C. & Lauritsen, M.B. (2016). A systematic review and meta-analysis of the long-term overall outcome of autism spectrum disorders in adolescence and adulthood. *Acta Psychiatrica Scandinavica, 133* (6), 445–452. http://doi.org/10.1111/acps.12559

Tager-Flusberg, H. & Kasari, C. (2013). Minimally verbal school-aged children with autism spectrum disorder: the neglected end of the spectrum. *Autism Research, 6* (6), 468–478. http://doi.org/10.1002/aur.1329

Taurines, R., Schwenck, C., Westerwald, E., Sachse, M., Siniatchkin, M. & Freitag, C. (2012). ADHD and autism: differenzial diagnosis or overlapping traits? A selective review. *Atten-*

tion Deficit and Hyperactivity Disorders, 4, 115–139. http://doi.org/10.1007/s12402-012-0086-2

Taylor, L. E., Swerdfeger, A. L. & Eslick, G. D. (2014). Vaccines are not associated with autism: an evidence-based meta-analysis of case-control and cohort studies. *Vaccine, 32* (29), 3623–3629. http://doi.org/10.1016/j.vaccine.2014.04.085

Tellegen, C. L. & Sanders, M. R. (2013). Stepping stones triple P – positive parenting program for children with disability: a systematic review and meta-analysis. *Research in Developmental Disabilities, 34*, 1556–1571. http://doi.org/10.1016/j.ridd.2013.01.022

Tellegen, C. L. & Sanders, M. R. (2014). A randomized controlled trial evaluating a brief parenting program with children with autism spectrum disorders. *Journal of Consulting and Clinical Psychology, 82*, 1193–1200. http://doi.org/10.1037/a0037246

Tellegen, P. J., Laros, J. A. & Petermann, F. (2007). *SON-R 2½-7. Non-verbaler Intelligenztest. Testmanual mit deutscher Normierung und Validierung*. Göttingen: Hogrefe.

Tellegen, P. J., Laros, J. A. & Petermann, F. (2012). *SON-R 6-40. Non-verbaler Intelligenztest. I. Technisches Manual*. Göttingen: Hogrefe.

Teufel, K., Wilker, C., Valerian, J. & Freitag, C. M. (2017). *A-FFIP – Autismusspezifische Therapie im Vorschulalter*. Berlin: Springer. http://doi.org/10.1007/978-3-662-50500-7

Turner, L. M. & Stone, W. L. (2007). Variability in outcome for children with an ASD diagnosis at age 2. *Journal of child psychology and psychiatry, and allied disciplines, 48* (8), 793–802. http://doi.org/10.1111/j.1469-7610.2007.01744.x

Ventola, P., Kleinman, J., Pandey, J., Wilson, L., Esser, E., Boorstein, H. et al. (2007). Differentiating between autism spectrum disorders and other developmental disabilities in children who failed a screening instrument for ASD. *Journal of Autism and Developmental Disorders, 37* (3), 425–436. http://doi.org/10.1007/s10803-006-0177-z

Vermeulen, P. (2013). *Ich bin was Besonderes. Arbeitsmaterialien für Kinder und Jugendliche mit Autismus-Spektrum-Störungen*. Dortmund: verlag modernes lernen.

Virues-Ortega, J., Julio, F. M. & Pastor-Barriuso, R. (2013). The TEACCH program for children and adults with autism: a meta-analysis of intervention studies. *Clinical Psychology Review, 33* (8), 940–953. http://doi.org/10.1016/j.cpr.2013.07.005

Wehman, P., Schall, C. M., McDonough, J., Graham, C., Brooke, V., Riehle, J. E. et al. (2016). Effects of an employer-based intervention on employment outcomes for youth with significant support needs due to autism. *Autism, pii: 1362361316635826*. [Epub ahead of print]. http://doi.org/1362361316635826

Weinmann, S., Schwarzbach, C., Begemann, M., Roll, S., Vauth, C., Willich, S. N. & Greiner, W. (2009). *Verhaltens- und fertigkeitenbasierte Frühinterventionen bei Kindern mit Autismus*. Köln: DIMDI.

Welterlin, A., Turner-Brown, L. M., Harris, S., Mesibov, G. & Delmolino, L. (2012). The home TEACCHing program for toddlers with autism. *Journal of Autism and Developmental Disorders, 42*, 1827–1835. http://doi.org/10.1007/s10803-011-1419-2

Westman Andersson, G., Miniscalco, C. & Gillberg, C. (2013). Autism in preschoolers: does individual clinician's first visit diagnosis agree with final comprehensive diagnosis? *Scientific World Journal, ID 716267*. http://doi.org/10.115/2013/716267

Wetherby, A. M., Guthrie, W., Woods, J., Schatschneider, C., Holland, R. D., Morgan, L. & Lord, C. (2014). Parent-implemented social intervention for toddlers with autism: an RCT. *Pediatrics, 134* (6), 1084–1093. http://doi.org/10.1542/peds.2014-0757

White, S. W., Ollendick, T., Albano, A. M., Oswald, D., Johnson, C., Southam-Gerow, M. A. et al. (2013). Randomized controlled trial: Multimodal anxiety and social skill intervention for adolescents with autism spectrum disorder. *Journal of Autism and Developmental Disorders, 43* (2), 382–394. http://doi.org/10.1007/s10803-012-1577-x

Whitehouse, A.J. O. (2013). Complementary and alternative medicine for autism spectrum disorders: rationale, safety and efficacy. *Journal of Paediatrics and Child Health, 49* (9), E438–E442, quiz E442. http://doi.org/10.1111/jpc.12242

Whittingham, K., Sofronoff, K., Sheffield, J. & Sanders, M.R. (2009). Stepping stones triple P: an RCT of a parenting program with parents of a child diagnosed with an autism spectrum disorder. *Journal of Abnormal Child Psychology, 37*, 469–480. http://doi.org/10.1007/s10802-008-9285-x

Woodman, A.C., Smith, L.E., Greenberg, J.S. & Mailick, M.R. (2015). Change in autism symptoms and maladaptive behaviors in adolescence and adulthood: the role of positive family processes. *Journal of Autism and Developmental Disorders, 45*, 111–126. http://doi.org/10.1007/s10803-014-2199-2

World Health Organization (WHO). (1992). *International Statistical Classification of Diseases and Related Health Problems* (10. rev). Geneva: World Health Organization.

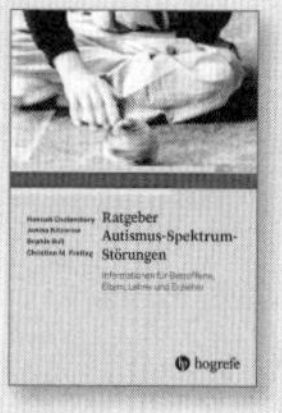

Hannah Cholemkery / Janina Kitzerow / Sophie Soll / Christine M. Freitag

Ratgeber Autismus-Spektrum-Störungen

Informationen für Betroffene, Eltern, Lehrer und Erzieher

(Ratgeber zur Reihe „Leitfaden Kinder- und Jugendpsychotherapie", Band 24). 2017, 62 Seiten, Kleinformat, € 9,95 / CHF 13.50
ISBN 978-3-8017-2705-5
Auch als eBook erhältlich

Der Ratgeber liefert aktuelles Wissen über Autismus-Spektrum-Störungen (ASS) kompakt und konkret.

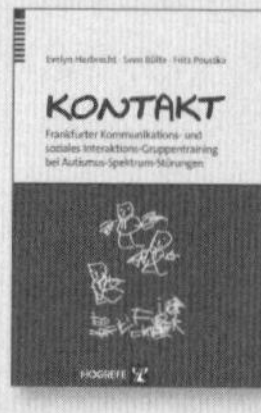

Evelyn Herbrecht / Sven Bölte / Fritz Poustka

KONTAKT

Frankfurter Kommunikations- und soziales Interaktions-Gruppentraining bei Autismus-Spektrum-Störungen

2008, 63 Seiten, € 19,95 / CHF 28.50
ISBN 978-3-8017-2113-8
Auch als eBook erhältlich

KONTAKT ermöglicht Kindern und Jugendlichen mit Störungen aus dem autistischen Spektrum das direkte Einüben imitativer, kommunikativer und sozialer Interaktionsfähigkeit in realen Gruppensituationen.

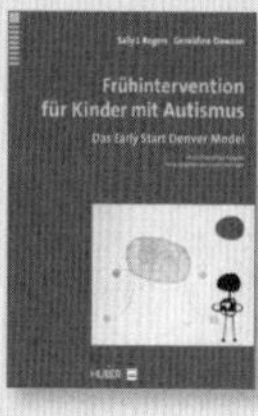

Sally J. Rogers / Geraldine Dawson

Frühintervention für Kinder mit Autismus

Das Early Start Denver Model

2014, 392 Seiten, geb., € 49,95 / CHF 66.90
ISBN 978-3-456-85385-7

Das Early Start Denver Model (ESDM) ist ein theoretisch fundierter und empirisch getesteter Ansatz zur Frühintervention bei Säuglingen und Kleinkindern, die Anzeichen von Autismus-Spektrum-Störungen aufweisen.

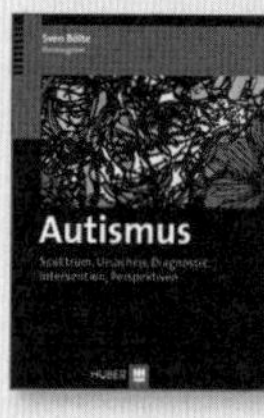

Sven Bölte (Hrsg.)

Autismus

Spektrum, Ursachen, Diagnostik, Intervention, Perspektiven

2009, 582 Seiten, geb., € 69,95 / CHF 99.00
ISBN 978-3-456-84738-2
Auch als eBook erhältlich

Das umfassende und detailreiche Lehrbuch bringt Sie auf den aktuellen Stand der Klinik und Forschung im Bereich Autismus und verwandter Verhaltensprobleme (Asperger-Syndrom, atypischer Autismus, PDD-NOS) im Kindes- und Erwachsenenalter

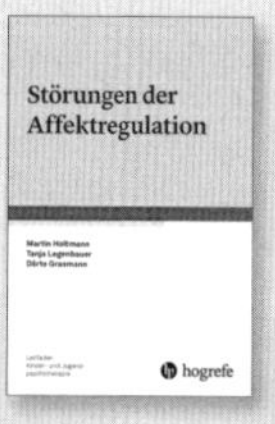

Martin Holtmann / Tanja Legenbauer / Dörte Grasmann

Störungen der Affektregulation

(Reihe: „Leitfaden Kinder- und Jugendpsychotherapie", Band 22). 2017, X/161 Seiten, € 24,95 / CHF 32.50 (Im Reihenabonnement € 17,95 / CHF 24.50)
ISBN 978-3-8017-2510-5
Auch als eBook erhältlich

Der Leitfaden beschreibt anwenderorientierte Leitlinien zur Diagnostik und Behandlung von Störungen der Affektregulation.

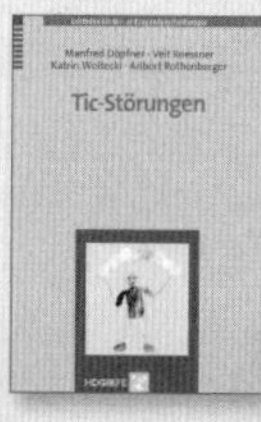

Manfred Döpfner / Veit Roessner / Katrin Woitecki / Aribert Rothenberger

Tic-Störungen

(Reihe: „Leitfaden Kinder- und Jugendpsychotherapie", Band 13). 2010, VIII/174 Seiten, € 24,95 / CHF 35.50 (Im Reihenabonnement € 17,95 / CHF 25.90)
ISBN 978-3-8017-1728-5
Auch als eBook erhältlich

Der Band bietet praxisorientierte Informationen zur Diagnostik, Beratung und Therapie von Kindern mit einer Ticstörung.

www.hogrefe.com

hogrefe